GUÍA DE

Procedimientos estéticos mínimamente invasivos

GUÍA DE
Procedimientos estéticos mínimamente invasivos

M. Laurin Council, MD

Associate Professor of Dermatology
John T. Milliken Department of Internal Medicine
Division of Dermatology
Washington University School of Medicine in St. Louis
St. Louis, Missouri

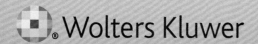. Wolters Kluwer

Philadelphia • Baltimore • New York • London
Buenos Aires • Hong Kong • Sydney • Tokyo

Av. Carrilet, 3, 9.ª planta, Edificio D
Ciutat de la Justícia
08902 L'Hospitalet de Llobregat
Barcelona (España)
Tel.: 93 344 47 18
Fax: 93 344 47 16
Correo electrónico: consultas@wolterskluwer.com

Revisión científica:
Dr. Miguel Ángel Carballo
Médico especialista en Cirugía General y Cirugía Plástica, Estética y Reparadora
Miembro Titular de la Sociedad Argentina de Cirugía Plástica (SACPER)
Director para Argentina de la Organización Internacional para la Capacitación e Investigación Médica (IOCIM)

Traducción:
María del Pilar Obón León

Dirección editorial: Carlos Mendoza
Editor de desarrollo: María Teresa Zapata
Gerente de mercadotecnia: Simon Kears
Cuidado de la edición: Teresa Parra Villafaña
Maquetación: Punto 5 Diseño, Margarito Sánchez Cabrera y Silvia Plata Garibo
Adaptación de portada: Jesús Esteban Mendoza
Impresión: C&C Offset/Impreso en China

A mis mentores: Elizabeth McBurney, Murad Alam y George Hruza.

Gracias por su interminable apoyo, guía y amistad.

Prefacio

La estética mínimamente invasiva es uno de los campos de más rápido crecimiento de la medicina actual. Una encuesta de la American Society for Dermatologic Surgery (ASDS) de 2017 reveló que tan solo sus miembros habían realizado más de 8 millones de procedimientos cosméticos, un incremento de 19% respecto a los datos del año anterior. A medida que sigue aumentando la demanda por y la variedad de estos procedimientos, es imperativo permanecer atentos a los avances en el campo de la medicina estética.

El propósito de esta **Guía de procedimientos estéticos mínimamente invasivos** es proporcionar los fundamentos necesarios para entender cómo pueden utilizarse la toxina botulínica, los rellenos de tejidos blandos, el ácido desoxicólico, los dispositivos de luz y de láser y los procedimientos quirúrgicos mínimamente invasivos en la medicina cosmética. Esperamos que disfrute leerlo tanto como nosotros disfrutamos al hacerlo.

M. Laurin Council

Colaboradores

Marc Avram, MD
Clinical Professor
Dermatology
Weill Cornell Medical College
New York, New York

John J. Chi, MD, MPHS
Associate Professor
Co-Director, AAFPRS Fellowship in Facial Plastic &
    Reconstructive Surgery
Division of Facial Plastic & Reconstructive
    Surgery
Department of Otolaryngology – Head & Neck
    Surgery
Washington University in St. Louis – School of
    Medicine
St. Louis, Missouri

Dillon Clarey, MD
Post-Doctoral Research Fellow
Department of Dermatology
University of Nebraska Medical Center
Omaha, Nebraska

M. Laurin Council, MD
Associate Professor of Medicine (Dermatology)
Department of Internal Medicine, Division of
    Dermatology
Washington University in St. Louis
St. Louis, Missouri

Charles E. Crutchfield III, MD
Adjunct Professor
University of Minnesota
Department of Dermatology
Minneapolis, Minnesota

Jessica B. Dietert, MD
Snyder Dermatology
Austin, Texas

Ronda S. Farah, MD
Assistant Professor
University of Minnesota
Department of Dermatology
Minneapolis, Minnesota

Dee Anna Glaser, MD
Professor
Departments of Dermatology
Internal Medicine, and Otolaryngology
Interim Chair
Department of Dermatology
Saint Louis University School of Medicine
St. Louis, Missouri

Katherine Glaser, MD
Micrographic Surgery and Dermatologic
    Oncology Fellow
Department of Dermatology
University of California
Irvine School of Medicine
Irvine, California

Rachit Gupta, BS
Medical Student
University of Minnesota
Department of Medicine
Minneapolis, Minnesota

Michelle Henry, MD
Clinical Instructor
Department of Dermatology
New York-Presbyterian Hospital/Weill Cornell
    Medical Center
New York, New York

Deirdre Hooper, MD
CoFounder
Audubon Dermatology
Clinical Associate Professor
Department of Dermatology
Tulane and Louisiana State University
New Orleans, Louisiana

Maria K. Hordinsky, MD
Professor, Chair
University of Minnesota
Department of Dermatology
Minneapolis, Minnesota

Eva A. Hurst, MD
Distinctive Dermatology
Fairview Heights, Illinois

Noora S. Hussain, BS
Medical Student
University of Minnesota
Department of Medicine
Minneapolis, Minnesota

Ethan C. Levin, MD
Golden State Dermatology
Mountain View, California

Christopher J. Rizzi, MD
Facial Plastic Surgeon
Premier ENT Associates
Dayton, Ohio

Frankie G. Rholdon, MD
Associate Clinical Professor
Department of Dermatology
Louisiana State University Health Sciences Center
New Orleans, Louisiana

Nazanin Saedi, MD
Associate Professor
Department of Dermatology and Cutaneous
   Surgery
Thomas Jefferson University
Philadelphia, Pennsylvania

Neil S. Sadick, MD
Adjunct Professor
University of Minnesota
Department of Dermatology
Minneapolis, Minnesota

Samantha L. Schneider, MD
Skin Cancer and Dermatology Institute
Reno, Nevada

Javed A. Shaik, PhD, MS
Assistant Professor
University of Minnesota
Department of Dermatology
Minneapolis, Minnesota

Nikhil Shyam, MD
Board-certified Dermatologist
Long Island, New York

Hema Sundaram, MA, MD
Board Certified Dermatologist
Medical Director
Sundaram Dermatology, Cosmetic & Laser
   Surgery
Rockville, Maryland and Fairfax, Virginia

Lindsey M. Voller, BA
Medical Student
University of Minnesota
Department of Medicine
Minneapolis, Minnesota

Jordan V. Wang, MD, MBE, MBA
Dermatologist
Department of Dermatology and Cutaneous
   Biology Thomas Jefferson University
Philadelphia, Pennsylvania

Ashley Wysong, MD, MS
Founding Chair and Associate Professor
William W. Bruce MD Distinguished Chair of
   Dermatology
Department of Dermatology
University of Nebraska Medical Center
Omaha, Nebraska

Contenido

1

Aproximación al paciente estético

Deirdre Hooper, MD

Puntos destacados

- Entrene de manera amplia a su personal. Considere la creación de un equipo cosmético para educar a los pacientes en cuanto a los productos y servicios que proporciona.
- Programe sus citas de forma efectiva, con expectativas claras.
- Cause una primera impresión impecable, con una sala de espera y un consultorio cómodos y funcionales.
- Haga una introducción confiable y amigable.
- Escuche y obtenga un profundo entendimiento de las necesidades y los deseos del paciente.
- Evalúe la personalidad y la anatomía.
- Eduque y dé recomendaciones claras.
- Sea transparente al trabajar con presupuestos.
- Explique con claridad los pasos a seguir.
- Realice siempre un seguimiento.

Una evaluación hábil y una técnica segura y efectiva son procesos de aprendizaje que duran toda la vida y son esenciales para su éxito como dermatólogo estético. Sin embargo, para construir con éxito una práctica estética, necesita más que solo tener manos y ojos hábiles; debe ser capaz de llegar a y retener al tipo de pacientes que desea tratar. Sea consciente de que la experiencia que sus pacientes estéticos tienen con usted abarca varios puntos de contacto, muchos de los cuales ocurren antes de que ustedes dos se hayan conocido siquiera. Cuando aplica una mercadotecnia efectiva, monta su consultorio de forma atractiva y entrena bien a su personal, hace de toda la experiencia del paciente una que deseará repetir durante toda su vida. También es importante encontrar pacientes que tendrán éxito con usted, y no tratar a aquellos que, por distintas razones, no serán un éxito. Este capítulo servirá como una guía para crear consultas exitosas que lo llevarán a una relación de por vida con sus pacientes.

Comience considerando los servicios que ofrecerá y el tipo de pacientes que le gustaría tratar. Pregúntese: ¿qué disfruto hacer? ¿Cuáles son mis costos de ofrecer estos procedimientos? Puede querer ofrecer productos, procedimientos y dispositivos para mejorar la textura, la pigmentación y la calidad de la piel en general. Si le gusta usar su mirada artística y sus hábiles manos para restaurar la juventud o mejorar las proporciones faciales, ofrecerá neuromoduladores y rellenos inyectables. El mercado cosmético es enorme. Existen allá afuera muchos pacientes potenciales y el mercado está creciendo. Con base en datos de 2019,[1] en Estados Unidos 65 millones de personas son "consideradores", lo cual significa que han pensado en hacerse un procedimiento cosmético. En 2019, cuatro millones de personas fueron tratadas con inyectables, un número que según se predice se duplicará para 2025. La población de pacientes también se está diversificando, con más hombres que se tratan cada año, así como una ampliación de la distribución etaria que estamos tratando: llegan pacientes jóvenes y también de mayor edad. Esto significa que los pacientes están allá afuera. No se enfoque en la competencia, sino en ser excelente, y siempre habrá pacientes para usted.

¿Cómo recluta a sus pacientes? Puede ser que muchos de sus mejores pacientes estéticos ya vengan a su consultorio para atenderse o trayendo a un familiar para que usted lo valore. Piel saludable y hermosa son términos intercambiables, y nadie entiende mejor la salud de la piel que un dermatólogo. Realizar procedimientos estéticos es una evolución natural del cuidado que usted proporciona a sus pacientes actuales. Considere usar un cuestionario (tabla 1.1) para valorar el interés o el desinterés de sus pacientes en sus servicios cosméticos. Esta información puede ser muy útil para descubrir las necesidades y los deseos del paciente y prever opciones apropiadas para él o para ella. Comercializar lo que usted hace en forma interna (a los pacientes que están en su consultorio o en su base de datos) es algo muy efectivo. Puede poner información en folletos o pantallas en el consultorio, contar con un menú de servicios para que la gente sepa qué es lo que ofrece, y, por supuesto, tener un sitio web atractivo e informativo. Puede organizar en su consultorio eventos para informar a la gente sobre lo que usted ofrece. Para llegar a nuevos pacientes, la publicidad de boca en boca le ayudará, pero debe considerar cierto tipo de mercadotecnia externa. Las redes sociales son efectivas y económicas cuando se usan con cuidado y autenticidad, pero, además de usarlas, ¡sea social en la vida real! Tenga

---

TABLA 1.1   Cuestionario para el paciente

¿Sobre qué le gustaría que conversáramos hoy? (Marque todas las que correspondan.)
- Cuidado de la piel
- Rellenos
- Otros tratamientos inyectables
- Manchas de sol
- Várices
- Cicatrices
- Arrugas
- Vello no deseado
- Otro _____

¿Qué tratamientos ha tenido en el pasado? (Marque todas las que correspondan.)
- Rellenos
- Terapia de microagujas
- Toxinas/neuromoduladores
- Remoción de vello con láser
- Fotofaciales
- Otro tratamiento con láser
- Peelings químicos
- Cirugía cosmética (Explique: _____.)

¿Cuáles son sus expectativas del tiempo de recuperación después de un procedimiento? (Marque una.)
- Necesito un tiempo de recuperación mínimo a inexistente
- Tengo 1-2 días para recuperarme
- Tengo 1 semana para recuperarme

¿Cómo supo de nosotros?
- Mi médico _____
- Una amistad o familiar _____
- Internet
- Publicidad

una participación activa en su comunidad médica y local, porque usted es su propia y mejor publicidad. Tenga cuidado antes de recurrir a anuncios pagados, incluyendo aquellos en línea, los impresos, carteleras espectaculares y medios similares. Cualquiera que sea el dispositivo de mercadotecnia que emplee, asegúrese de tener alguna forma de rastrear si está siendo rentable para usted. A medida que diseña cualquier material de mercadotecnia, tenga su marca en mente. Preséntese como experto, use lenguaje e imágenes que transmitan la experiencia que la gente tendrá con usted, y sea consistente. Una marca (en este caso, usted y su consulta) no es un logotipo o una línea publicitaria; es aquello en lo que la gente piensa cuando escucha su nombre, y cada punto de contacto que su paciente estético tiene con usted y su práctica deberá reflejar de manera intencional su marca.

Capacite bien a su personal. Tome en cuenta que la experiencia de los pacientes estéticos con usted comienza mucho antes de que usted entre en el cuarto de exploración. Si se ha comercializado de manera efectiva, el paciente ya tiene una idea de su práctica estética y de su estilo. Su personal es también un reflejo directo de usted. Una capacitación efectiva de sus colaboradores ayudará a que el paciente correcto llegue a usted y hará que la experiencia sea más exitosa para todos. Comience asegurándose de que su personal le conozca. Recomiendo que solicite a sus empleados que le sigan de forma regular, como una sombra. En mi práctica, pido a cada empleado que por lo regular no esté en las habitaciones que cada trimestre pase medio día siguiéndome y observando. Esto les ayuda a entender mejor mi personalidad y cómo interactúo con mis pacientes, y con solo escuchar aprenden sobre los productos que recomiendo y los procedimientos que realizo. Las preguntas que sus pacientes le hacen a usted suelen ser las mismas que le harán a su personal. Ver cómo inyecta o utiliza los dispositivos desmitifica los procedimientos y da a su personal una mirada interna de lo que usted hace y cómo lo hace. Debe tratar a todos sus empleados y asegurarse de que sigan regímenes efectivos del cuidado de la piel, porque son un reflejo de sus conocimientos y experiencia, y pueden enseñarle acerca de la experiencia del paciente cotidiano con sus regímenes y procedimientos recomendados.

Cuando considere capacitar para funciones específicas, comience con la persona que programa las citas. Este empleado es increíblemente poderoso. A menudo es el primer contacto de un paciente con la consulta, y la experiencia debe ser amigable, cálida, profesional e informativa. El objetivo es hacer que los pacientes se sientan bienvenidos y confiados en su elección de venir a verle. Capacite a quienes hacen las citas para que mencionen sus credenciales, programen a los pacientes según la cantidad de tiempo adecuada que requerirán, y establezcan expectativas para la visita. Para dar sus credenciales de manera apropiada, su personal debe saber su formación, sus años de experiencia y el número aproximado de procedimientos que ha realizado. Deben saber acerca de su educación continua, incluyendo los artículos publicados, las conferencias impartidas y los talentos especiales que usted posee. Al enseñar a su personal a dar sus credenciales, transmítales que el objetivo es diferenciarle a usted y a su práctica y hacer que los pacientes sepan por qué su consultorio es el sitio en el que desean estar. Pueden dar buenas referencias sobre usted, su técnica o sus experiencias personales con el procedimiento. Cuando el miembro del personal y un paciente discuten qué tipo de cita programar, pueden decir: "el Dr. X acaba de regresar de un congreso sobre ese tema", o "¡la doctora X es increíble con las inyecciones!, acaba de publicar un artículo sobre esta técnica". Pida a su personal que trate de introducir una credencial de usted o de su práctica en cada conversación.

Cuando se trata de anotar al paciente en su agenda, asegúrese de que su personal capte con exactitud cuál es el motivo de la consulta y educa al paciente sobre qué esperar durante la visita. Puede separar las consultas de los procedimientos u ofrecer el mismo servicio en días determinados. Muchos pacientes desean ser tratados desde la primera consulta. Han hecho su investigación, estimado un presupuesto, y están listos para proseguir. Otros están a oscuras acerca de lo que quieren, y muchos están más o menos en medio. Capacite a su personal para que haga preguntas pertinentes y para instruir a los pacientes sobre lo que pueden esperar de su cita. Nosotros proporcionamos costos y tiempo promedio pasado en el consultorio, aclarando que estos elementos siempre varían. Si los pacientes no tienen presupuesto para los procedimientos, pueden programar solo una consulta para el cuidado de la piel. Si quieren someterse a los procedimientos ese día, les proporcionamos un documento con un plan de pretratamiento que incluye las contraindicaciones para el tratamiento y las expectativas del tiempo de recuperación. Cuando los pacientes están bien informados, la mayoría de las veces los que programan consulta y procedimiento el mismo día acaban siendo tratados, pero siempre les advertimos que depende por completo de la decisión del médico realizar el procedimiento el mismo día. Como veremos más adelante en este capítulo, usted puede determinar que no conviene realizar el procedimiento cuando llega el momento. Una vez que el paciente ha sido agendado, su personal deberá completar la programación con una perspectiva general de qué esperar del tiempo que pasará en el consultorio. Por ejemplo, en la práctica el autor utiliza a un experto en el cuidado de la piel y a esteticistas que operan los dispositivos, así que la mayoría de las consultas estéticas involucra reunirse con más personas que solo con él. Su personal le dirá al paciente: "usted pasará alrededor de 60 minutos en el consultorio. Comenzará a hablar con un asistente médico sobre su historia médica. Le tomarán fotografías. La doctora entrará, le escuchará y discutirá sus objetivos con usted. Le hará una evaluación y le dará recomendaciones. Después, usted se reunirá con nuestro experto en el cuidado de la piel y con los esteticistas que revisarán los detalles y se asegurarán de que cada una de sus preguntas sea respondida. Por último, revisaremos nuestras políticas y las expectativas de pago". Los pacientes que saben qué esperar siempre son más felices y mejores, y usted disfrutará más haciendo lo que ama.

¡Por fin, es el momento de la cita! En este punto, su paciente ya entró a su sitio web y a sus redes sociales. Él o ella han hablado con su personal y tienen una expectativa de lo que va a suceder y cómo se sentirán. Asegúrese de que el ambiente de su consultorio sustente estas expectativas, esta es su marca. Cuando los pacientes entran a su consultorio, les toma solo unos segundos formarse una impresión negativa o positiva. No tiene que gastar una fortuna, pero su área de recepción debe estar limpia y ser atractiva. Considere trabajar con un diseñador de interiores para elegir los colores y asegurarse de que su mobiliario está a escala con el espacio. Flores frescas, agua y café pueden complementar la atmósfera. La decoración del consultorio debe ser limpia y en excelentes condiciones, mostrando al paciente (y a su personal) que los detalles son importantes para la práctica.

Recuerde a sus empleados de recepción que son el CEO de las primeras impresiones y asegúrese de agradecerles su actitud cuando los escuche siendo amables, o si los pacientes le hacen un buen comentario sobre ellos. La recepción debe saber que está ahí para dar la bienvenida a los pacientes y responder cualquier pregunta. Esperemos que usted no se haya retrasado, pero si es así, la recepción proporcionará a sus pacientes la contraseña del Wi-Fi, una bebida fría o caliente, y por supuesto, tendrá disponible información acerca de la filosofía de la práctica, los médicos y sus antecedentes y los servicios que se proveen. ¡Las formas detalladas de información del paciente son obligatorias! Esto muestra que la práctica toma en cuenta los detalles. Los pacientes pueden interpretar los documentos poco minuciosos como una señal de que la práctica también es descuidada acerca de los detalles médicos.

Cuando llegue el momento, su asistente debe registrar a su paciente, darle la bienvenida y obtener una impresión de sus expectativas. Parte del proceso de registro debe incluir una fotografía de calidad. Las buenas fotografías requieren de un buen equipo y de consistencia.[2] Reproducir los escenarios de las fotos de "antes" después de las intervenciones permite una evaluación más precisa de los resultados del tratamiento. Los estándares para el estudio, las cámaras, el fotógrafo, los pacientes y el encuadre son parte del proceso. Su fondo debe ser de un color sólido (yo prefiero el negro) sin equipo ni mobiliario atrás. Solo debe usarse luz artificial. La luz natural está sujeta a las condiciones del clima y a cambios estacionales. Indique a la paciente que se retire los aretes y el maquillaje. Utilice una banda elástica para echar el cabello hacia atrás de la cara y pídale que se siente o se pare frente al fondo. Alinee la cara del paciente; debe estar derecha. Tome una serie de fotografías, empleando protocolos para las fotos según las preocupaciones del paciente y el tratamiento que va a proporcionar. Por lo general, en el caso de los pacientes para inyecciones tome fotografías de frente y laterales (45° y 90° a la izquierda y la derecha). Para las fotografías laterales (45°), la nariz debe estar alineada con la eminencia malar o el pómulo cigomático (figura 1.1) para facilitar la reproducción de las fotos. Cuando se retrata la cara completa, el fotógrafo debe enfocar el área entre la línea del cabello y el borde inferior del mentón (figura 1.2). Para las fotografías del tercio superior, el fotógrafo

FIGURA 1.1 **Estándar para las fotografías laterales (45°). La punta de la nariz debe estar alineada con la mejilla.**

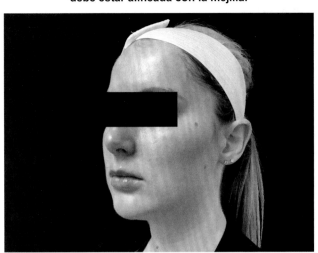

debe enfocar el área entre la punta nasal y la línea del cabello (figura 1.3A); para la parte media de la cara, entre las cejas y la boca (figura 1.3B); y para fotografiar el tercio inferior, entre la punta nasal al borde inferior del mentón (figura 1.3C). También pueden tomarse fotografías de áreas específicas. Note que cuando el objetivo de las fotografías es registrar la evolución de un tratamiento de arrugas dinámicas, deben hacerse dos secuencias de fotografías con todas las distintas posiciones: una con los músculos faciales relajados y otra con los músculos faciales de cada área contraídos, uno a la vez (tabla 1.2). Instale un cuarto fotográfico con un empleado experto si es posible. La fotografía es esencial cuando se evalúan los resultados con el paciente y cuando se publican o se presentan los datos. Es (por lo regular) divertido mostrar a los pacientes sus imágenes de antes y después, y en el caso de un paciente insatisfecho, se agradecerá a sí mismo una y otra vez cuando los pacientes regresan diciendo que se ven exactamente igual. Si usted es bueno con los resultados naturales, su cara será del todo familiar, ¡pero de hace 5 años! La fotografía ayuda también para mostrar al paciente de dónde vino en las consultas a través de los años.

FIGURA 1.2 **Estándar para las fotografías de la cara completa. La etiqueta puede ponerse en cualquier otra parte. La cara debe estar alineada y centrada.**

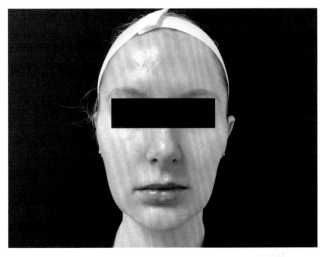

FIGURA 1.3   **Conjunto estándar de fotografías de cada tercio de la cara por separado: (A) superior; (B) medio, y (C) inferior.**

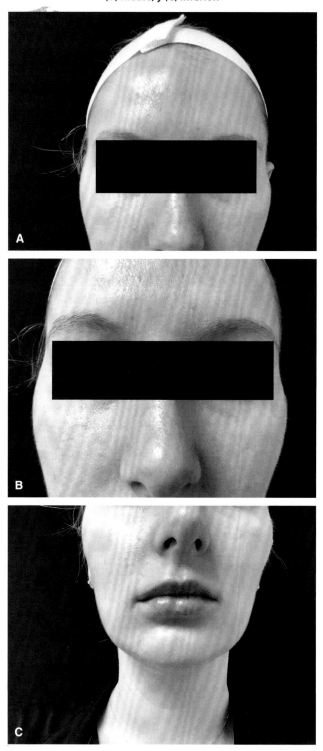

TABLA 1.2   Lista de control fotográfico

Área	Expresión facial
Cara completa	Relajada (sin movimiento muscular)
Glabela	Fruncir el entrecejo
Frente	Alzar las cejas
Patas de gallo	Entornar los ojos
Líneas de conejo	Arrugar la nariz
Líneas periorales	Fruncir los labios como en un beso
Cuello	Apretar los dientes

Cuando usted entra al consultorio a conocer a su paciente, recuerde que él o ella también lo está evaluando. Interésese por su propia apariencia personal. Recuerde siempre ser amable y cordial con sus colaboradores; los pacientes notarán su interacción con ellos. Preséntese y dé al paciente la bienvenida a su consulta. Este es el momento de establecer una buena relación y confianza. Sea usted mismo y recuerde que las primeras impresiones cuentan. Al comenzar su reunión con el paciente, tome en cuenta que una parte esencial de la consulta es escucharlo. Tomar la historia clínica de un paciente estético no es distinto de otras entrevistas médicas que usted haya realizado. La entrevista médica es un pilar de la medicina, en parte porque le permite construir una relación con su paciente; obtener y entender las intenciones de este mejora y facilita la comunicación. Cuando usted entiende qué es lo que él busca, y su paciente entiende lo que usted puede ofrecer, es más fácil establecer un plan que conduzca a un cuidado enfocado, eficiente y centrado. Por desgracia, los médicos a veces perdemos las habilidades de comunicación básicas porque interrumpimos y hacemos recomendaciones antes de escuchar con atención. En un estudio de punto de referencia sobre la comunicación clínica[3] publicado en 1984, Beckman y cols. encontraron que en 69% de las visitas a una práctica de atención primaria, el médico interrumpió al paciente, con un tiempo medio a la interrupción de 18 segundos. Veinte años más tarde, Dyche y cols.[4] encontraron que en las visitas de medicina general, solo 26% de los pacientes pudo completar su primera oración sin interrupciones, y el tiempo medio a la interrupción fue de 16.5 segundos. El no obtener la intención del paciente se asoció con una reducción de 24% en el entendimiento, por parte del médico, de las razones principales para la consulta. Estos estudios, realizados con una distancia de décadas, sugieren que a menudo los médicos no obtienen la intención del paciente y, aun cuando lo hacen, a menudo lo interrumpen, lo cual resulta en consultas menos exitosas. En el contexto estético, no darse cuenta de lo que el paciente quiere trae como resultado pacientes infelices. Cuando fueron encuestados[4] con respecto a lo que desean de los proveedores de salud en general, los pacientes incluyeron objetivos como oportunidad, amabilidad, esperanza y certidumbre. Quieren ser tomados en serio y ser entendidos primero, para luego entender ellos. Escuchar es un paso esencial en este proceso, porque forma la base de toda comunicación. Si se hace bien, proporcionará información necesaria del paciente que le permitirá evaluar sus necesidades y descubrir sus valores y motivaciones. Es raro que quienes sienten que no han sido escuchados programen un procedimiento. Las claves para una buena escucha incluyen evitar el juicio, no interrumpir y mantener contacto visual con el paciente. Utilice comportamiento no verbal, como sonreír y asentir mientras el paciente habla. Estas señales hacen que él sepa que usted está comprometido a escucharle y que está fomentando la comunicación. Plantee preguntas abiertas para reunir información e involucre al paciente en el proceso. La parte más importante de hacer preguntas abiertas es escuchar después de plantearlas. Algunos ejemplos de estas preguntas son: "¿qué está tratando de lograr?", "¿qué es lo que más le molesta?", "¿puede ayudarme a entender eso un poquito mejor?", "¿le importaría hablarme un poco acerca de su régimen actual de cuidado de la piel?". Reconocer las preocupaciones del paciente le transmite que usted entiende sus pensamientos y sirve para reducir su ansiedad. El reconocimiento incluye resumir y repetir de manera verbal las afirmaciones del paciente, con frases como "Escuché que dijo…" o "Déjeme asegurarme de que entendí lo que está diciendo…", y mostrar empatía con las preocupaciones del paciente, usando afirmaciones como "Puedo entender por qué está preocupada por eso…" Si el paciente de verdad siente que usted lo entiende, estará mucho más dispuesto a ser receptivo a la información que se le da.

Es importante saber qué es lo que está motivando a su paciente para guiar sus recomendaciones. Los pacientes estéticos tienen distintas metas. En un estudio que analizó la motivación para buscar tratamientos cosméticos,[5] las razones más comunes fueron haber alcanzado un punto máximo de frustración con un problema, incapacidad para cubrir un problema, o un evento próximo. Con frecuencia, los pacientes dan bases psicosociales para asistir a consulta y muchas de estas razones tienen una referencia anatómica directa que usted puede evaluar. Cuando los pacientes dicen "Me veo enojado", a menudo es su frente/glabela lo que necesita tratamiento, mientras que los que dicen verse cansados o tristes por lo regular requieren tratamiento en la parte media o inferior de la cara, respectivamente. Escuchar las pistas que da un paciente puede ayudarle a usted a considerar de forma eficaz qué tipo de tratamiento tendrá el mayor impacto en él o ella. Conforme desarrolle su plan, tenga en mente las metas de su paciente. Si le da algo que no quiere, incluso si es un buen resultado, no estará muy feliz. Si usted está en desacuerdo con las metas de su paciente, o les da una prioridad diferente, plantee esto en la conversación. Si no es del mismo parecer, recuerde que siempre puede decir que no y referir al paciente con alguien más. Al considerar qué hacer primero, existen entre los pacientes ciertos elementos comunes que pueden servirle de guía. En una encuesta[6] con orientación estética realizada a mujeres por Narurkar, el análisis reveló que los rasgos más molestos para ellas eran también los más propensos a ser tratados primero, lo cual subraya la idea de que usted debe escuchar y abordar la preocupación principal del paciente. Las patas de gallo fueron las más propensas a ser las más molestas y a ser tratadas primero (82%), seguidas por las comisuras de la boca (74%), dobles ojeras (72%), líneas de la frente (66%) y líneas en el entrecejo (65%). En mujeres menores de 45 años, los rasgos del tercio superior de la cara fueron los más propensos a ser tratados primero, mientras que las mujeres de 50 años o más tuvieron preferencia por tratar los rasgos del tercio inferior de la cara, con una reducción en el tratamiento del tercio superior. Es interesante notar que en este estudio solo 22% de las pacientes se quejó de sus mejillas, un área que con frecuencia abordo en forma temprana en el tratamiento.

Conforme continúa la consulta, asegúrese de que está evaluando la personalidad del paciente y su anatomía. Recuerde, hay muchos pacientes potenciales allá afuera, y usted desea cultivar un grupo que le visitará con alegría por muchos años. ¿Con quién disfruta más trabajar? ¿Quién estará feliz de pagar lo que usted vale? ¿Quién obtendrá geniales resultados de los servicios que usted ofrece? Cultive a esas personas y a quienes ellas refieren, y así minimizará a los pacientes a los que odia ver. Esto es estética y usted tiene permiso (así como la responsabilidad en ciertos casos) de descartar los problemas. Algunos grupos que usted puede querer evitar incluye a los ofensivos, pacientes negativos/eternamente insatisfechos y los que hacen tratos y devoluciones. Cuando está comenzando con su práctica, es tentador aceptar a cada paciente que entra por la puerta, pero recuerde que parte de realizar procedimientos es ser capaz de manejar las complicaciones. Si alguien le dice que ha visto a cada dermatólogo en la ciudad, y ninguno ha podido satisfacerle, ¡es muy probable que usted no le satisfaga tampoco! Si un paciente con frecuencia está devolviendo los productos, pidiendo descuentos, o intentando hacer tratos con usted, dese cuenta de que esto nunca cambiará, y decida si desea seguirlo tratando. Si alguien "presiona sus botones" y le ofende en cualquier forma, use el acrónimo PERR: haga una **p**ausa, **e**ntienda lo que está pasando, **r**eflexione si este es un paciente con el que quiere entablar una relación y después **r**esponda con un plan, que bien puede ser referir al paciente con otra persona.

Usted debe ser capaz de reconocer a los pacientes dismórficos corporales. El trastorno de dismorfia corporal (TDC) es un trastorno psicológico en que el paciente está obsesionado con defectos percibidos o imaginarios en su apariencia. Debemos estar conscientes del TDC para identificar y referir a estos pacientes con profesionales de la salud mental. Quienes cursan con TDC parecen buscar el tratamiento con alguien que no sea un psiquiatra, a menudo un dermatólogo.[7] Con frecuencia quedan insatisfechos con los resultados del tratamiento cosmético, porque de hecho están buscando una solución cosmética para un problema psiquiátrico. Aunque la prevalencia del TDC en muestras basadas en la población es de alrededor de 2%,[8] entre los pacientes dermatológicos el rango es de 8.5 a 15.0%, y entre los pacientes que buscan tratamientos cosméticos es de 2.9 a 53.6%. Por lo tanto, es muy probable que el primer médico en tener contacto con estos pacientes sea un dermatólogo o un cirujano plástico. Existe una necesidad creciente para crear consciencia sobre este trastorno entre los profesionales que realizan procedimientos médicos cosméticos, porque los tratamientos no psiquiátricos por lo general no se consideran benéficos para estos pacientes. Tratarlos quizá no será benéfico para su negocio tampoco. En una revisión reciente,[9] hubo una alta tasa de prevalencia (14.2%) de TDC en quienes buscan un procedimiento estético, y parece que los pacientes que sufren TDC eran más propensos a quedar insatisfechos con los resultados de los procedimientos médicos estéticos. Tratar a estos pacientes puede ser frustrante. Con frecuencia han visto a varios médicos por su defecto percibido y a menudo están insatisfechos con el tratamiento previo. Pueden pedir un tratamiento inapropiado y, a veces, demasiado agresivo para sus defectos percibidos. Con frecuencia se les considera difíciles o exigentes, en especial a la luz de su defecto, mínimo o incluso inexistente. ¿Cómo detectar el TDC? El examen del trastorno dismórfico corporal[10] es una medida específica que lidia únicamente con las disfunciones en la imagen corporal (figura 1.4). El cuestionario completo incluye 34 ítems que evalúan el grado de insatisfacción y ayudan a los médicos en el diagnóstico del TDC. Considere utilizar este cuestionario de detección para minimizar la insatisfacción y las quejas y, como mínimo, sea consciente de este trastorno y prepárese para recomendar la derivación a un psiquiatra para estos pacientes. Cuando usted detecta a los pacientes con TDC y a los que no se ajustan a su práctica, ¡podrá esperar tener un día pleno! Los procedimientos cosméticos también pueden ser muy útiles para mejorar la autoestima en el paciente correcto. En el mismo estudio,[9] cuando los pacientes no tenían TDC, mostraron una mejora no solo en su apariencia, sino también en su autoestima y en su calidad de vida. Cuando se les preguntó acerca de las motivaciones para realizarse procedimientos cosméticos,[5] a menudo reportaron que su motivación no era solo verse atractivos, sino resolver problemas emocionales y psicológicos. Las consideraciones emocionales pueden ser graves o más ligeras, como una confianza social insuficiente. La necesidad de aumentar la confianza en sí mismos, la ausencia completa de lo que puede ser incapacitante, fue reconocida por 69.5% de quienes respondieron a esta encuesta.

Si decide que este es un paciente que desea tratar, y siente que ha escuchado y entendido sus metas, es el momento de completar su evaluación y hacer recomendaciones de tratamiento. La exploración física del paciente debe comenzar cuando usted entra y continuar conforme ambos conversan. Note cómo cambia la cara del paciente cuando está animado y qué rasgos son más prominentes, en una forma buena o mala. Utilice un espejo para ilustrar lo que observa. Algunos médicos tienen muestras en su consultorio, incluyendo ejemplos de materiales de relleno de gel, ilustraciones anatómicas y fotos de antes y después. Al hacer las recomendaciones, sea siempre amable y positivo. Todos tenemos buenas cualidades, asegúrese de señalarlas. Explique el motivo detrás de sus recomendaciones. A menudo, los pacientes llegan con una noción preconcebida de lo que necesitan para cumplir sus metas, y las recomendaciones que usted haga, aunque pueden ayudarles a cumplirlas, pueden ser sobre un producto o procedimiento por completo distinto. Por ejemplo, algunas pacientes quieren tratarse los labios, cuando en realidad necesitan aumento de mentón, o solicitan relleno en sus surcos nasolabiales cuando de hecho lo que requieren es un aumento más lateral de la parte media de la cara. A medida que los procedimientos estéticos se vuelven más populares y hay cada vez más referencias a ellos en los medios y en Internet, los pacientes pueden desarrollar ideas erróneas y expectativas poco realistas respecto a esos procedimientos. Es imperativo establecer expectativas

FIGURA 1.4   Cuestionario para el trastorno de dismorfia corporal

¿Está muy preocupado por el aspecto de alguna parte de su cuerpo, que usted considera en especial poco atractiva?   S   N

Si no, gracias por su tiempo y atención. Usted ya terminó este cuestionario.

****

Si dijo que sí, ¿estas preocupaciones le inquietan? Es decir, ¿piensa mucho en ellas y le cuesta dejar de hacerlo?   S   N

¿Cuáles son estas preocupaciones? ¿Qué es en particular lo que le molesta acerca del aspecto de esas partes de su cuerpo? _____
_____
_____

¿Qué efecto ha tenido en su vida su preocupación por su apariencia? _____
_____
_____

¿Su defecto suele causarle mucha ansiedad, tormento o dolor? ¿Qué tanto? (Marque la mejor respuesta.)

1	2	3	4	5
No me causa ansiedad	Un poco, pero no me molesta mucho	Moderado e inquietante, pero manejable	Grave y muy inquietante	Extremo e incapacitante

¿Su defecto le ha causado dificultades en lo social, lo laboral o en otras áreas de funcionamiento? ¿Qué tanto? (Marque la mejor respuesta.)

1	2	3	4	5
Sin limitaciones	Interferencia ligera, pero el funcionamiento en general no se afecta	Moderado, interferencia definida, pero manejable	Grave, causa deficiencias sustanciales	Extremo, incapacitante

¿Su defecto a menudo interfiere de manera significativa con su vida social?   S   N

Si dijo que sí, ¿cómo? _____
_____

¿Su defecto a menudo interfiere de modo significativo con sus estudios, su trabajo o su capacidad para funcionar en su papel?   S   N

¿Hay cosas que evita debido a su defecto?   S   N

_____
_____

(Reimpresa con permiso de Defresne RG, Phillips KS, Vittorio CC, et al. A screening questionnaire for body dysmorphic disorder in a cosmetic dermatologic surgery practice. *Dermatol Surg.* 2001;27(5):457-462.)

realistas y educar a los pacientes sobre cuál procedimiento cosmético puede ser mejor para sus necesidades individuales. Con frecuencia, los procedimientos cosméticos que los pacientes consideran en un principio en realidad no son las modalidades más eficientes para lograr los resultados que buscan. En la encuesta con los consumidores de 2014 realizada por la American Society for Dermatologic Surgery (ASDS),[15] los consumidores le otorgaron las calificaciones más altas de satisfacción en general al tratamiento inyectable de las arrugas (93%) y con rellenos inyectables (91%). En esta encuesta, los procedimientos con los cuales los pacientes estaban más satisfechos (inyectables) no fueron aquellos que consideraban al inicio (dispositivos eléctricos). Al hacer recomendaciones, valide su visión estética y use palabras como natural, refrescar y conservador. Esto le ayudará a superar la barrera común de los pacientes que reciben tratamiento: el temor de verse poco naturales. Enfatice que usted no quiere que sus pacientes se vean exagerados. Asegúrese de hablar acerca de otra preocupación común: el dolor. Discuta las opciones de anestesia y qué esperar durante y después de los procedimientos. Reconozca que los pacientes tienen ciertos temores y asegúrese de hacerlos sentirse cómodos.

Al recomendar las opciones de tratamiento, tome en cuenta que distintos pacientes responden mejor a diversos estilos de conversación. Una forma de abordar esto es pensar en los cuatro tipos de personalidades básicas[11] con las que se topará; cada una requiere un estilo de interacción un poco diferente. Los pacientes orientados a la "seguridad" son escépticos, se fijan mucho en los detalles y son técnicos. Necesitan datos, disponibilidad, garantías y estadísticas. Quieren saber la práctica y las calificaciones del médico. Las preguntas que usted escuchará de estos pacientes son: ¿hay complicaciones? ¿Hay efectos secundarios? ¿Cuánto tarda la recuperación? ¿Dónde completó usted su educación? ¿Usted realizará el procedimiento? ¿Cuántos de estos procedimientos ha realizado? Los pacientes orientados a la afiliación, por otra parte, están muy interesados en su relación con usted. Estas personas tienden a ser muy amigables, orientadas a la familia y confiadas. A menudo quieren llamarle por su nombre. Les gusta la alimentación emocional y evitarán la confrontación. Identifique a estos pacientes cuando escuche: sus pestañas se ven increíbles, ¿cómo lo logra? Mi amiga vino a verle el mes pasado y piensa que usted es genial. ¿Conoce a mi amiga Leslie Crane? Estos pacientes necesitan contacto, quieren esa conexión. Necesitan sentir que usted tiene un interés real en ellos. Los "actualizadores" están orientados a lo más nuevo. Las relaciones son importantes para ellos (quieren saber a quién más ha tratado usted) y desean estar a la cabeza de las tendencias. Estos pacientes necesitan apertura y sinceridad, y un reconocimiento de que son los primeros. Usted escuchará de ellos preguntas como: ¿qué tan rápido veré resultados? ¿Cuál es la técnica más reciente que se usa para esto? Por último están los pacientes "de poder". Estas personas son agresivas, autoritarias y enfocadas en sí mismas. Tienden a dominar la conversación. Sus necesidades incluyen la aprobación externa, el reconocimiento y un servicio de alto perfil. En su consulta con ellos, usted debe rebozar confianza. Los comentarios de los pacientes de poder incluyen: tengo una reunión/evento y tengo que verme mejor que nunca. Mi trabajo requiere que me vea de lo mejor. ¿El doctor Smith vigilará de manera personal mi progreso? Si usted puede adaptar sus conversaciones y estilo de recomendaciones a cada tipo de paciente, tendrá más éxito. Esto requiere que usted trabaje en su "CIE", o coeficiente de inteligencia emocional, y vale la pena que investigue más allá de este capítulo.

Los hombres requieren un abordaje distinto al de las mujeres. Mientras ellos todavía constituyen una pequeña minoría (alrededor de 10 a 20%) de quienes buscan procedimientos cosméticos no quirúrgicos, este sector está creciendo, en particular para inyección de neurotoxinas.[16] Por supuesto, usted debe estar familiarizado con los rasgos anatómicos y fisiológicos específicos del género de la estética masculina. Además, hay factores conductuales y psicológicos que afectarán su consulta con los hombres. Ellos son menos tolerantes al tiempo de inactividad durante la recuperación, debido quizás a una combinación de estigmatización social y problemas de carrera. Los hombres tienden también a ser más conservadores y elegir solo un procedimiento a la vez, en particular en sus primeras sesiones de tratamiento. Aunque todavía no se ha estudiado, un alto porcentaje de pacientes cosméticos masculinos puede nunca haberse sometido a uno y por lo tanto tiene un entendimiento menos claro de los procedimientos que podría beneficiarlo. Son menos propensos a haber escuchado acerca de procedimientos específicos de sus pares del mismo género. Por lo tanto, es posible que los nuevos pacientes cosméticos masculinos requieran una mayor asesoría que sus contrapartes femeninas. Las principales barreras para probar tratamientos estéticos, como preocupaciones respecto a un resultado poco natural y efectos secundarios, se derivan de una falta de educación en este sentido. Así, es necesario proporcionar a los hombres una educación intra-consultorio sobre la efectividad y seguridad de los tratamientos cosméticos. Esto puede ser de particular importancia para los rellenos dermatológicos, porque los hombres tienen un nivel de consciencia muy bajo para este tratamiento cosmético. Otra barrera importante para someterse al tratamiento es "pensar que todavía no lo necesitan". Algunas explicaciones para esto incluyen que los hombres no pueden enfocarse tanto como las mujeres en los cambios relacionados con la edad, o pueden no estar conscientes de los beneficios de comenzar un tratamiento con toxina botulínica tipo A a edades más jóvenes para ayudar a prevenir la aparición de arrugas.

Los hombres tienden a enfocarse en preocupaciones específicas, en general contorno corporal, pérdida de cabello o envejecimiento facial. Escuche la preocupación más importante del hombre y siempre trate eso primero y, a medida que forme una relación con él, podrá introducir otras opciones y preguntarle si le gustaría intentarlas también. Al hacer recomendaciones específicas para los inyectables, tome en cuenta que las áreas periorbitales, en particular las patas de gallo y los surcos del entrecejo, son de gran preocupación y quizá recibirán prioridad para su tratamiento entre hombres estéticamente orientados. En una encuesta sobre este tipo de hombres,[17] las patas de gallo y las arrugas del entrecejo fueron las más propensas a ser tratadas primero (80% de las primeras preferencias) seguidas por las arrugas de la frente (74%), doble papada (70%) y líneas del entrecejo (60%). Cuando le doy consulta a un paciente masculino, encuentro que está buscando un lenguaje específico y cifras que predigan la eficacia. Esto requiere más guía y menos conversación de ida y vuelta que mis pacientes femeninas. Cuando usted establece una relación en la que pueda hacer que su paciente masculino se sienta cómodo, los hombres podrán ser los pacientes más gratificantes y complacientes de tratar.

Otra población que requiere variaciones en el abordaje es la de los *millenials*, aquellos que nacieron entre 1982 y 2000. Son la generación más abundante en la historia de Estados Unidos, y están gastando más que los *Baby Boomers* (2 a 1) en autocuidado; la encuesta anual de ASDS de 2016 reportó que, en el año previo, los pacientes menores a los 30 años registraron un crecimiento de 20% en los neuromoduladores y de 100% en los procedimientos de rellenos inyectables. Como tal, representan un segmento significativo de la base de pacientes dermatológicos, y es esencial entender cómo comunicarse mejor con este grupo para brindarles la mejor calidad y experiencia en su práctica estética.[18] Los millenials tienden a ver las marcas de las que eligen rodearse como identificadores importantes en su vida. Querrán entender los valores de usted, y qué valor agregado puede ofrecerles a su vez. Investigan mucho en línea y cuestionarán su pericia más que otros pacientes. Les gusta sentir una especie de asociación con usted. El autocuidado es una parte importante de la vida diaria de esta generación. En cada cita, usted debe discutir el cuidado de la piel en general y de ellos mismos como un todo. Muéstrese seguro de sí mismo y especifique sus recomendaciones de productos y procedimientos. Tome en cuenta que este grupo busca tratamiento preventivo y son más propensos a ser usuarios duales de neuromoduladores y rellenos que otras poblaciones. Representan una gran oportunidad de obtener hermosos resultados cuando usted forma con ellos una relación sólida. Si desea construir su práctica millenial, este grupo aprecia los programas de lealtad, las muestras y los descuentos.

Yo divido mis recomendaciones en tres áreas principales: cuidado de la piel, inyectables y otros procedimientos. Como dermatóloga, enfatizo que un cutis saludable es la base para verse joven y hermoso. Expongo las formas en que los factores estresantes del ambiente están afectando la salud de la piel y evalúo cualquier problema médico que esté afectando el cutis. Al recomendar procedimientos, presento un plan conciso con un componente a corto plazo y otro a largo plazo. Existe una enorme variedad de técnicas, productos y problemas. Puede ser abrumador para el paciente y para usted. Tenga cuidado con el paciente "quiero todo" que, en efecto, lo quiere todo, en este momento. Esto es un maratón, no una carrera corta. Su plan a corto plazo debe enfocarse en el problema y crear un "¡Wow!" en el paciente. Los ejemplos incluyen neuromoduladores de la glabela o de las patas de gallo, un tratamiento intenso de luz pulsada o relleno de las mejillas. El plan a largo plazo debe enfocarse en la prevención y el mantenimiento, y referenciar el número de visitas que usted espera cada año, enfatizando su papel como el guía experto. Yo considero que mi plan a largo plazo es exhaustivo con el transcurso del tiempo. Permite obtener resultados predecibles y naturales. Hablo con mis pacientes acerca de verse lo mejor posible con el tiempo, no solo para un evento o un gran cumpleaños. Un ejemplo de un plan a largo plazo es: véame cada 3 a 4 meses para los neuromoduladores. En cada visita, revisaremos su régimen del cuidado de la piel, y una visita sí y una no aplicaremos una o dos jeringas de relleno en distintos sitios, donde usted más la necesite. Además, necesito que programe tres sesiones de láser para los lentigos y telangiectasias, y una serie de tratamientos de radiofrecuencia para la línea de su quijada. Por supuesto, las posibilidades son ilimitadas.

Planificar las opciones para sus pacientes es algo que será apreciado y conducirá al éxito.[12] Sus recomendaciones se basan en su experiencia, sus habilidades y lo que su paciente le dice. Discuta las alternativas en aras de la completitud, pero recomiende lo que piense que es lo mejor. Usted es el experto, y los pacientes quieren una opinión experta de su parte.

Yo recomiendo no discutir un presupuesto específico antes de presentar sus recomendaciones generales. Por supuesto, no todos los pacientes tienen tiempo y dinero ilimitados, pero creo que se les atiende mejor cuando escuchan su opinión experta antes de discutir las limitaciones. Después de presentar su plan, obtenga una noción de las limitaciones generales del paciente. Las barreras para obtener los tratamientos que usted ofrece no solo se limitan al costo, sino también a la cantidad de tiempo que se pasa en el consultorio, y la cantidad de tiempo inactivo e incomodidad que el paciente puede tolerar. Cuando presento mis planes ideales a corto y largo plazos, doy prioridad a los aspectos del plan que más recomiendo. Siempre digo a mis pacientes que respeto su tiempo y su dinero, y que no quiero que estén insatisfechos o desilusionados. Como mencioné antes, los pacientes que saben qué esperar siempre son más felices.

Sobanko y cols.[13] demostraron que las limitaciones financieras fueron el mayor obstáculo para que los pacientes buscaran tratamiento. La mayor parte del tiempo usted trabajará con restricciones financieras y manejando las expectativas de aquellos que tienen dichas limitaciones. Sea claro si no puede abordar las preocupaciones de los pacientes dentro de sus presupuestos. Parte de su pericia estética es priorizar sus recomendaciones y proporcionar expectativas realistas y claras. La educación del paciente se vuelve aún más crucial cuando se trabaja dentro de las restricciones de un presupuesto. Cuando se trabaja con presupuestos, un consejo es abordar siempre la preocupación principal de sus pacientes.[14] Usted debe equilibrar la creación de un efecto inmediato con el tratamiento de la causa subyacente. Considere tratar por completo un área para evitar repartir y diluir demasiado los recursos. Siempre hay la opción de diferir el tratamiento hasta que el presupuesto lo permita. Es importante decir a los pacientes que si no gastan lo suficiente, pueden no quedar satisfechos. Si alguien solo puede costear una inyección de relleno y necesita seis, su trabajo es decir: "bien, consideremos hacer otra cosa".

No permita que las consultas se vuelvan una enorme pérdida de su propio tiempo. Utilice a su equipo para hacerlas más eficientes. Yo me veo a mí misma como la experta/guía en estética en general, y mi personal de apoyo está ahí para dar detalles, información de apoyo, precios y hacer las programaciones. Si usted valida de forma apropiada a su equipo, su paciente confiará en ellos para que le provean información útil, y usted puede pasar su tiempo haciendo aquello para lo que es mejor: evaluando y tratando. Yo presento de forma breve mi plan a corto y largo plazos, cubriendo aquello a lo que le daría prioridad si el tiempo o el dinero limitan mis opciones, y después le digo al paciente que voy a pasarle con mi experto en el cuidado de la piel y con un esteticista que responderá todas las preguntas que tenga sobre la programación, los costos, cómo, cuándo y por qué usar los productos, y qué esperar de los procedimientos. Trato de ser accesible y adaptable sin que se aprovechen de mí. Doy un estimado aproximado de precios, en especial si el paciente me lo pregunta de forma directa, pero permito que mi equipo estético se siente con el paciente, discuta los precios y finalice el plan. Creo que esto le da al paciente tiempo para sentirse menos presionado y hacer sus preguntas a mi equipo para ayudarle a tomar decisiones. Por supuesto, esto también requiere capacitar bien a su equipo.

Una vez que el paciente ha tenido la oportunidad de discutir todos los detalles con mi equipo, podemos implementar el plan real y de hecho (¡por fin!) tratar al paciente o programar la cita. Después de cada consulta o tratamiento, es esencial que el paciente deje el consultorio sabiendo cuáles serán los siguientes pasos. Siempre le digo que puede llamarme en cualquier momento con cualquier preocupación. Primero y sobre todo, no quiero pasar por alto una complicación, pero también quiero que mis pacientes cumplan y sepan que deben venir conmigo o con mi equipo (y no a Internet o con sus amigos) con cualquier duda. Antes de que el paciente se vaya, pida a sus asistentes que respondan las preguntas y le proporcionen instrucciones por escrito. Si el paciente se va a someter a un procedimiento, explique de manera meticulosa qué sentirá o verá durante las siguientes horas o días. Si compra un producto, brinde instrucciones específicas para su uso, incluyendo cuán a menudo y cuánto producto usar y en qué orden. Imprima o envíe por correo electrónico los regímenes de cuidado de la piel, las recomendaciones para antes y después de la operación y los precios. Es importante proveer comunicación tanto verbal como escrita, porque las tasas de retención de información se disparan cuando se emplean ambos métodos. Además, educar a su paciente limitará bastante el número de preguntas y llamadas telefónicas después de la consulta. Por último, recomiendo que cada paciente programe su próxima cita antes de dejar el consultorio. Esto aumenta el cumplimiento, permite que el paciente tenga más flexibilidad para venir a la hora o el día que desea, y abre un camino para la continuidad.

Realice siempre un seguimiento a sus pacientes. El marco de tiempo para este dependerá del tratamiento realizado. Desarrolle un protocolo de seguimiento para cada tratamiento ofrecido. Dé un seguimiento también a los nuevos productos, ya que esto ayuda a aumentar el cumplimiento y la satisfacción del paciente. Revise las fotografías de antes y después y a medida que llegue a conocer al paciente, entenderá mejor qué le motiva a verle a usted. Algunos pacientes andan a la caza de la perfección, otros son felices siempre que usted mantenga sus lentigos bajo control. Cada año, compare las fotografías actuales con las de la primera visita. Esto puede ser muy benéfico, porque le recuerda a los pacientes cómo se veían originalmente y aprecien las mejoras que se han logrado. Las consultas más exitosas terminan creando un paciente para toda la vida.

En conclusión, su abordaje de los pacientes estéticos implica mucho más que una técnica buena y segura. Nunca subestime el poder de un personal bien entrenado y un consultorio bien puesto para mejorar la experiencia de su paciente. Los pacientes que fueron guiados para tomar buenas decisiones y que saben qué esperar se verán mejor, se sentirán más seguros, y le enviarán a más pacientes. ¡Disfrute de su práctica estética!

REFERENCIAS

1. Allergan. *Allergan 360° Aesthetic Report*. 2019. Disponible en https://www.allergan.com/medical-aesthetics/allergan-360-aesthetics-report.
2. Hexsel CL, Dal'Forno T, Schilling de Souza J, Silva AF, Siega C. Standardized methods for photography in procedural dermatology using simple equipment. *Int J Dermatol*. 2017;56(4):444-451.
3. Beckman HB, Frankel RM. The effect of physician behavior on the collection of data. *Ann Intern Med*. 1984;101:692-696.
4. Dyche L, Swiderski D. The effect of physician solicitation approaches on ability to identify patient concerns. *J Gen Intern Med*. 2005;20:267-270.
5. Maisel A, Waldmen A, Furlan K, et al. Self-eported patient motivations for seeking cosmetic procedures. *JAMA Dermatol*. 2018;154(10):1167-1174.
6. Narurkar V, Shambam A, Sissins P, et al. Facial treatment preferences in aesthetically aware women. *Dermatol Surg*. 2015;41:S153-S160.
7. Wang Q, Cao C, Guo R, et al. Avoiding psychological Pitfalls in aesthetic medical procedures. *Aesth Plast Surg*. 2016;40:954-961.
8. Phillips KA, Dufresne RG Jr, Wilkel CS, Vittorio CC. Rate of body dysmorphic disorder in dermatology patients. *J Am Acad Dermatol*. 2000;42:436-441.
9. Conrado LA, Hounie AG, Diniz JB, et al. Body dysmorphic disorder among dermatologic patients: prevalence and clinical features. *J Am Acad Dermatol*. 2010;63:235-243.
10. Dufresne RG, Phillips KA, Vittorio CC, Wilkel CS. A screening questionnaire for body dysmorphic disorder in a cosmetic dermatologic surgery practice. *Dermatol Surg*. 2001;27:457-462.
11. VGuin. Personality types and the patient consultation. Allergan Presentation.
12. Swenson SL, Buell S, Zettler P, White M, Ruston DC, Lo B. Patient-centered communication: do patients really prefer it? *J Gen Intern Med*. 2004;19:1069-1079.
13. Sobanko JF, Tagleint AJ, Wilson AJ, et al. Motivations for seeking minimally invasive cosmetic procedures in an academic outpatient setting. *Aesthet Surg J*. 2015;35(8):1014-1020.
14. Black JM, Pavicic T, Jones DH. Tempering patient expectations and working with budgetary constraints when it comes to a single versus multimodal approach. *Dermatol Surg*. 2016;42(suppl 2):S161-S164.
15. American Society for Dermatologic Surgery Survey. *ASDS Survey: 52 Percent of Consumers Considering Cosmetic Procedures*. 2014. Disponible en http://www.asds.net/consumersurvey/.
16. Frucht CS, Ortiz AE. Nonsurgical cosmetic procedures for men: trends and technique considerations. *J Clin Aesthet Dermatol*. 2016;9(12):33-43.
17. Jagdeo J, Keaney T, Narurkar V, et al. Facial treatment preferences among aesthetically aware men. *Dermatol Surg*. 2016;42:1155-1163.
18. Sherber NS. The millennial Mindset. *J Drugs Dermatol*. 2018;17(12):1340-1342.

Toxina botulínica

Katherine Glaser, MD, y Dee Anna Glaser, MD

Puntos destacados

- La toxina botulínica inhibe la liberación de acetilcolina de la unión neuromuscular, provocando una parálisis flácida en los músculos; tiene numerosas aplicaciones para uso médico y estético.
- En Estados Unidos existen cuatro toxinas botulínicas disponibles a nivel comercial para uso estético: toxina onabotulínica A (Botox®), toxina prabotulínica A (Jeuveau®), toxina abobotulínica A (Dysport®) y toxina incobotulínica A (Xeomin®).
- Las contraindicaciones absolutas y relativas para la terapia incluyen hipersensibilidad conocida a la fórmula e infección en el sitio de inyección, así como embarazo, lactancia, edad menor a 18 años, trastornos neuromusculares e interacciones farmacológicas.

▶ ANTECEDENTES

El advenimiento de las neurotoxinas ha revolucionado la medicina moderna con sus muchas aplicaciones clínicas y cosméticas en diversas especialidades. El descubrimiento de las neurotoxinas se remonta a principios de 1800, cuando el brote, a menudo letal, de envenenamiento por comida conocido como "veneno de salchichas" barrió Europa. En 1895, Emile Pierre Van Ermengem identificó a la bacteria grampositiva, anaerobia y formadora de esporas *Clostridium botulinum* como la culpable del botulismo. De los siete serotipos de toxina botulínica distintos, el más potente, la toxina botulínica A (BoNT-A), fue aislado y purificado por primera vez en 1946 por el Dr. Edward Shantz.[1]

Históricamente, la ingesta de toxina botulínica produce parálisis flácida, y por eso se recomendó su uso en pequeñas cantidades en trastornos de músculos hiperfuncionales. El Dr. Alan Scott probó al inicio BoNT-A en humanos con estrabismo en 1980, con resultados muy promisorios. La toxina onabotulínica A, llamada Oculinum, fue aprobada en Estados Unidos en 1989 por la Food and Drug Administration (FDA) para tratar varios trastornos musculares, incluyendo estrabismo, blefaroespasmo y espasmos hemifaciales. Poco después, la fórmula fue adquirida por Allergan Inc. y rebautizada como Botox®.[1-3]

Al utilizar BoNT-A para el blefaroespasmo, la astuta oftalmóloga Dra. Jean Carruthers comenzó a reconocer sus efectos secundarios en la reducción de arrugas, y realizó un seguimiento con dos ensayos clínicos de confirmación que se han vuelto puntos de referencia.[2,3]

Numerosos ensayos corroboraron la eficacia y seguridad de Botox® para la reducción de arrugas; esto condujo a la aprobación de la FDA en 2002 para el tratamiento de líneas glabelares moderadas a graves.[4,5] Desde entonces, el producto ha obtenido múltiples indicaciones adicionales y se utiliza para una variedad de usos cosméticos no oficiales.

▶ CIENCIA BÁSICA

Se han aislado siete serotipos de toxina botulínica denominados A a G a partir de varias cepas de *C. botulinum*.[1,3,6,7] Si bien cada serotipo produce quimiodenervación, existen algunas diferencias en su estructura celular y mecanismo de acción.[6,7] Los tipos más potentes, A y B, se usan de manera predominante en la práctica clínica.[7]

A nivel estructural, las toxinas botulínicas son polipéptidos 150-kDa, compuestos por una cadena gruesa 100-kDa y una única cadena ligera 50-kDa que están unidas por vínculos de disulfato lábiles al calor. La toxina forma entonces un complejo con proteínas no tóxicas, sobre todo hemaglutininas, mediante vínculos covalentes y es dimerizada para formar el gran compuesto final.[3,6,7] En Estados Unidos existen cuatro BoNT-A disponibles de manera comercial: toxina onabotulímica A (Botox®), que pesa 900-kDa; toxina prabotulínica A (Jeuveau®), que pesa 900-kDa; toxina abobotulínica A (Dysport®), con un peso de 500-kDa; y toxina incobotulínica A (Xeomin®), cuyo peso es 150-kDa, y es una proteína monomérica libre de proteínas formadoras de complejo.[4,5,8-10] En lo sucesivo, estos productos se denominarán onabotA, prabotA, abobotA e incobotA, respectivamente.

El mecanismo por el cual la toxina botulínica inhibe la contracción del músculo esquelético se debe a la inhibición de acetilcolina desde la unión neuromuscular (UNM).[1,3,6,7] Después de la inyección, el complejo se une de manera rápida e irreversible a la sinaptotagmina, un puerto receptor de la terminal presináptica de la UNM. Entonces, la toxina es internalizada vía endocitosis, y los vínculos de disulfato se escinden para permitir que la cadena ligera libre se transloque dentro del citoplasma. La inhibición de la liberación de acetilcolina ocurre cuando la cadena ligera libre se fusiona con proteínas en el complejo de fusión sináptica y lo desactiva mediante una endopeptidasa proteolítica dependiente del zinc. Hay varias proteínas clave que constituyen el complejo de fusión sináptica, conocidas como SNARE (por el acrónimo en inglés de *soluble N-ethylmaleimide-sensitive factor attachment protein receptors*, o receptores de proteínas de fijación soluble del factor sensible a *N*-etilmaleimida, NSF). De modo específico, los tipos A, C y E de la toxina botulínica escinden a la proteína asociada con la 25-kDa sinaptosómica (SNAP25), mientras que los tipos B, D, F y G escinden la sinaptobrevina, también conocida como proteína de membrana asociada con las vesículas.[6,7] Por último, el acoplamiento, la fusión y la liberación de las vesículas de acetilcolina se interrumpen de manera permanente, inhibiendo la contracción muscular derivada (figura 2.1).

Clínicamente, la debilidad muscular suele ser visible 2 a 3 días después de la inyección, con una respuesta completa apreciada de 8 a 10 días, aunque el tiempo puede variar con base en la dosis, el área de tratamiento y la persona.[3] A pesar del hecho de que la denervación química se considera permanente, la actividad muscular suele regresar 3 a 6 meses después de la inyección debido a la neurogénesis.[3,7] Se forman brotes axonales periféricos que hacen nuevas conexiones con el músculo, y a un grado menor, las proteínas SNAP25 se regeneran en la UNM original, permitiendo el retorno de la función muscular.[7] Por esta razón, las inyecciones de toxina botulínica se aplican a intervalos de 3 a 6 meses para las ritides faciales.[3] Algunos datos sugieren que con los tratamientos repetidos existe una tendencia hacia mayores intervalos de tiempo entre futuros tratamientos.[11]

La inmunogenicidad es un tema controvertido en la literatura, pero en términos generales, aunque se ha reportado una neutralización de la formación de anticuerpos contra BoNT-A, el fenómeno rara vez se aprecia, si se da, con dosis usadas para fines cosméticos.[3,7] Sin embargo, los pacientes tratados con 150 a 300 unidades para otras enfermedades neuromusculares han desarrollado resistencia a los efectos de la toxina.[7] En estos casos, puede ser útil cambiar a una toxina botulínica tipo B (BoNT-B), disponible en Estados Unidos como toxina rimabotulínica B (Mybloc®).[3,6,7] Emplear las dosis mínimas efectivas e intervalos más prolongados entre inyecciones puede minimizar la posibilidad de formación de anticuerpos.[3,7]

FIGURA 2.1   Mecanismo de acción de las toxinas botulínicas. (A) Ensamblaje del mecanismo SNARE que media la fusión de las vesículas de acetilcolina con la membrana celular y liberación de acetilcolina en la unión neuromuscular después de estímulos excitatorios normales. (B) Acciones de las toxinas botulínicas: escisión proteolítica de sinaptobrevina, sintaxina o SNAP-25 (los componentes principales del complejo SNARE).

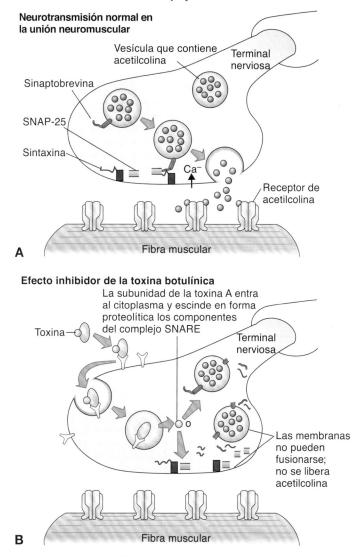

(Con permiso de Engleberg C, Dermody T, DiRita V. *Schaechter's Mechanisms of Microbial Disease.* 5th ed. Philadelphia, PA: Lippincott Williams and Wilkins; 2013.)

▶ TOXINAS DISPONIBLES A NIVEL COMERCIAL EN ESTADOS UNIDOS

A la fecha existen cuatro productos BoNT-A y un BoNT-B aprobados por la FDA (tabla 2.1).[4,5,8-10,12] Hay varias similitudes entre ellos, pero cada fórmula tiene propiedades químicas únicas y por lo tanto no son intercambiables. No es posible estandarizar la dosificación entre productos ni calcularla con una razón de conversión exacta, ya que una unidad de toxina corresponde a la dosis intraperitoneal letal mediana calculada (LD50) en ratones, la cual varía

TABLA 2.1   Toxinas botulínicas disponibles a nivel comercial en Estados Unidos

	Toxina onabotulínica A	Toxina abobotulínica A	Toxina incobotulínica A	Toxina prabotulínica A	Toxina rimabotulínica B
Nombres comerciales®	Botox, Botox Cosmetic	Dysport	Xeomin	Jeuveau	Myobloc
Fabricante	Allergan Inc.	Galderma, Ipsen Biopharmaceuticals	Merz Pharmaceuticals	Evolus	Solstice Neurosciences
Año de aprobación	1989	2009	2010	2019	2000
Unidades para un vial de dosis única	50, 200, 200[a]	300, 500	50, 100, 200	100	2 500, 5 000, 10 000
Ingredientes	BoNT-A, albúmina humana, cloruro de sodio	BoNT-A, albúmina humana, lactosa (puede contener rastros de proteína de leche de vaca)	BoNT-A, albúmina humana, sucrosa	BoNT-A, albúmina humana, cloruro de sodio	BoNT-B, albúmina humana, cloruro de sodio, succinato de sodio
Indicaciones aprobadas por la FDA	Líneas glabelares, cantales laterales y de la frente, vejiga hiperactiva, migrañas crónicas, distonía cervical, espasticidad, hiperhidrosis axilar, blefaroespasmo, estrabismo	Líneas glabelares, distonía cervical, espasticidad	Líneas glabelares, distonía cervical, espasticidad, blefaroespasmo, sialorrea crónica	Líneas glabelares	Distonía cervical, sialorrea crónica

BBoNT-A, complejo de toxina botulínica tipo A; BoNT-B, complejo de toxina botulínica tipo B; FDA, Food and Drug Administration.
[a] Disponibles solo como Botox, no como Botox Cosmetic.

de un fabricante a otro.[7] Es esencial que los médicos entiendan estas diferencias para lograr resultados seguros y clínicamente efectivos.

OnabotA (Botox®), aprobada en 1989, es una exotoxina botulínica A liofilizada estéril, distribuida como un vial de un solo uso, deshidratada al vacío sin conservantes. Cada vial contiene 0.5 mg de albúmina humana y 0.9 mg de cloruro de sodio. OnabotA tiene las mayores indicaciones de la FDA, incluyendo el tratamiento de líneas glabelares, cantales laterales y de la frente, e hiperhidrosis axilar.[4,5]

AbobotA (Dysport®), aprobada en 2009, también es una exotoxina botulínica A liofilizada y estéril, pero se fabrica con técnicas distintas de purificación. Cada vial contiene 0.125 mg de albúmina humana y 2.5 mg de lactosa.[8] La mayoría de los estudios sugiere una eficacia similar, usando una razón de conversión de 2-3:1 (abobotA:onabotA).[13] La única indicación estética de la FDA es el tratamiento de las líneas glabelares.[8]

IncobotA (Xeomin®), aprobada en 2011, es una exotoxina botulínica A liofilizada estéril libre de proteínas formadoras de complejo, lo cual en teoría la hace menos inmunogénica. Cada vial contiene 1 mg de albúmina humana y 4.7 mg de sucrosa.[9] Los datos clínicos y preclínicos sugieren potencias similares entre incobotA y onabotA, usando una razón de conversión de 1:1 o 1.2:1.[13] Al igual que en el caso de abobotA, su única indicación cosmética es el tratamiento de las líneas glabelares.[9]

PrabotA (Jeuveau®), aprobada en 2019, es otra exotoxina botulínica A liofilizada estéril que se distribuye como un vial de un solo uso deshidratado al vacío sin conservantes. Similar a onabotA, cada vial contiene 0.5 mg de albúmina humana y 0.9 mg de cloruro de sodio.[10] Existen datos limitados comparando su potencia con la de onabotA, pero no se ha establecido que sea inferior con una razón de conversión 1:1 en ensayos clínicos de fase 3 para las líneas glabelares y cantales laterales.[14,15] Su única indicación de la FDA es para el tratamiento de las líneas glabelares.[10]

La toxina rimabotulínica B (Myobloc®), aprobada en 2000, es la única BoNT-B disponible, y la única fórmula líquida estable no liofilizada. Dependiendo del tamaño del vial, cada uno contiene concentraciones de albúmina humana, cloruro de sodio y succinato de sodio.[12] La dosificación es variable, con razones de conversión reportadas tan altas como 1:100 (onabotA:rimabotB) para enfermedades musculares. Las inyecciones de rinabotB suelen ser más dolorosas, brindan una duración de la acción más corta y tienen más efectos secundarios autónomos.[16] No tiene indicaciones cosméticas.[12,16]

Difusión

La difusión de la neurotoxina se refiere a la lenta dispersión de la toxina más allá del sitio original de la inyección.[17] En algunos casos es deseable una difusión más alta, como en el tratamiento de la hiperhidrosis. En comparación, puede preferirse una difusión mínima para las inyecciones en los músculos faciales para minimizar los efectos adversos. Hay varios factores que contribuyen a la tasa de difusión, incluyendo la dosis, el tipo de piel, la ubicación anatómica y la densidad de los receptores de toxina botulínica.[17] Faltan datos definitivos, aunque algunos estudios que usaron la anhidrosis de la frente como el punto final han sugerido una difusión intrínsecamente más alta con abobotA comparada con onabotA con volúmenes de inyección equivalentes.[18,19]

Reconstitución

Los productos disponibles en Estados Unidos, excepto rimabotB, requieren reconstitución antes de la inyección.[4,5,8-10,12] La FDA recomienda la reconstitución con salina libre de conservantes; sin embargo, muchos médicos prefieren la solución salina bacteriostática por el alcohol bencílico conservante y sus propiedades anestésicas.[20] La cantidad de diluyente que se agrega varía mucho entre los usuarios. Los volúmenes de reconstitución más comunes para onabotA, prabotA e incobotA van de 1 a 5 mL por vial de 100 unidades comparados con abobotA, donde los volúmenes oscilan entre 1.5 y 6 mL por vial de 300 unidades (tabla 2.2). Varios

TABLA 2.2   Volúmenes comunes de reconstitución para las toxinas botulínicas

(A) Toxina onabotulínica A, toxina incobotulínica A y toxina prabotulínica A	
Diluyente[a] añadido por vial de 100 unidades (mL)	Concentración (unidades por 0.1 mL)
1	10
2	5
2.5[b]	4
4	2.5
5	2
(B) Toxina abobotulínica A	
Diluyente[a] añadido por vial de 300 unidades (mL)	Concentración (unidades por 0.1 mL)
0.6	50
1.5[b]	20
2.5[b]	12
3	10
6	5

FDA, Food and Drug Administration.
[a] El cloruro de sodio al 0.9% libre de preservativos es el único diluyente aprobado por la FDA.
[b] Dilución oficial según los lineamientos de la FDA.

estudios han evaluado la asociación entre el volumen de reconstitución y la difusión, pero los resultados rara vez son clínicamente significativos o reproducibles en los pacientes.[17] Dado que la eficacia clínica y la duración resultante no parecen estar correlacionadas con la dilución, puede ser más fácil elegir al inicio una dilución.

Para añadir el diluyente a la toxina botulínica, retire primero la tapa de plástico y moje la parte superior del vial con alcohol, dejándolo secar por completo. Después, utilice una aguja calibre 18 a 23 para perforar la parte superior de la botella. Dado que está sellada al vacío, debe ser fácil introducir el diluyente en el vial.[4,5,8-10] Una vez agregado el diluyente, haga girar con suavidad el vial en un movimiento circular hasta que toda la materia particulada se haya mezclado bien. Evite sacudirlo de manera vigorosa o que se forme espuma en el producto.[3,17] Anote en la etiqueta la fecha y la hora de la reconstitución, así como la concentración final. Todos estos datos, además del número de lote y la fecha de caducidad del vial, deben incluirse en el expediente del paciente durante el tratamiento.

Manejo seguro

Los viales sellados de neurotoxina deben mantenerse congelados o refrigerados a temperaturas de entre 2 y 8 °C y ser usados antes de la fecha de caducidad de la etiqueta.[4,5,8,10,12] IncobotA es la excepción, ya que puede almacenarse a temperatura ambiente (20-25 °C) por hasta 36 meses o hasta la fecha de expiración.[9] Después de la reconstitución, el inserto del paquete para todas las neurotoxinas sugiere almacenarlas en un refrigerador (2-8 °C) y administrarlas dentro de las 24 horas siguientes.[4,5,8,10-12] Estas estrechas directrices sobre la vida de anaquel se han considerado imprácticas y rara vez son observadas. Recientes estudios clínicos han probado la seguridad y eficacia del producto por hasta 6 semanas posteriores a la reconstitución, con técnicas de almacenamiento apropiadas.[21] Aunque esto reduce el desperdicio del producto y los consecuentes costos, aún es necesario utilizar técnicas seguras de manejo y almacenamiento para evitar la contaminación.

Contraindicaciones

Los insertos del paquete aprobados por la FDA mencionan solo dos contraindicaciones absolutas: 1) hipersensibilidad conocida a cualquier preparado de toxina botulínica o a cualquiera de los componentes de la fórmula, y 2) infección en el sitio de inyección.[4,5,8,10,12] Sin embargo, existen múltiples contraindicaciones relativas que deben tomarse en consideración, en especial al ponderar los riesgos y beneficios del uso cosmético. Hay pocos datos disponibles sobre la seguridad en humanos para el uso durante el embarazo, la lactancia o en niños menores de 18 años, así que en general se recomienda evitarlo en estas poblaciones de pacientes. Con base en datos de los estudios en animales, las neurotoxinas están catalogadas en la categoría C con respecto al embarazo.[4,5,8-10,12]

Se recomienda cautela en pacientes con trastornos neuromusculares conocidos, dificultad para deglutir o respirar debido a la predisposición para debilidad muscular grave, disfagia y compromiso respiratorio.[4,5,8-10,12] Estos eventos con potencial para amenazar la vida se han reportado de horas a semanas después del tratamiento, y casi todos los casos se observaron en el contexto de indicaciones no cosméticas.[22] La FDA ha emitido una advertencia de mencionar en la caja los riesgos de la diseminación inadvertida de toxina, y estos deben discutirse con todos los pacientes. La conciliación de la medicación también es importante, porque hay varias interacciones farmacológicas que pueden potenciar los efectos de las toxinas. Los culpables comunes incluyen aminoglucósidos, anticolinérgicos, anestésicos sistémicos y relajantes musculares.[4,5,7-10,12]

▌ TÉCNICAS DE INYECCIÓN

En general, la preparación antes del tratamiento es mínima tanto para el paciente como para el médico. Por lo regular se aconseja a los pacientes evitar el uso no esencial de ácido acetilsalicílico, fármacos antiinflamatorios no esteroides, vitamina E y otros suplementos 1 semana antes del tratamiento, para minimizar los riesgos de hematoma.[23] Al margen de esto, la toxina botulínica todavía puede ser utilizada en pacientes que están tomando estos medicamentos. Si las inyecciones de neuromodulador son el único procedimiento planeado para la visita, entonces no se suele requerir de anestésicos. Se pueden aplicar paquetes de hielo o anestésicos tópicos antes de las inyecciones para minimizar la molestia en los pacientes más sensibles.

Después de una consulta apropiada con el paciente, deben identificarse los sitios de tratamiento, estableciendo las dosis pretendidas por área. Considere el uso de un marcador o un lápiz de cejas blanco para marcar con un punto el sitio de inyección, en especial para los practicantes novatos. Se extrae la toxina botulínica reconstituida usando una aguja calibre 18 a 23 en una jeringa Luer-Lok de 1 mL. El producto puede mantenerse en esta jeringa para la inyección o ser transferido a una aguja de insulina BD ultrafina; ambas tienen marcas claras que facilitan la observación de volúmenes pequeños de inyección. Existen jeringas que tienen un émbolo diseñado para reducir el desperdicio, que son las que usan las autoras (figura 2.2). Retirar todo el producto del bisel de la aguja ayudará a minimizar el desperdicio del producto antes de hacer la transición a una aguja calibre 30 a 32 de media pulgada para la inyección. Un consejo adicional para minimizar el desperdicio del producto es retirar la tapa y el tapón del vial e inclinarlo 45° para sacar todas las gotículas remanentes (figura 2.3). Separar las jeringas por sitio de tratamiento permitirá realizar inyecciones más eficientes y precisas, y reduce la posibilidad de que la aguja se despunte, lo que en última instancia conduce a una mayor satisfacción del paciente.

Las áreas a ser tratadas deben limpiarse con una torunda de alcohol u otro antiséptico y se dejan secar por completo antes de proceder con las inyecciones. Los pacientes suelen sentarse derechos, descansando la cabeza contra el sillón de procedimientos.[3] Es esencial que el paciente y quien inyecta estén en una posición ergonómicamente cómoda durante el tratamiento. Por lo regular, las jeringas se sostienen perpendiculares a la superficie de la piel, aunque la técnica varía con base en el tratamiento y la preferencia del médico (figura 2.4). Las inyecciones se aplican con lentitud en el plano intramuscular o en algunas áreas de manera intradérmica o subcutánea.[3,22] Las gasas o los hisopos deben estar accesibles en caso de sangrado; si esto ocurre, se puede aplicar una presión suave para minimizar la formación de hematomas.

FIGURA 2.2   Jeringas utilizadas por las autoras para las inyecciones de toxina botulínica.
De izquierda a derecha: Luer-Lok de 1 mL, Luer-Slip de 1 mL con émbolo
sin espacio muerto y BD de 1 mL para insulina.

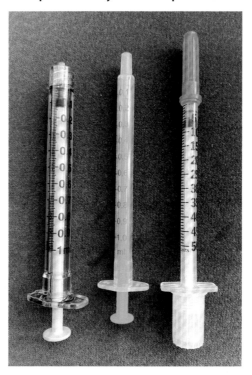

FIGURA 2.3   El retiro del tapón de la toxina botulínica minimiza el desperdicio del producto
al extraer el producto reconstituido.

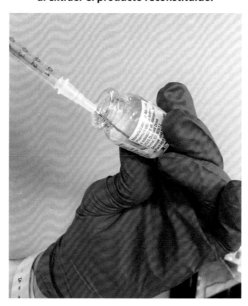

FIGURA 2.4 Técnica de inyección de la toxina botulínica en el complejo glabelar. Se usa la mano no dominante para sostener al paciente y apoyar la jeringa para una colocación óptima de la inyección.

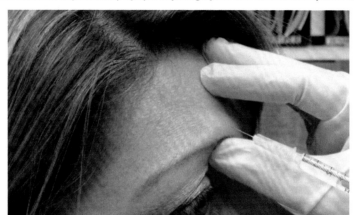

Puede considerarse un seguimiento de rutina 2 a 4 semanas después del procedimiento como estándar de práctica en las indicaciones cosméticas para cualquier pequeño retoque. Se debe proporcionar al paciente información de contacto en el consultorio y de protocolos si surgen dudas o se presentan complicaciones.

▶ TRATAMIENTO DE RITIDES DINÁMICAS

Las ritides se forman debido a la contracción repetida de los músculos faciales hiperdinámicos. En general, las arrugas se desarrollan perpendiculares al vector de la fuerza del músculo.[3,7] El debilitamiento de los músculos con la toxina botulínica puede ayudar a suavizar las ritides dinámicas e incluso prevenir su futura formación. Sin embargo, es importante recordar que las ritides estáticas, arrugas visibles en reposo, suelen no resultar afectadas y pueden requerir modalidades de tratamiento adicionales para abordar la pérdida de la elasticidad de la piel por la edad.[24]

Es esencial entender la anatomía facial para la colocación segura y apropiada de la inyección (figura 2.5). De cualquier forma, existen variaciones anatómicas entre las personas de distintas edades, sexo y etnias, así que los clínicos deben observar con cuidado el movimiento muscular de cada paciente antes de diseñar su estrategia de tratamiento.[25] En la tabla 2.3 se mencionan los grupos de músculos objetivo en las áreas de tratamiento cosméticos más comunes para la ritides. Cada área de tratamiento se discute por separado, aunque muchos pacientes desean y piden el tratamiento de múltiples áreas de manera simultánea. De nuevo, muchos tratamientos se consideran como usos no oficiales de la toxina botulínica. OnabotA tiene la aprobación de la FDA para el tratamiento de las líneas glabelares, de la frente y cantales laterales, mientras que abobotA, incobotA y prabotA solo están aprobados para la glabela.[4,5,8-10] En esta sección, las recomendaciones de dosificación se dan en unidades onabotA a menos que se especifique de otra forma, pero en la práctica clínica se usan otras neurotoxinas igual de efectivas con razones de conversión apropiadas.

Complejo glabelar

Los músculos del complejo glabelar sirven como los principales depresores de la frente, lo que contribuye a la formación de arrugas horizontales y verticales entre las cejas. El complejo está compuesto por el prócer, los corrugadores superciliares bilaterales, el depresor superciliar y alguna contribución de la porción orbitaria del orbitario ocular.[26]

FIGURA 2.5   Anatomía de los músculos faciales tratados por lo regular con toxina botulínica.

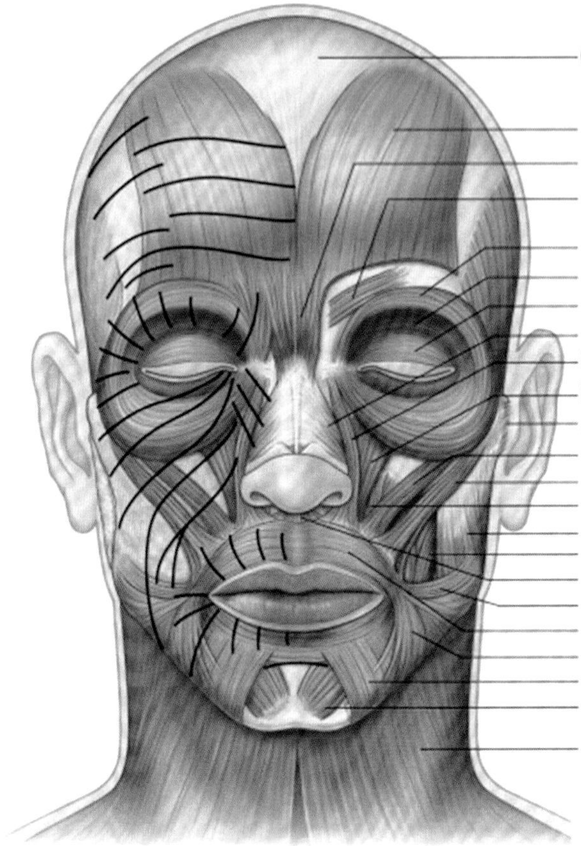

Galea aponeurótica
Frontal
Prócer
Corrugador superciliar
Ocular orbitario, porción orbitaria
Ocular orbitario, porción palpebral
Ocular orbitario, porción pretarsiana
Nasal
Elevador del labio superior y ala de la nariz
Elevador del labio superior
Auricular anterior
Cigomático menor
Cigomático mayor
Elevador del ángulo de la boca
Masetero
Buccinador
Depresor del septo nasal
Risorio
Orbicular oral
Depresor del ángulo de la boca
Depresor del labio inferior
Mentoniano
Platisma

(Usada con permiso de Giordano CN, Matarasso SL, Ozog DM. Injectable and topical neurotoxins in dermatology: basic science, anatomy, and therapeutic agents. *J Am Acad Dermatol.* 2017;76(6):1013-1024.)

TABLA 2.3	Grupos musculares objetivo de los tratamientos cosméticos con toxina botulínica	
Inyecciones en la cara superior	Complejo glabelar	Corrugador superciliar, depresor superciliar, prócer y porción orbitaria del orbicular ocular
	Líneas de la frente	Frontal
	Líneas cantales laterales, "patas de gallo"	Porción lateral del orbicular ocular
Inyecciones en la cara media	"Líneas de conejo" nasales	Nasal
	Punta nasal caída	Depresor del septo nasal
Inyecciones en la cara inferior	Líneas periorales	Orbicular oral
	Sonrisa gingival	Elevador del labio superior y del ala nasal
	"Líneas de marioneta" o "puchero"	Depresor del ángulo de la boca
	Hipertrofia del masetero	Masetero
	Pliegue mentoniano	Mentoniano
	Barbilla en piel de naranja	Mentoniano
Inyecciones en el cuello	Bandas platismales	Platisma

En la línea media está el músculo prócer, en forma de pirámide, que se origina en el hueso nasal, se inserta arriba en la dermis y se entrelaza con fibras de los otros músculos glabelares ya mencionados. Laterales al prócer están los músculos corrugadores superciliares profundos, que se originan en el hueso frontal justo por encima del borde orbitario, se insertan arriba en la dermis profunda y se entrelazan con otros músculos del complejo glabelar, así como con el músculo frontal. Los músculos corrugadores son largos, estrechos y orientados en un ángulo oblicuo.[26] Aunque se reporta que el delgado depresor superciliar está ubicado justo superficial y medial a los músculos corrugadores con una orientación vertical, puede ser muy difícil de localizar incluso en las disecciones de cadáveres.[27] Es necesario palpar el borde orbitario y observar el movimiento muscular mientras el paciente frunce el ceño para identificar los músculos del complejo glabelar. Las cejas no sirven como un marcador sustituto, porque a menudo caen con la edad y pueden ser manipuladas con el acicalamiento.[28]

El tratamiento de los músculos del complejo glabelar consiste en tres a siete sitios de inyección, cada una aplicada por vía intramuscular con la jeringa sostenida horizontal a la superficie de la piel.[3] El primer punto de inyección es central para inactivar el prócer, que suele determinarse marcando el punto de intersección entre dos líneas dibujadas que se extienden del entrecejo medio al canto medio contralateral.[25] Enseguida se realiza una inyección en uno a tres puntos por lado para inactivar los músculos corrugadores y depresor superciliar.[25] La inyección más medial suele ser 1 cm por encima del borde orbitario, en línea con el canto medial, colocado justo por encima del periostio. La inyección más lateral, si se realiza, se posiciona a poco más de 1 cm por encima del borde orbitario en la línea media pupilar (figura 2.6).[26] Un enfoque individualizado permite la variabilidad en el número de sitios de inyección, determinada por la forma, longitud y fuerza de los corrugadores, así como las necesidades del paciente.

La dosis varía de manera significativa, pero en términos generales se piensa que los hombres requieren mayores dosis que las mujeres.[3,25] Aunque el inserto del paquete de onabotA recomienda un total de 20 unidades en el complejo glabelar, con 4 unidades en cada uno de los cinco sitios, los médicos pueden usar dosis más altas.[4] Varios autores bien conocidos publicaron un artículo de consenso sugiriendo dosis iniciales de 10 a 30 unidades para las mujeres y de 20 a 60 unidades para los hombres.[25] Se delinearon prácticas similares para las otras toxinas aprobadas por la FDA.

FIGURA 2.6   **Inyecciones para la ritides del entrecejo glabelar. Un hombre durante el movimiento (A) y en reposo (B) con cinco puntos planeados de inyección. Los pacientes con este grado de actividad muscular requieren dosis iniciales más altas, como 25 unidades de onabotA o 60 unidades de abobotA.**

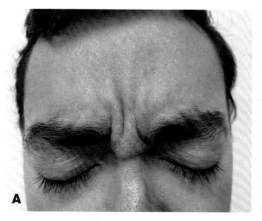
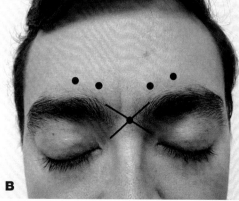

Líneas de la frente

Las líneas horizontales de la frente se desarrollan a partir de los vectores de tensión vertical del ancho músculo bífido frontal, que funciona como el principal elevador de las cejas. Arriba se origina en la galea aponeurótica, se inserta por debajo en el hueso frontal y se entrelaza con los músculos del complejo glabelar.[26] Hay variaciones en el diámetro de la actividad muscular; algunas personas tienen fuerzas predominantemente centrales, mientras que otras tienen contracciones, y las ritides resultantes se extienden más allá de las cejas laterales.[29]

El tratamiento de esta región puede ser desafiante, porque un ligero exceso puede llevar a la caída de las cejas, y una colocación errónea de la toxina puede producir asimetrías bastante obvias. Con base en la amplitud de la actividad muscular, se diseminan 4 a 10 puntos de inyección a lo largo de la frente, con las inyecciones superficiales intramusculares o subcutáneas dirigidas de manera horizontal con respecto a la superficie de la piel.[25] Por lo general, las inyecciones deben colocarse al menos 2 cm por arriba del borde orbitario para evitar la depresión de la ceja.[25,26] La enseñanza clásica indica inyectar por encima de la arruga más baja de la frente. Debe tenerse extrema precaución en las cejas laterales porque ambos extremos pueden tener consecuencias. Las dosis altas o la colocación baja pueden causar una significativa caída de las cejas, pero el subtratamiento puede dar como resultado una expresión antinatural, que muchos han denominado "cejas del Sr. Spock".[30] Por esta razón, es mejor comenzar con dosis pequeñas, sitios de inyección más altos y realizar un seguimiento estrecho para cualquier posible retoque.

De nuevo, la dosificación varía con base en la actividad muscular y los deseos del paciente. El inserto del paquete de onabotA recomienda 20 unidades en total, inyectadas en cinco sitios, con 4 unidades por inyección.[4] Varios autores sugieren dosis iniciales más bajas de alrededor de 5 a 15 unidades, divididas entre 4 a 10 sitios de inyección.[25] Estas inyecciones deben aplicarse de manera simultánea o poco después de los tratamientos glabelares para ayudar a mantener una posición neutra de las cejas y minimizar la elevación o depresión sin oposición.[26]

Líneas cantales laterales

Las "patas de gallo", término usado para describir las líneas cantales laterales, son el resultado de la tensión de las fibras laterales del orbicular ocular. El músculo es una gran banda superficial circular que rodea la órbita para ayudar a cerrar los ojos y a deprimir las cejas. Hay variaciones entre pacientes con respecto al tamaño del músculo y su distribución alrededor del ojo.[26]

El tratamiento de esta área a menudo es intradérmico, con dos a cinco pequeñas ampolletas por lado espaciadas alrededor de 1 cm en una orientación arqueada, colocadas al menos 1 cm lateral del borde orbitario lateral (figura 2.7).[25] Las inyecciones superficiales permiten una parálisis muscular adecuada, minimizando a la vez el riesgo de hematomas, que es intrínsecamente alto dada la abundancia de vasos cercanos.[31] Se recomienda cautela con el aspecto inferior para evitar la inyección inadvertida del complejo cigomático, lo cual puede conducir a una ptosis del labio superior.[31] Se puede aplicar una inyección superficial adicional en la línea media pupilar 0.3 cm por debajo de la línea de las pestañas inferiores; esto puede ayudar a disminuir el pliegue infraorbitario y ofrecer una apariencia más ancha al ojo.[32] Si se utiliza esta técnica, se debe aconsejar a los pacientes con respecto al riesgo de ojo seco, incapacidad para cerrar el ojo por completo y el potencial de tumefacción infraorbitaria.

El inserto del paquete de onabotA recomienda un total de 24 unidades divididas entre tres sitios de inyección por lado, con 4 unidades inyectadas en cada sitio.[4] Los autores del artículo de consenso antes mencionado están de acuerdo en que 10 a 30 unidades divididas entre 2 a 5 sitios de inyección por lado quizá sean suficientes.[25] Las inyecciones en la línea media pupilar son no oficiales y no deben exceder de 2 a 3 unidades por lado.[32]

FIGURA 2.7   Inyecciones para las ritides cantales laterales o "patas de gallo". Es importante observar las variaciones naturales de la actividad muscular, no solo entre pacientes, sino también en el mismo paciente. Como se aprecia en este hombre, el patrón de movimiento difiere entre el lado izquierdo (A) y derecho (B). Los numerales indican el número de unidades de onabotA utilizadas en cada punto de inyección.

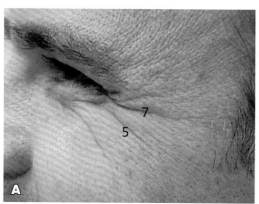
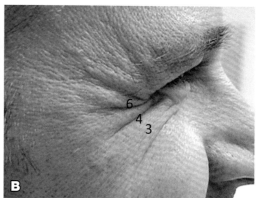

Levantamiento de cejas

La interacción de los músculos frontal, del complejo glabelar y el orbicular ocular ayuda a establecer la posición natural de las cejas.[26] La elevación de estas, en especial en los aspectos medio y lateral, puede brindar una apariencia más juvenil, estéticamente agradable. Se puede utilizar la toxina botulínica como una elevación química y temporal de las cejas.[31] Las inyecciones de toxina botulínica en los músculos depresores de las cejas cambiarán el balance de las fuerzas hacia una elevación de las cejas sin oposición. Más allá del tratamiento del complejo glabelar, una inyección extra en las fibras superiores del músculo orbicular ocular puede añadir un beneficio adicional.[30] En un estudio, usando esta técnica se logró una ganancia promedio medida de 1 mm de elevación en la línea media pupilar y de 4.8 mm en el canto lateral.[33] Por lo común basta con una inyección superficial bilateral de 2 a 4 unidades en la cola lateral de la ceja.[25]

Líneas nasales

Las "líneas de conejo" en los aspectos laterales de la raíz nasal son el resultado de la contracción del músculo nasal subyacente. Este músculo está dividido en dos regiones, incluyendo la porción proximal transversal y la porción alar, que son responsables de las líneas de conejo y el aleteo nasal, respectivamente.[26] Las líneas de conejo pueden suavizarse al inyectar 2 a 4 unidades de toxina botulínica en forma superficial en la porción proximal del nasal; por lo común solo se necesita un punto de inyección por lado (figura 2.8).[22,34] Las inyecciones deben aplicarse por encima del surco nasofacial para minimizar el tratamiento inadvertido del elevador del labio superior, lo que causa ptosis labial.[30] Los tratamientos para las líneas de conejo a menudo se combinan con inyecciones del complejo glabelar para evitar un reclutamiento adicional del músculo nasal.[26]

Punta nasal caída

El descenso de la punta nasal es común con la edad avanzada y puede provocar una exhibición columelar más pronunciada. El sobreuso o la contracción repetida del músculo depresor del septo nasal pueden acentuar la caída de la punta de la nariz. El músculo se origina en el

FIGURA 2.8   Inyecciones para las ritides nasales o "líneas de conejo". Una mujer con movimiento (A) y en reposo (B). Los numerales indican el número de unidades de onabotA inyectadas, aplicadas en forma medial al surco nasofacial para minimizar la difusión al elevador del labio superior y una ptosis labial no deseada.

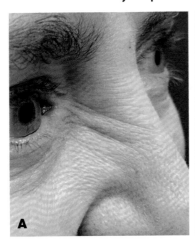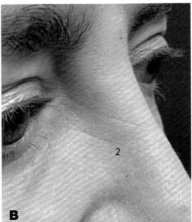

maxilar, transcurre a lo largo de la columela y se inserta en la porción alar del nasal.[22,26] Los tratamientos propuestos para la punta nasal caída incluyen inyecciones de ácido hialurónico, recorte quirúrgico del músculo depresor del septo nasal, o toxina botulínica en ese músculo.[35] Por lo común basta la inyección de 2 a 3 unidades de toxina botulínica aplicada en la base de la columela para lograr una elevación de la punta nasal temporal, sutil pero apreciable.[22,35] Las inyecciones en esta área sensible pueden ser dolorosas, así que justifican el uso de paquetes de hielo o anestesia.

Líneas periorales

Las ritides periorales verticales, denominadas "líneas de fumador" o "líneas de código de barras" suelen ser más pronunciadas en el labio superior cutáneo. Aunque existen ciertos factores genéticos y ambientales que contribuyen al desarrollo de las líneas periorales, el culpable principal es un orbicular oral hiperfuncional. El músculo orbicular oral tiene una forma elíptica y rodea la abertura oral, con inserciones laterales en el modiolo e inserciones anteriores en el borde labial húmedo-seco. El músculo es esencial para el habla y participa en numerosas acciones que requieren fruncir los labios.[22,26] Por esta razón, debe evitarse un tratamiento excesivo con toxina botulínica.

La dosificación y las técnicas de inyección varían, aunque por lo común se inyectan pequeñas alícuotas de 1 unidad de manera superficial alrededor del borde bermellón, usando de 2 a 4 puntos de inyección por labio (figura 2.9).[22] Evitar la línea media del labio superior puede ayudar a prevenir que se aplane el arco de cupido, un aspecto estéticamente desagradable para la mayoría de los pacientes. Se recomienda cautela alrededor de las comisuras de la boca para minimizar la caída lateral del labio o en casos graves de babeo.[22,26] Debe avisarse a los pacientes que las inyecciones alrededor de los labios pueden ser más dolorosas, y muchas requieren intervalos más amplios de tratamiento comparados con los de la cara superior. Además, quienes presentan una combinación de ritides profundas y superficiales pueden no lograr una corrección sustancial solo con las neurotoxinas y pueden justificar modalidades adicionales de tratamiento como rellenos de tejidos blandos y procedimientos de rejuvenecimiento (*resurfacing*).[22]

FIGURA 2.9   Inyecciones para las ritides periorales. Una mujer frunciendo los labios (A) y en reposo (B). Las autoras inyectaron 5 unidades en total de onabotA en el labio superior, justo por encima del borde bermellón. Note que el patrón y la dosificación se basan en la actividad muscular de la persona.

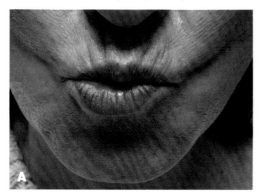 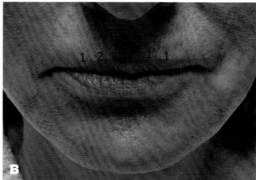

Sonrisa gingival

Las sonrisas gingivales se definen como una exhibición gingival excesiva (> 3 mm) al sonreír.[36] Son varios los músculos que contribuyen a la elevación de los labios, incluidos el elevador del labio superior y del ala nasal [*levator labii superioris alaeque nasi, LLSAN*], el elevador del labio superior y el cigomático mayor.[26] La hiperactividad de estos músculos produce una sonrisa gingival, que puede ser estéticamente molesta para algunos pacientes. Los tratamientos suelen enfocarse en inactivar el LLSAN, lo cual puede lograrse con inyecciones de 1 a 2 unidades aplicadas de manera profunda en cada lado del pliegue nasolabial, cerca de 1 cm lateral e inferior al ala nasal.[22]

Mazzuco y cols. clasificaron las sonrisas gingivales en cuatro subtipos distintos, y cada patrón dicta en última instancia cuáles son los músculos que requieren inyecciones de toxina botulínica. Los pacientes pueden presentar sonrisas gingivales anteriores, posteriores, mixtas o asimétricas. Quienes tenían sonrisas gingivales anteriores recibieron 2.5 a 5 unidades de abobotA en cada lado del pliegue nasolabial, usando el punto de inyección antes mencionado en el LLSAN. Las sonrisas gingivales posteriores se trataron con dos puntos de inyección por lado en los músculos cigomáticos: se aplicaron 2.5 unidades de abobotA por sitio en el pliegue nasolabial lateral y a unos 2 cm lateral y superior en la mejilla malar en el nivel del trago. Las sonrisas gingivales mixtas se trataron con los mismos puntos de inyección que las posteriores, pero con una reducción de 50% en la dosis. Las sonrisas asimétricas se trataron similarmente con 2.5 unidades de abobotA en dos puntos de inyección en el lado más fuerte, pero solo un punto de inyección en el pliegue nasolabial lateral del lado contralateral.[36] Al margen de la técnica o la neurotoxina, deben implementarse dosis más bajas en las áreas periorales.[22]

Líneas del surco nasogeniano

Las "líneas de marioneta", de "puchero" o líneas del surco nasogeniano son términos que se refieren al pliegue melomental acentuado que se desarrolla debido a un músculo depresor del ángulo oral (DAO) hiperactivo. El DAO es un músculo profundo en forma de abanico que se origina en la mandíbula, justo lateral a la comisura oral y se inserta arriba, en el modiolo. El músculo funciona para deprimir las comisuras de la boca, y por lo tanto el tratamiento con toxina botulínica produce una elevación sin oposición a través del cigomático.[22,26] Se aplican inyecciones de 2 a 7 unidades por lado en el DAO, justo arriba del ángulo de la mandíbula, cerca de 1 cm lateral a la comisura oral (figura 2.10).[22] Pedir al paciente que muestre sus dientes

FIGURA 2.10   Inyecciones para las líneas de puchero o "líneas de marioneta". Una mujer haciendo un puchero (A) y en reposo (B). Las autoras inyectaron 4 unidades de onabotA en cada músculo depresor del ángulo oral (DAO). Una inyección más lateral ayuda a evitar el efecto en el depresor del labio inferior, que está más en el medio.

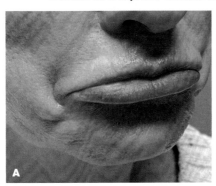
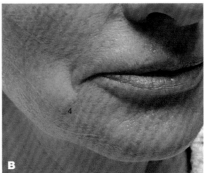

inferiores o haga un puchero facilitará la visualización del DAO y minimizará la posibilidad de inyecciones no deseadas en el depresor del labio inferior (DLI), que está más en el medio.[25,26] Con el tiempo, se aprecia con frecuencia que los pacientes tienen una expresión más suave en el reposo; sin embargo, como en el caso de las ritides periorales, se logran mejores resultados usando una combinación de modalidades de tratamiento.[22]

Hipertrofia del masetero

La anchura de la cara inferior está determinada por el tamaño del hueso mandibular, el grosor del músculo masetero y el volumen del tejido subcutáneo subyacente.[37] El ensanchamiento de la cara inferior a menudo se correlaciona con una apariencia más masculina y menos juvenil. Las mujeres, en especial las de ascendencia asiática, a menudo se sienten cosméticamente molestas por tener un contorno facial redondeado, y son más propensas a buscar tratamiento.[30] Las inyecciones de toxina botulínica en el músculo masetero hipertrófico se consideran una opción de tratamiento segura, no invasiva y accesible con puntuaciones muy altas de satisfacción del paciente.[37]

Los maseteros son grandes músculos masticatorios en forma de diamante que se originan en lo profundo del ángulo mandibular y se insertan arriba, en el hueso cigomático.[26] La identificación del músculo puede hacerse con más precisión cuando se pide a los pacientes que aprieten los dientes. Las inyecciones deben aplicarse laterales al DAO e inferiores al risorio, que puede ser identificado de manera arbitraria con una línea que va del lóbulo de la oreja a la comisura oral.[30] Las dosis iniciales típicas son de 20 a 30 unidades y se inyectan en 3 a 6 puntos dentro del masetero, dependiendo del volumen muscular. Se deben tratar los componentes tanto profundos como superficiales.[38] El tratamiento repetido con neurotoxina puede provocar atrofia muscular incluso después del retorno del tono muscular, evidente mediante mediciones ultrasonográficas.[37] Efectos secundarios a vigilar incluyen formación de hematoma, cefaleas, debilidad al masticar, abultamiento muscular paradójico, sonrisa asimétrica, boca seca y mejillas laterales hundidas.[38]

Pliegue mentoniano

Se denomina así al pliegue horizontal en la unión entre el labio inferior cutáneo y el mentón. Los pliegues mentonianos más profundos pueden ser el resultado de un músculo mentoniano hiperactivo, que interviene en la elevación y eversión del labio inferior. Los dos músculos mentonianos se originan en la línea media de la mandíbula, y forman un triángulo en forma de V entrelazado con los músculos orbicular oral y DLI.[26] Es posible suavizar este pliegue con inyecciones de toxina botulínica y a menudo se combinan con un aumento mediante el relleno del tejido blando.[22] Por lo regular se aplican 3 a 5 unidades de toxina botulínica en la porción inferior del mentoniano sobre la prominencia ósea del mentón.[22] Se recomienda cautela cerca del pliegue mentoniano en sí, porque un orbicular oral o un DLI debilitados pueden dar como resultado una boca incompetente.[22,25]

Mentón en piel de naranja

Como en el caso de la formación del pliegue mentoniano, la hiperactividad del músculo mentoniano también puede dar lugar a una apariencia punteada o en "piel de naranja" del mentón, que puede acentuarse al hablar.[22,26] Las inyecciones de toxina botulínica pueden ser muy efectivas para suavizar la textura de la piel con múltiples hoyuelos, y puede usarse en combinación con rellenos de tejido blando.[22] Como en los tratamientos del pliegue mentoniano, la toxina botulínica debe inyectarse abajo y medial sobre la prominencia ósea del mentón para minimizar la difusión al orbicular oral circundante o el DLI.[22,25] Se inyectan dosis totales de 5 a 10 unidades en uno o dos puntos dentro del mentoniano y se da un masaje para que queden en su lugar.[22]

Bandas platismales

Los tratamientos para el cuello envejecido están en constante evolución. Se han identificado varias modalidades de tratamiento menos invasivas que brindan la esperanza de posponer la necesidad de técnicas quirúrgicas más costosas, como una ritidectomía. Sin embargo, la opción de tratamiento más apropiada varía con base en el rasgo predominante de envejecimiento, que va desde el fotoenvejecimiento cutáneo hasta la laxitud de la piel y la formación de bandas musculares.[28] Las inyecciones de toxina botulínica pueden ayudar a combatir las bandas en el músculo platisma, afilar la línea de la quijada y suavizar las ritides horizontales del cuello.[22] Estos rasgos suelen surgir en el contexto de una hiperactividad del platisma, y son viables para el tratamiento con neurotoxinas.

El platisma es un músculo delgado colocado en una distribución en forma de abanico sobre las regiones del cuello y el escote. En la parte inferior, se origina en la fascia superficial del tórax superior, se inserta arriba en la mandíbula, y se entrelaza con muchos músculos de la cara inferior, incluyendo el sistema musculoaponeurótico superficial (SMAS).[26] Por debajo del platisma hay varias estructuras anatómicas importantes, como los músculos de la deglución, la laringe y los flexores del cuello.[22,26] El tratamiento en esta área se considera seguro en general, pero es importante estar consciente de los riesgos de la difusión de la toxina botulínica, que puede causar debilidad en el cuello y disfagia.[4,5,22] La mayoría de los autores recomienda que la dosificación no exceda de 75 a 100 unidades de onabotA en el cuello; sin embargo, existen reportes de casos de la ocurrencia de efectos adversos incluso a dosis más bajas.[22,39] Las personas con ocupaciones que requieren una musculatura fuerte del cuello, como los músicos o los atletas, y pacientes ya predispuestos a tener dificultades para respirar o deglutir no son buenos candidatos para este procedimiento.[22]

Si las bandas platismales son el foco principal de tratamiento, entonces se requieren dosis iniciales de 30 a 60 unidades, divididas entre múltiples puntos de inyección.[25] Las bandas del platisma se aprecian mejor cuando se le pide al paciente que gesticule. Muchos pacientes tendrán dos grandes bandas distintivas cerca de la línea media del cuello, mientras que otros presentarán múltiples bandas laterales más pequeñas. Las bandas más grandes se tratan con más facilidad sujetando la banda entre el pulgar y el índice; levantando la banda para alejarla de estructuras más profundas, se aplican inyecciones de 2 a 5 unidades, de manera superficial en la banda. Por lo común se usan tres sitios de inyección por banda, separados a intervalos de 1 a 2 cm, pero es importante evaluar al paciente de manera individual.[22]

Para el tratamiento de las ritides horizontales superficiales del cuello, se recomienda un abordaje un poco distinto. Se inyectan pequeñas alícuotas de 1 a 2 unidades por vía intradérmica, a intervalos de aproximadamente 1 cm a lo largo de cada línea horizontal del cuello y se aplica un suave masaje.[22] Las inyecciones deben mantenerse en un nivel superficial para minimizar la difusión a las estructuras anatómicas más profundas. De forma rutinaria se usa una dosis total de 15 a 20 unidades por sesión de tratamiento.[22] Se pueden tratar las bandas platismales en la misma sesión; sin embargo, se recomienda extrema cautela al usar dosis más altas. En general, las líneas horizontales no mejoran tanto como las bandas con las inyecciones botulínicas.

Por último, se ha descrito una nueva técnica de inyección de toxina botulínica para afilar más la línea de la quijada. La elevación o *lifting* de cuello de Nefertiti lleva el nombre de la reina egipcia, Nefertiti, que está considerada como poseedora del contorno mandibular perfecto.[40] Los tratamientos se enfocan en las inserciones platismales a lo largo y por debajo de la mandíbula. Al debilitar las fibras platismales posteriores superiores, los músculos elevadores de la cara inferior se dejan sin oposición para tensar y levantar.[30,40] Para implementar la técnica de Nefertiti, se aplican inyecciones de 2 a 3 unidades a lo largo de la mandíbula y en la cara superior de las bandas platismales posteriores. En un estudio, se eligieron siete sitios de inyección por lado, con dos de ellos colocados en la banda y cinco a lo largo de la mandíbula, comenzando justo detrás del pliegue melomental y terminando en el ángulo mandibular. Se utilizaron dosis totales de 15 a 20 unidades por lado, con solo algunos efectos adversos menores.[40]

▶ TRATAMIENTO DE LA HIPERHIDROSIS

La hiperhidrosis (HH) afecta a alrededor de 5% de la población.[41] La hiperhidrosis focal primaria puede afectar diversas ubicaciones corporales, incluyendo las axilas, las palmas, las plantas de los pies, el surco inframamario, la ingle, el cuero cabelludo y la cara.[41,42] Se puede lograr una reducción del sudor y una mejor calidad de vida con la inyección de toxina botulínica.[41] El onabotA está aprobado por la FDA para tratar la HH axilar, pero no todos los productos BoNT-A junto con BoNT-B pueden reducir la sudoración.[4,5] Como se mencionó antes, BoNT-A y BoNT-B bloquean la liberación presináptica de acetilcolina. Esto ocurre no solo en la unión neuromuscular, sino también en la unión neuroecrina.[43]

La clave para tratar cualquier parte hiperhidrótica del cuerpo es identificar el área involucrada e inyectar la toxina botulínica a nivel de la glándula sudorípara, que suele encontrarse en la unión dermo-subcutánea.[42] Las inyecciones se espacian aproximadamente a 1 a 1.5 cm, permitiendo la difusión del fármaco.[42,43] Por lo común se usan una jeringa Luer-lock y una aguja calibre 30 a 31. La prueba de almidón con yodo es un método colorimétrico simple para identificar el área de sudor (figura 2.11).[41,42] La intensidad del color no se correlaciona con la gravedad. Es útil documentar con fotografías para referencia futura.

Para la HH axilar, la dosis aprobada por la FDA son 100 unidades de onabotA, 50 unidades inyectadas en cada axila (tabla 2.4).[4,5] Se recomienda la reconstitución con 4 mL de solución salina por 100 unidades, y los autores usan solución salina preservada.[4,5] Las inyecciones deben estar a una distancia aproximada de 1.5 cm: el número de inyecciones varía con base en el tamaño de la axila y el área identificada por la prueba de almidón con yodo.[41,42] Si esta prueba es negativa, o si no se realiza, por lo general se trata el área que tiene vello. Los resultados suelen durar alrededor de 6 meses, con algún aumento en la duración de la eficacia con las inyecciones repetidas.[44] Si la duración es mucho menor, los autores aumentan la dosis a 100 unidades por axila, para un total de 200 unidades.

La HH no axilar puede tratarse en forma no oficial con cualquiera de los productos BoNT-A, aunque las autoras han tenido más experiencia usando onabotA. Las palmas y las plantas sudarán en toda la superficie volar, así que la prueba de almidón con yodo pre-inyección no es relevante. Sin embargo, puede ser útil si el paciente no presenta una mejora adecuada con las inyecciones, para identificar cuáles áreas siguen sudando y se beneficiarán del retratamiento focal. Es crucial el control del dolor.[41-43] Se pueden realizar bloqueos musculares antes de la inyección, pero las autoras suelen utilizar hielo y presión (figura 2.12).[45] Las dosis oscilan de 100 a 200 unidades por palma o planta con base en el tamaño (tabla 2.4).[41,43] Las inyecciones se aplican cada 1 cm para mejores resultados.[41,43] Es necesario inyectar la eminencia tenar de manera muy superficial para reducir la afectación del músculo y una potencial debilidad del pulgar.[43] Las complicaciones incluyen dolor, hematomas y debilidad muscular, en especial en el pulgar, que puede durar de algunas semanas a meses.[41,43]

FIGURA 2.11   **Instrucciones paso a paso para realizar la prueba de almidón con yodo. Se puede usar este mismo proceso en cualquier área de tratamiento.**

Panorama general de la prueba de almidón con yodo

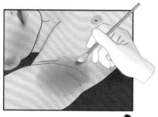

1. Limpie y seque la axila de manera minuciosa y por completo.
2. Pinte toda el área axilar con una solución yodada o povidona yodada, o con torundas o hisopos pre-humedecidos con Betadine®.

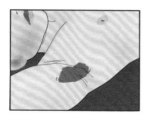

3. Aplique de manera uniforme polvo fino de almidón en el sitio, usando un tamizador, una gasa o una brocha de maquillaje. Retire cualquier exceso.

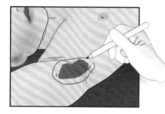

4. Espere varios minutos (10-15). La presencia de sudor causará que la mezcla adquiera un color azulado violáceo oscuro, identificando la ubicación del sudor.

5. Marque/identifique con un marcador las regiones del área sudorosa con puntos centrales separados 1.5 cm. Hacer esto en un patrón en zigzag o escalonado. Así se obtiene una cuadrícula.

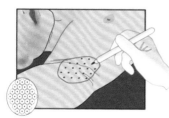

6. Delinee con el marcador las áreas de sudor excesivo. Puede ser un círculo, un óvalo o "islas". Retirar el exceso de almidón y de solución yodada.

© 2020 Albert Ganss para la International Hyperhidrosis Society

Ilustración de Albert Ganss para la International Hyperhidrosis Society (www.SweatHelp.org). Usada con permiso.

El sudor craneofacial es otra área por lo común tratada con toxina botulínica.[42] Es útil pedir al paciente que identifique dónde comienza el sudor, ya que este eventualmente se diseminará por el cuero cabelludo y la cara. Los patrones más comunes apreciados por las autoras son la frente (suele incluir el cuero cabelludo y las sienes), patrón de ofiasis (suele incluir la frente), o una sudoración más global. La dosificación varía según la ubicación (tabla 2.4). Al tratar la frente, las inyecciones ayudarán a reducir la afectación muscular. Es posible que ocurra un movimiento frontal disminuido o asimétrico con la resultante ptosis del ceño.[42] La sudoración gustativa, o síndrome de Frey, responde muy bien a la terapia con toxina botulínica.[42,46] Se realiza

TABLA 2.4   Áreas de hiperhidrosis tratadas con toxinas botulínicas

Área de tratamiento	Toxina onabotulínica A Dosis por lado (unidades)	Toxina abobotulínica A Dosis por lado (unidades)	Control del dolor	Consideraciones únicas
Axila	50[a]	150	No suele ser necesario	No se requiere afeitado
Palmas	100-150	300-450	Hielo Vibración Bloqueo nervioso	Inyectar cada 1 cm Debilidad de la pinza del pulgar
Plantas	150-200	450-600	Hielo Vibración Bloqueo nervioso	Inyectar cada 1 cm La profundidad varía con el grosor del estrato córneo
Frente/sienes	100 en total	300 en total	Ninguno	Ptosis del ceño Movimiento asimétrico de la frente
Frente/sienes + patrón de ofiasis	200 en total	600 en total	Ninguno	Inyectar 4-6 cm de ancho en el patrón de ofiasis
Cuero cabelludo global	300 en total	900 en total	Ninguno	Inyectar cada 2 cm
Cara como nariz, labio superior, mejillas	Variable 1-2 por cm	Variable 2-6 por cm	Anestésico tópico si se necesita	Musculatura facial subyacente y debilidad potencial
Surco inframamario	100-150	250-400	Ninguno	Inyectar superior e inferior al pliegue
Inguinal	100	250-300	Tópico	Inyectar 4-6 cm lateral al pliegue y 2-3 cm medial al pliegue
Glúteos	Variable	Variable	Tópico	Evitar el área perirrectal

FDA, Food and Drug Administration; HH, hiperhidrosis; onabotA, toxina onabotulínica A.
[a] La única indicación aprobada por la HH es para el onabotA en la axila con 50 unidades inyectadas por lado.

una prueba de almidón con yodo para determinar el área afectada y calcular el número necesario de unidades. Debe pintarse toda la mejilla con yodo y espolvorearla con almidón antes de pedir al paciente comer algo que quizá inducirá la sudoración.[42] El área de sudoración puede oscilar desde pocos centímetros a > 50 cm². Las autoras usan alrededor de 2.5 unidades de onabotA o un equivalente, inyectadas cada 1 a 2 cm en forma superficial para evitar la afectación del músculo facial subyacente. La duración del beneficio puede variar de 6 meses hasta 3 años.[42]

Para otras áreas del cuerpo como la ingle, el surco inframamario, la espalda baja y los glúteos, la prueba de almidón con yodo es muy útil para definir dónde se va a inyectar y cuántas unidades se necesitarán (tabla 2.4).[42] Las autoras usan un promedio de 2.5 unidades cada 1.5 cm. Si la prueba de almidón con yodo es negativa, usan alrededor de 200 unidades de onabotA o un equivalente para la ingle bilateral. Las inyecciones se aplican 4 a 6 cm laterales al pliegue inguinal

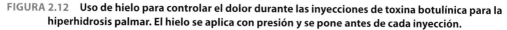

FIGURA 2.12   **Uso de hielo para controlar el dolor durante las inyecciones de toxina botulínica para la hiperhidrosis palmar. El hielo se aplica con presión y se pone antes de cada inyección.**

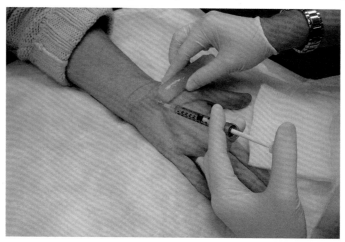

y 2 a 3 cm medial.[42] La piel superior e inferior del pliegue mamario se trata en forma similar, y las dosis varían con base en los hallazgos de la prueba de almidón con yodo, pero por lo regular 200 a 300 unidades de onabot A o un equivalente se dividen entre los lados derecho e izquierdo.[42] La sudoración de los glúteos puede ser la más variable en nuestra práctica y suele involucrar la hendidura interglútea. La prueba de almidón con yodo es en particular útil y requerirá de un asistente que separe los glúteos durante la aplicación y seque el yodo. Pueden ocurrir incompetencia rectal y fuga fecal si las inyecciones son demasiado cercanas al músculo rectal.[42]

▶ MEJORAMIENTO DE LA COMPLEXIÓN

La caja de herramientas cosméticas se expande de manera constante con incontables productos, dispositivos y modalidades de tratamiento para elegir. Aunque los neuromoduladores son una herramienta de tratamiento en extremo popular, no abordan todos los aspectos del envejecimiento facial.[28] Los rellenos de tejidos blandos y muchas terapias láser o con base en la luz se han usado en combinación con los neuromoduladores para abordar mejor la pérdida de volumen y las anomalías de la textura de la piel.[30] La combinación de modalidades de tratamiento puede ofrecer mejoras sinérgicas y de más larga duración que pueden no conseguirse con la monoterapia.[22] Esto es en especial cierto en el caso de ritides estáticas, aumento en la laxitud de la piel y mala complexión de la piel.

La optimización de la complexión de la piel apunta a disminuir el sudor y la actividad de las glándulas sebáceas, reducir el tamaño de los poros y mejorar la textura de la piel. Varios estudios han demostrado el uso de neurotoxina diluida con una técnica de administración intradérmica por microgotas para lograr una mejor complexión de la piel.[47-49] Las inyecciones en el plano intradérmico, donde las fibras musculares se adhieren a la parte interna de la superficie de la dermis, permiten el debilitamiento de las fibras musculares superficiales sin una parálisis completa, y producen una sutil tensión de la piel. También se ha apreciado la atrofia de las glándulas sebáceas y sudoríparas con la inyección intradérmica, dando como resultado una textura de la piel más suave y limpia.[47]

Microtox es un término acuñado para la técnica de neurotoxina con microgotas. En un estudio, se preparó la toxina usando 20 unidades de onabotA (0.5 con 2.5 mL por vial de 100 unidades) y un volumen equivalente de lidocaína con epinefrina (0.5 mL). Se estimó que cada jeringa de 1 mL administraba 100 a 120 inyecciones separadas usando dos a tres jeringas por sesión de tratamiento. Las inyecciones se aplicaron en una forma muy superficial en el plano intradérmico y se espaciaron a intervalos de alrededor de 1 cm. Los pacientes fueron pretratados con anestésico tópico para reducir el dolor.[47] Los tratamientos se implementaron en la cara superior, la cara media, la cara inferior y el cuello, todos con resultados promisorios y altos índices de satisfacción del paciente. Las neurotoxinas pueden usarse solas para la técnica de microgotas o en combinación con ácido hialurónico.[49]

▶ COMPLICACIONES

Las neurotoxinas han probado de manera consistente ser seguras para procedimientos en consultorio, con tasas de complicación muy bajas.[22,25,30] Por fortuna, es posible evitar la mayoría de las complicaciones con la apropiada selección del paciente, una técnica de inyección adecuada y un sólido entendimiento de la anatomía. En términos generales, la mayoría de los eventos adversos se considera ligera y transitoria, con una incidencia en continuo declive.[30] Muchas preocupaciones de los pacientes tienen que ver con la eficacia del tratamiento, como la acción muscular persistente, el sudor o ritides, y por lo tanto no son verdaderas complicaciones.[25] La consulta previa al procedimiento puede ayudar a establecer expectativas y brinda una oportunidad para revisar los resultados pretendidos y no pretendidos. Las fotografías pretratamiento en reposo y en movimiento son esenciales para que cualquier evento adverso subjetivo pueda compararse con el aspecto inicial (figura 2.13).[22,25] Por ejemplo, muchas asimetrías faciales están presentes de origen pero el paciente las nota solo después de las inyecciones de neurotoxina.

Los efectos secundarios comunes de las neurotoxinas incluyen molestia en el sitio de inyección, eritema, hematomas y cefaleas temporales.[22,25,30,31] Como se mencionó antes, se pueden utilizar varias técnicas antes y durante el procedimiento para minimizar el dolor y los hematomas. Si estos ocurren, el uso de un láser de colorante pulsado puede acelerar la recuperación.[50]

Cada área de tratamiento se asocia también con sus propios riesgos únicos, muchos de los cuales hemos revisado en las secciones precedentes. En resumen, los efectos secundarios poco comunes de las neurotoxinas en la cara superior incluyen ptosis del párpado, diplopia, ptosis de la ceja y cejas poco naturales o "del Sr. Spock".[30,31] Las inyecciones en la parte media e inferior de la cara rara vez producen ptosis labial, sonrisa asimétrica, boca seca o incompetente (es decir, dificultad para masticar, para hablar, babeo, etc.).[22,30] Los tratamientos en la región del cuello rara vez causan debilidad del cuello, disfagia o dificultad para respirar.[22,30] De nuevo, la

FIGURA 2.13 **Fotografías de consulta de una mujer que solicitó tratamiento para las líneas horizontales de su frente, obtenidas en reposo (A) y con movimiento (B). Se aprecian evidentes asimetrías en la altura de las cejas y ptosis de la ceja en reposo con dermatocalasia en el párpado superior. No se aplicaron inyecciones de toxina botulínica en la frente para minimizar una subsecuente ptosis del ceño. En vez de eso, las inyecciones se aplicaron en la glabela y en las cejas laterales para optimizar la altura de las cejas.**

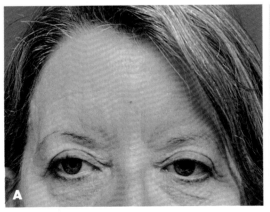
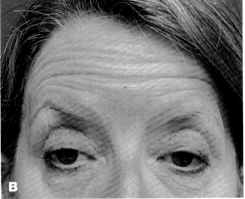

dosificación apropiada y la aplicación precisa de la inyección puede reducir de modo drástico los riesgos de estos eventos, a veces graves.

La ptosis palpebral, una complicación rara, se debe con más frecuencia a la parálisis del músculo elevador palpebral superior que ocurre por la difusión de la toxina a través del septo orbitario. La aplicación de la inyección de al menos 1 cm por encima del borde orbitario y medial a la línea media pupilar puede minimizar este riesgo.[25,30] Si ocurre la ptosis palpebral, la espera vigilante es una opción razonable. Algunos pacientes prefieren tratamiento que puede implementarse con gotas oftálmicas alfa adrenérgicas para estimular de manera temporal la contracción de los músculos de Müller en el párpado.[30] Los colirios de prescripción para recobrar la fuerza son los más efectivos, incluyendo gotas de apraclonidina o fenilefrina. Hay opciones de venta libre como Naphcon-A® o Lumify®, pero las autoras las consideran un poco menos efectivas.

Por último, y aunque en forma muy rara, se han reportado graves reacciones de hipersensibilidad alérgica a la toxina botulínica y sus ingredientes inactivos.[4,5,8-10,12] Si se desarrolla una reacción, los pacientes deben ser tratados y vigilados de manera estrecha bajo supervisión médica directa. Se recomienda en gran medida evitar las inyecciones futuras con productos de toxina botulínica. De cualquier forma, las verdaderas reacciones alérgicas son en extremo raras y la mayoría de las complicaciones es generada por quien inyecta.

▶ EN EL HORIZONTE

El futuro de los neuromoduladores es excitante y está en rápida evolución. Las investigaciones actuales demuestran muchos comportamientos biológicos interesantes de las toxinas botulínicas en diversos procesos celulares.[6,7] Los extensos mecanismos de acción indican la posibilidad de muchas aplicaciones futuras, incluyendo roles en la cicatrización, la producción seborreica y la pigmentación de la piel inducida por rayos ultravioleta.[51-53] Además, hay varios productos inyectables únicos que vienen por la "línea de producción". Toxina daxibotulínica A, toxina nivobotulínica A, toxina letibotulínica A, y una nueva toxina botulínica E están entre los más promisorios.[54] A medida que la expansión global de las toxinas botulínicas se vuelva más pronunciada, las compañías farmacéuticas se verán incentivadas a desarrollar productos con ventajas deliberadas para seguir siendo competitivas, lo cual, en última instancia, llevará a opciones alternativas y pacientes más felices.

La toxina daxibotulínica A (Revance Therapeutics) es una nueva BoNT-A en desarrollo clínico con el promisorio potencial de duraciones de acción más extendidas de hasta 6 meses. Dos estudios en fase 3, controlados por placebo, doble-ciegos, aleatorizados y multicéntricos (SAKURA1 y SAKURA2) y un estudio de seguridad a largo plazo (SAKURA 3) sustentan su eficacia y mayor duración de acción en el tratamiento de las líneas glabelares. La proteína purificada 150-kDa está libre de proteínas accesorias y formulada con un péptido estabilizador que permite que el polvo liofilizado permanezca libre de albúmina humana; se almacena con seguridad a temperatura ambiente antes de la reconstitución.[55] Un preparación tópica en gel de la toxina daxibotulínica A se introdujo también con resultados iniciales alentadores en el tratamiento de las líneas cantales; sin embargo, el ensayo de fase 3 mostró resultados desalentadores, y su desarrollo fue descontinuado.[56,57]

La toxina nivobotulínica A, con el nombre comercial de Innotox®, ya está disponible en Corea del Sur y se comercializa como el primer inyectable BoNT-A líquido del mundo. Antes era propiedad de Medytox, pero Allergan recién compró la licencia del producto.[58] El complejo proteico 900-kDa está libre de albúmina o de otros materiales de origen animal, y viene convenientemente empacado en una jeringa estéril pre-llenada. No se han publicado estudios en Estados Unidos todavía, pero un estudio de fase 3, aleatorizado doble-ciego en Corea comparando la toxina nivobotulínica A con onabotA, mostró resultados similares en el tratamiento de las líneas glabelares.[59] En el momento de escribir estas líneas, Galderma también está sometida a ensayos clínicos para el tratamiento de las líneas glabelares y cantales laterales, con una formulación de toxina líquida propietaria que está libre de albúmina y otras proteínas de origen animal.[60] Las formulaciones líquidas brindan conveniencia, una vida de almacenamiento en anaquel más prolongada, y minimizan cualquier inconsistencia o contaminación durante el proceso de reconstitución. Sin embargo, la desventaja obvia es la incapacidad de cambiar las diluciones con base en el área de tratamiento o la preferencia del médico.

La toxina letibotulínica A (Hugel), con nombre comercial Botulax®, es otra BoNT-A hoy disponible en Corea del Sur. El producto está desarrollado a partir de una nueva cepa bacteriana, CBFC26, y se sugiere que tiene un nivel de calidad más alto debido a pasos adicionales en el proceso de purificación libres de enzimas, que retiran los ácidos nucleicos. No hay estudios en Estados Unidos, pero los ensayos clínicos de fase 3, aleatorizados, doble-ciego en Corea no han demostrado inferioridad con respecto a onabotA en el tratamiento de las líneas glabelares.[61]

La toxina botulínica E comparte muchas similitudes con BoNT-A; sin embargo, existen sutiles diferencias farmacodinámicas. La literatura sugiere un inicio de acción más rápido, menor tiempo a la actividad pico, y una duración de acción más corta comparada con BoNT-A.[6] Ipsen fabricó el primer y único serotipo de toxina botulínica recombinante E para ensayos clínicos. Un pequeño estudio de fase 1, aleatorizado, controlado con placebo realizado en Europa verificó la seguridad y tolerabilidad del proyecto cuando se inyectó en el extensor digital corto de sujetos masculinos saludables.[62] Todavía no hay ensayos para indicaciones cosméticas.

▶ CONCLUSIÓN

Las toxinas botulínicas han revolucionado la medicina desde su aprobación en 1989. Las inyecciones de estas toxinas ahora se utilizan de manera efectiva como tratamiento para una plétora de indicaciones médicas y cosméticas. Es importante notar que estos agentes son seguros, fáciles de usar, mínimamente invasivos y bien tolerados. Sin embargo, es esencial contar con un sólido entendimiento de la anatomía facial y un abordaje individualizado para lograr resultados estéticamente agradables. A medida que sigue aumentando el deseo de tener una apariencia más juvenil, el uso de los neuromoduladores seguirá siendo esencial en la práctica cotidiana de muchas especialidades. Siguen desarrollándose nuevas neurotoxinas con una gran variedad de excitantes aplicaciones futuras.

REFERENCIAS

1. Schantz EJ, Johnson EA. Botulinum toxin: the story of its development for the treatment of human disease. *Perspect Biol Med*. 1997;40(3):317-327.
2. Carruthers JD, Carruthers JA. Treatment of glabellar frown lines with *C. botulinum*-A exotoxin. *J Dermatol Surg Oncol*. 1992;18:17-21.
3. Carruthers A, Kiene K, Carruthers J. Botulinum A exotoxin use in clinical dermatology. *J Am Acad Dermatol*. 1996;34:788-797.
4. Allergan Inc. Botox Cosmetic (OnabotulinumtoxinA) [inserto del empaque]. US Food and Drug Administration; 2017. Disponible en https://www.accessdata.fda.gov/drugsatfda_docs/label/2017/103000s5303lbl.pdf. Acceso en diciembre 5, 2019.
5. Allergan Inc. Botox (OnabotulinumtoxinA) [inserto del empaque]. US Food and Drug Administration; 2017. Disponible en https://www.accessdata.fda.gov/drugsatfda_docs/label/2017/103000s5302lbl.pdf. Acceso en diciembre 5, 2019.
6. Peck MW, Smith TJ, Anniballi F, et al. Historical perspectives and guidelines for botulinum neurotoxin subtype nomenclature. *Toxins (Basel)*. 2017;9(1):38.
7. Huang W, Foster JA, Rogachefsky AS. Pharmacology of botulinum toxin. *J Am Acad Dermatol*. 2000;43:249-259.
8. Ipsen Biopharmaceuticals and Galderma Laboratories. Dysport (AbobotulinumtoxinA) [inserto del empaque]. US Food and Drug Administration; 2016. Disponible en https://www.accessdata.fda.gov/drugsatfda_docs/label/2016/125274s107lbl.pdf. Acceso en diciembre 5, 2019.
9. Merz Pharmaceuticals. Xeomin (IncobotulinumtoxinA) [inserto del empaque]. US Food and Drug Administration; 2018. Disponible en https://www.accessdata.fda.gov/drugsatfda_docs/label/2018/125360s073lbl.pdf. Acceso en diciembre 5, 2019.
10. Evolus Inc. Jeuveau (PrabotulinumtoxinA-xvfs) [inserto del empaque]. US Food and Drug Administration; 2019. Disponible en https://www.accessdata.fda.gov/drugsatfda_docs/label/2019/761085s000lbl.pdf. Acceso en diciembre 5, 2019.
11. Carruthers A, Sadick N, Brandt F, et al. Evolution of facial aesthetic treatment over five or more years: a retrospective cross-sectional analysis of continuous onabotulinumtoxinA treatment. *Dermatol Surg*. 2015;41(6):693-701.

12. Solstice Neurosciences. Myobloc (RimabotulinumtoxinB) [inserto del empaque]. US Food and Drug Administration; 2019. Disponible en https://www.accessdata.fda.gov/drugsatfda_docs/label/2019/103846s5190lbl.pdf. Acceso en diciembre 5, 2019.

13. Scaglione F. Conversion ratio between Botox®, Dysport®, and Xeomin® in clinical practice. *Toxins (Basel)*. 2016;8(3):65.

14. Cheon HI, Jung N, Won CH, Kim BJ, Lee YW. Efficacy and safety of prabotulinumtoxin A and onabotulinumtoxin A for crow's feet: a phase 3, multicenter, randomized, double-blind, split-face study. *Dermatol Surg*. 2019;45(12):1610-1619.

15. Rzany BJ, Ascher B, Avelar RL, et al. A multicenter, randomized, double-blind, placebo-controlled, single-dose, phase III, non-inferiority study comparing prabotulinumtoxinA and onabotulinumtoxinA for the treatment of moderate to severe glabellar lines in adult subjects. *Aesthet Surg J*. 2020;40(4):413-429.

16. Bentivoglio AR, Del Grande A, Petracca M, et al. Clinical differences between botulinum neurotoxin type A and B. *Toxicon*. 2015;107(pt A):77-84.

17. Dover JS, Monheit G, Greener M, Pickett A. Botulinum toxin in aesthetic medicine: myths and realities. *Dermatol Surg*. 2018;44(2):249-260.

18. Trindade de Almeida AR, Marques E, de Almeida J, Cunha T, Boraso R. Pilot study comparing the diffusion of two formulations of botulinum toxin type A in patients with forehead hyperhidrosis. *Dermatol Surg*. 2007;33(1 spec no):S37-S43.

19. Hexsel D, Brum C, do Prado DZ, Soirefmann M, et al. Field effect of two commercial preparations of botulinum toxin type A: a prospective,double-blind, randomized clinical trial. *J Am Acad Dermatol*. 2012;67:226-232.

20. Alam M, Dover JS, Arndt KA. Pain associated with injection of botulinum A exotoxin reconstituted using isotonic sodium chloride with and without preservative: a double-blind, randomized controlled trial. *Arch Dermatol*. 2002;138:510-514.

21. Hexsel DM, De Almeida AT, Rutowitsch M, et al. Multicenter, double-blind study of the efficacy of injections with botulinum toxin type A reconstituted up to six consecutive weeks before application. *Dermatol Surg*. 2003;29(5):523-529; discussion 529.

22. Carruthers J, Carruthers A. Aesthetic botulinum A toxin in the mid and lower face and neck. *Dermatol Surg*. 2003;29(5):468-476.

23. Cox SE, Adigun CG. Complications of injectable fillers and neurotoxins. *Dermatol Ther*. 2011;24(6):524-536.

24. Glogau R, Kane M, Beddingfield F, et al. OnabotulinumtoxinA: a meta-analysis of duration of effect in the treatment of glabellar lines. *Dermatol Surg*. 2012;38(11):1794-1803.

25. Carruthers J, Fournier N, Kerscher M, et al. The convergence of medicine and neurotoxins: a focus on botulinum toxin type A and its application in aesthetic medicine – a global, evidence-based botulinum toxin consensus education initiative. Part II: incorporating botulinum toxin into aesthetic clinical practice. *Dermatol Surg*. 2013;39(3 pt 2):510-525.

26. Giordano CN, Matarasso SL, Ozog DM. Injectable and topical neurotoxins in dermatology: basic science, anatomy, and therapeutic agents. *J Am Acad Dermatol*. 2017;76(6):1013-1024.

27. Cook BE Jr, Lucarelli MJ, Lemke BN. Depressor supercilii muscle: anatomy, histology, and cosmetic implications. *Ophthalmic Plast Reconstr Surg*. 2001;17(6):404-411.

28. Cotofana S, Fratila AA, Schenck TL, et al. The anatomy of the aging face: a review. *Facial Plast Surg*. 2016;32(3):253-260.

29. Costin BR, Wyszynski PJ, Rubinstein TJ, et al. Frontalis muscle asymmetry and lateral landmarks. *Ophthalmic Plast Reconstr Surg*. 2016;32(1):65-68.

30. Giordano CN, Matarasso SL, Ozog DM. Injectable and topical neurotoxins in dermatology: indications, adverse events, and controversies. *J Am Acad Dermatol*. 2017;76(6):1027-1042.

31. Monheit G. Neurotoxins: current concepts in cosmetic use on the face and neck–upper face (glabella, forehead, and crow's feet). *Plast Reconstr Surg*. 2015;136(suppl 5):72S-75S.

32. Flynn TC, Carruthers JA, Carruthers JA. Botulinum-A toxin treatment of the lower eyelid improves infraorbital rhytides and widens the eye. *Dermatol Surg*. 2001;27(8):703-708.

33. Ahn MS, Catten M, Maas CS. Temporal brow lift using botulinum toxin A. *Plast Reconstr Surg*. 2000;105(3):1129-1135; discussion 1136-1139.

34. Tamura BM, Odo MY, Chang B, Cucé LC, Flynn TC. Treatment of nasal wrinkles with botulinum toxin. *Dermatol Surg*. 2005;31(3):271-275.

35. Redaelli A. Medical rhinoplasty with hyaluronic acid and botulinum toxin A: a very simple and quite effective technique. *J Cosmet Dermatol*. 2008;7(3):210-220.

36. Mazzuco R, Hexsel D. Gummy smile and botulinum toxin: a new approach based on the gingival exposure area. *J Am Acad Dermatol*. 2010;63(6):1042-1051.

37. Kim NH, Chung JH, Park RH, Park JB. The use of botulinum toxin type A in aesthetic mandibular contouring. *Plast Reconstr Surg*. 2005;115(3):919-930.

38. Peng HP, Peng JH. Complications of botulinum toxin injection for masseter hypertrophy: incidence rate from 2036 treatments and summary of causes and preventions. *J Cosmet Dermatol*. 2018;17(1):33-38.

39. Obagi S, Golubets K. Mild to moderate dysphagia following very low-dose abobotulinumtoxin A for platysmal bands. *J Drugs Dermatol*. 2017;16(9):929-930.

40. Levy PM. The 'Nefertiti lift': a new technique for specific re-contouring of the jawline. *J Cosmet Laser Ther*. 2007;9(4):249-252.

41. Nawrocki S, Cha J. Botulinum toxin: pharmacology and injectable administration for the treatment of primary hyperhidrosis. *J Am Acad Dermatol*. 2020;82(4):969-979.

42. Glaser DA, Galperin TA. Botulinum toxin for hyperhidrosis of areas other than the axillae and palms/soles. *Dermatol Clin*. 2014;32:517-525.

43. Solomon BA, Hayman R. Botulinum toxin type A therapy for palmar and digital hyperhidrosis. *J Am Acad Dermatol.* 2000;42:1026-1029.

44. Lecouflet M, Leux C, Fenot M, Celerier P, Maillard H. Duration of efficacy increases with the repetition of botulinum toxin A injections in primary axillary hyperhidrosis: a study in 83 patients. *J Am Acad Dermatol.* 2013;69:960-964.

45. Kang A, Burns E, Glaser DA. Botulinum toxin A for palmar hyperhidrosis: associated pain, duration, and reasons for discontinuation of therapy. *Dermatol Surg.* 2015;41:297-298.

46. Tugnoli V, Marchese Ragona R, Eleopra R, et al. The role of gustatory flushing in Frey's syndrome and its treatment with botulinum toxin type A. *Clin Autonom Res.* 2002;12:174-178.

47. Wu WT. Microbotox of the lower face and neck: evolution of a personal technique and its clinical effects. *Plast Reconstr Surg.* 2015;136(suppl 5):92S-100S.

48. Cao Y, Yang JP, Zhu XG, et al. A comparative in vivo study on three treatment approaches to applying topical botulinum toxin A for crow's feet. *Biomed Res Int.* 2018;2018:6235742.

49. Kim J. Clinical effects on skin texture and hydration of the face using microbotox and microhyaluronicacid. *Plast Reconstr Surg Glob Open.* 2018;6(11):e1935.

50. Mayo TT, Khan F, Hunt C, Fleming K, Markus R. Comparative study on bruise reduction treatments after bruise induction using the pulsed dye laser. *Dermatol Surg.* 2013;39(10):1459-1464.

51. Jung JA, Kim BJ, Kim MS, et al. Protective effect of botulinum toxin against ultraviolet-induced skin pigmentation. *Plast Reconstr Surg.* 2019;144(2):347-356.

52. Sayed KS, Hegazy R, Gawdat HI, et al. The efficacy of intradermal injections of botulinum toxin in the management of enlarged facial pores and seborrhea: a split face-controlled study. *J Dermatolog Treat.* 2020:1-7. [Epub ahead of print]

53. Xiao Z, Qu G. Effects of botulinum toxin type A on collagen deposition in hypertrophic scars. *Molecules.* 2012;17(2):2169-2177.

54. Hanna E, Pon K. Updates on botulinum neurotoxins in dermatology. *Am J Clin Dermatol.* 2020;21(2):157-162. doi: 10.1007/s40257-019-00482-2.

55. Bertucci V, Solish N, Kaufman-Janette J, et al. Daxibotulinumtoxin A for injection has a prolonged duration of response in the treatment of glabellar lines: pooled data from two multicenter, randomized, double-blind, placebo-controlled, phase 3 studies (SAKURA 1 and SAKURA 2). *J Am Acad Dermatol.* 2020;82(4):838-845.

56. Glogau R, Blitzer A, Brandt F, et al. Results of a randomized, double-blind, placebo-controlled study to evaluate the efficacy and safety of a botulinum toxin type A topical gel for the treatment of moderate-to-severe lateral canthal lines. *J Drugs Dermatol.* 2012;11(1):38-45.

57. TCampbell. Why Revance Therapeutics is Crashing 23% Today. Disponible en https://www.fol.com/investing/2017/04/12/investors-in-veeva-systems-cant-miss-this.aspx. Acceso en diciembre 10, 2019.

58. Allergan. *Allergan Highlights Key Growth Drivers for Medical Aesthetics.* PR Newswire: Press Release Distribution, Targeting, Monitoring and Marketing; 2018. Disponible en https://www.prnewswire.com/news-releases/allergan-highlights-key-growth-drivers-for-medical-aesthetics-300713038.html. Acceso en diciembre 10, 2019.

59. Kim JE, Song EJ, Choi GS, et al. The efficacy and safety of liquid-type botulinum toxin type A for the management of moderate to severe glabellar frown lines. *Plast Reconstr Surg.* 2015;135(3):732-41.

60. Galderma. Long-Term Treatment of Moderate to Severe Glabellar Lines and Lateral Canthal Lines (READY-4); 2020. Disponible en https://clinicaltrials.gov/ct2/show/NCT04225260?term=QM1114&draw=2&rank=1. Acceso en febrero 23, 2020.

61. Kim BJ, Kwon HH, Park SY, et al. Double-blind, randomized non-inferiority trial of a novel botulinum toxin A processed from the strain CBFC26, compared with onabotulinumtoxin A in the treatment of glabellar lines. *J Eur Acad Dermatol Venereol.* 2014;28(12):1761-1767.

62. Pons L, Vilain C, Volteau M, et al. Safety and pharmacodynamics of a novel recombinant botulinum toxin E (rBoNT-E): results of a phase 1 study in healthy male subjects compared with abobotulinumtoxinA (Dysport®). *J Neurol Sci.* 2019;407:116516.

Aumento de tejido blando

Samantha L. Schneider, MD, Hema Sundaram, MD, y M. Laurin Council, MD

Puntos destacados

- El aumento de tejido blando es hoy día el segundo procedimiento estético mínimamente invasivo en Estados Unidos.
- Existen numerosos rellenos de tejido blando disponibles a nivel comercial, pero los productos de uso más común están hechos de ácido hialurónico.
- El aumento de tejido blando se realiza sobre todo en la cara; otros sitios anatómicos incluyen el dorso de las manos y los genitales.
- Los efectos adversos comunes incluyen edema y equimosis; los graves incluyen oclusión vascular, lo cual provoca necrosis de tejido, ceguera y secuelas en el sistema nervioso central.
- Para evitar complicaciones y maximizar los resultados estéticos, es esencial que quien inyecta tenga un sólido entendimiento de la anatomía y una capacitación adecuada.

La medicina estética ha seguido creciendo en el mundo. Los pacientes están cada vez más interesados en procedimientos mínimamente invasivos como el aumento de tejido blando con rellenos, lo que ha mostrado mejorar los estados psicosociales de los pacientes.[1] En 2011, los estadounidenses gastaron 10.4 mil millones de dólares en procedimientos programados, quirúrgicos y no quirúrgicos,[1] y los rellenos de tejido blando son el segundo procedimiento mínimamente invasivo más común después de la toxina botulínica.[2] La aplicación médica de estos rellenos se ha más que duplicado, de 1.3 millones en 2007 a 2.7 millones en 2017,[3] y el número de tratamientos realizados por año ha crecido en más de 300% de 2000 a 2017.[4] Estas estadísticas muestran la importancia de los rellenos en la práctica de la dermatología.

▶ ANTECEDENTES

Por casi un siglo, los pacientes han sentido interés en el aumento del tejido blando. Ya desde principios del siglo xx, los médicos ofrecían trasplante de grasa para el aumento; su permanencia en el tiempo era limitada y era un procedimiento más invasivo comparado con los actuales rellenos de tejido blando. Esto impulsó la investigación para hallar otras opciones para el aumento de tejido, lo cual en la década de 1950 llevó al uso de productos inyectables de silicona líquida.[5] Con estos hubo problemas con la pureza y la formación de granulomas, reacciones a cuerpos extraños y extrusión del producto a través de la piel.[6] Debido a estos eventos adversos, en la década de

1960 la Food and Drug Administration (FDA) prohibió la venta de la silicona líquida inyectable para fines estéticos.[5] Estos problemas alentaron la investigación para hallar otros productos inyectables y condujeron a la creación de productos de colágeno en la década de 1970.[6] El primer colágeno inyectable fue el de bovino; sin embargo, solo se obtuvieron resultados a corto plazo. Además, era necesario hacer pruebas en la piel antes de usar los rellenos de colágeno de bovino para identificar a quienes estaban en riesgo de tener reacciones alérgicas. Esas preocupaciones llevaron al desarrollo de rellenos de tejido blando adicionales, incluyendo algunos rellenos hialurónicos, en la década de 1990 y a principios del 2000.[6]

▶ REOLOGÍA Y PROPIEDADES BIOFÍSICAS

Para elegir los productos de relleno de tejido blando adecuados para abordar las necesidades de un paciente en particular, es importante entender las propiedades físicas de estos agentes. La reología es el estudio de la forma en que los materiales reaccionan y se deforman bajo el estrés mecánico, lo que en última instancia ayuda a los médicos a entender el razonamiento para el comportamiento de ciertos rellenos de tejido blando,[7] lo que incluye a muchos de los rellenos disponibles hoy día para uso estético, en particular el ácido hialurónico (AH) y la hidroxiapatita de calcio (CaHA). Existen cuatro parámetros principales a considerar: G', viscosidad, G^* y $\tan\delta$, así como la cohesividad del producto.

G' (módulo elástico) es una medida de las propiedades elásticas del producto que cuantifica la capacidad del relleno de recuperar su forma inicial cuando enfrenta una fuerza aplicada;[7] es decir, representa la capacidad del relleno de resistir la deformación una vez colocado dentro de la piel.[8] Por lo regular, G' se relaciona con la cantidad de enlaces cruzados de ácido hialurónico presente en un producto; una cantidad mayor de enlaces cruzados lleva a un valor G' más alto.[9] Los productos con un G' más alto ayudan a levantar y a dar volumen, y son en especial útiles para implante subcutáneo en áreas con niveles más altos de actividad muscular, ya que son más eficaces para resistir la deformación.[10,11] Estos productos pueden ser de gran valor en áreas como los pliegues nasolabiales, las mejillas superiores, el dorso nasal y el mentón, donde proporcionan una proyección hacia afuera.[12] Los rellenos más suaves, con un G' más bajo, son menos resistentes a la deformación, y pueden proporcionar una sensación más suave en áreas móviles de piel delgada como los surcos lagrimales y los labios.[12] G'' (módulo viscoso) es una medida de la viscosidad del relleno,[10] que puede medirse también como viscosidad compleja, y determina qué tanto se puede diseminar el producto en el tejido, así como su resistencia a fluir (fuerza de extrusión) durante la inyección. Los productos de alta viscosidad permanecen en el sitio de la inyección, mientras que los de baja viscosidad son más propensos a diseminarse.[9,10] G^* (módulo complejo) mide la viscoelasticidad del producto de relleno. Es una medida de cuánta de la energía aplicada se almacena contra cuánto se disipa.[13] Los rellenos con G^* alto representan rellenos más duros, que deben inyectarse más profundamente.[13] $\tan\delta$ es la razón de la viscosidad de un producto a su elasticidad, lo cual describe el equilibrio del relleno entre la fluidez (en comparación con la viscosidad) y la elasticidad.[13] Por último, la cohesividad describe la capacidad de las fases sólida y líquida del gel del relleno de permanecer unidas.[14,15] En el caso de los rellenos de ácido hialurónico, la afinidad entre las fases líquida y sólida puede contribuir a una expansión tisular en tres dimensiones en vez de solo la proyección hacia afuera del tejido.[12] Tener en cuenta estos conceptos permite al médico seleccionar el producto más apropiado para un sitio de inyección determinado y para el objetivo del paciente.

▶ RELLENOS

Hay muchas opciones disponibles en el mercado para el aumento de tejido blando, incluyendo el ácido hialurónico, el ácido poly-L-láctico (PLLA, por sus siglas en inglés), CaHA y rellenos permanentes como el polimetilmetacrilato (PMMA). En la tabla 3.1 se proporciona un exhaustivo panorama de los productos disponibles en el mercado de Estados Unidos y sus indicaciones por parte de la FDA.[16-19]

TABLA 3.1   Rellenos disponibles a nivel comercial en Estados Unidos

Nombre comercial	Compañía	Año de aprobación por la FDA	Composición	Anestésico	Enlace cruzado	Indicaciones estéticas de la FDA
Bellafill® (antes conocido como Artefill)	Suneva Medical, Inc.	2015 (2006)	20% microesferas de PMMA, 3.5% colágeno bovino	Lidocaína al 0.3%	N/D	[a]Corrección de pliegues nasolabiales y cicatrices de acné facial moderadas a graves, atróficas y distensibles en la mejilla
Belotero Balance®	Merz Pharmaceuticals	2011	AH, 22.5 mg/mL	Ninguno	AH polidensificado cohesivo de enlace cruzado con BDDE	[a]Inyección en tejido facial para suavizar arrugas y pliegues, en especial alrededor de nariz y boca (pliegues nasolabiales)
Juvéderm® Ultra™	Allergan	2006	AH, 24 mg/mL	Ninguno	AH Hylacross, de enlace cruzado con BDDE	[a]Arrugas y pliegues faciales moderados a graves
Juvéderm® Ultra Plus™	Allergan	2006	AH, 24 mg/mL	Ninguno	AH Hylacross, de enlace cruzado con BDDE	[a]Arrugas y pliegues faciales moderados a graves
Juvéderm® Ultra Plus XC™	Allergan	2010	AH, 24 mg/mL	Lidocaína al 0.3%	AH Hylacross, de enlace cruzado con BDDE	[a]Arrugas y pliegues faciales moderados a graves
Juvéderm® Ultra XC™	Allergan	2010	AH, 24 mg/mL	Lidocaína al 0.3%	AH Hylacross, de enlace cruzado con BDDE	[a]Arrugas y pliegues faciales moderados a graves
Juvéderm® Volbella XC™	Allergan	2016	AH, 15 mg/mL	Lidocaína al 0.3%	AH Vycross, de enlace cruzado con BDDE	[a]Aumento de labios [a]Rítides periorales
Juvéderm® Vollure XC™	Allergan	2017	AH, 17.5 mg/mL	Lidocaína al 0.3%	AH Vycross, de enlace cruzado con BDDE	[a]Inyección en la dermis media a profunda para arrugas y pliegues faciales moderados a graves (PNL)
Juvéderm™ Voluma XC	Allergan	2013	AH, 20 mg/mL	Lidocaína al 0.3%	AH Vycross, de enlace cruzado con BDDE	[a]Inyección profunda (subcutánea o supraperióstica) para aumentar las mejillas por un déficit de volumen relacionado con la edad en la cara media
Radiesse®	Merz Pharmaceuticals	2006 (aprobado en 2015 para las manos)	Hidroxiapatita de calcio	Ninguno	N/D	[a]Inyección subdérmica para arrugas y pliegues faciales moderados a graves (PNL) [a]Lipoatrofia en pacientes VIH positivos [a]Dorso de las manos
Radiesse® (+)	Merz Pharmaceuticals	2015	Hidroxiapatita de calcio	Lidocaína al 0.3%	N/D	

Continúa

TABLA 3.1   Rellenos disponibles a nivel comercial en Estados Unidos (Continuación)

Nombre comercial	Compañía	Año de aprobación por la FDA	Composición	Anestésico	Enlace cruzado	Indicaciones estéticas de la FDA
Restylane®	Galderma Laboratories, L.P.	2011 (2003)	AH, 20 mg/mL	Ninguno	NASHA de enlace cruzado con BDDE	[a]Aumento de labios
Restylane-L®	Galderma Laboratories, L.P.	2012	AH, 20 mg/mL	Lidocaína al 0.3%	NASHA de enlace cruzado con BDDE	[a]Inyección en la dermis media a profunda para pliegues y arrugas faciales moderadas a graves (PNL) [a]Aumento de labios
Restylane® Defyne	Galderma Laboratories, L.P.	2016	AH, 20 mg/mL	3 mg/mL de lidocaína	AH XpresHan, de enlace cruzado con BDDE	[a]Inyección en la dermis media a profunda para pliegues y arrugas faciales moderadas a graves (PNL)
Restylane® Lyft con lidocaína (antes conocido como Perlane)	Galderma Laboratories, L.P.	2018	AH, 20 mg/mL	Lidocaína al 0.3%	NASHA de enlace cruzado con BDDE	[a]Inyección en la dermis profunda a subcutis superficial para pliegues y arrugas faciales moderadas a graves (PNL), implante subcutáneo a supraperióstico para aumento de mejillas y corrección de deficiencias de contorno en la cara media relacionadas con la edad en pacientes [a]Inyección en el plano subcutáneo del dorso de la mano para corregir déficit de volumen
Restylane® Refyne	Galderma Laboratories, L.P.	2016	AH, 20 mg/mL	3 mg/mL de lidocaína	AH XpresHan, de enlace cruzado con BDDE	[a]Inyección en la dermis media a profunda para arrugas y pliegues faciales moderados a graves (p. ej., PNL)
Restylane® Silk	Galderma Laboratories, L.P.	2014	AH, 20 mg/mL	Lidocaína al 0.3%	NASHA de enlace cruzado con BDDE	[a]Aumento de labios [a]Implantación dérmica para ritides periorales
Restylane® Kysse	Galderma Laboratories, L.P.	2020	AH, 20 mg/mL	3 mg/mL de lidocaína	AH XpresHan, de enlace cruzado con BDDE	[a]Labios y ritides periorales en adultos mayores de 21 años

Producto	Compañía	Año	Concentración	Lidocaína	Composición	Indicaciones
RHA2®	Teoxane SA/Revance Therapeutics	2017	23 mg/g	Lidocaína al 0.3%	AH resiliente, de enlace cruzado con BDDE	[a]Dermis media a profunda para corrección de arrugas y pliegues faciales dinámicos moderados a graves, como los pliegues nasolabiales
RHA3®	Teoxane SA/Revance Therapeutics	2017	23 mg/g	Lidocaína al 0.3%	AH resiliente, de enlace cruzado con BDDE	[a]Dermis media a profunda para corrección de arrugas y pliegues faciales dinámicos moderados a graves, como los pliegues nasolabiales
RHA4®	Teoxane SA/Revance Therapeutics	2017	23 mg/g	Lidocaína al 0.3%	AH resiliente, de enlace cruzado con BDDE	[a]Dermis media a profunda para corrección de arrugas y pliegues faciales dinámicos moderados a graves, como los pliegues nasolabiales
Revanesse Versa	Prollenium Medical Technologies	2017	22-28 mg/mL	Ninguno	Enlace cruzado con BDDE	[a]Inyección en la dermis media a profunda para corrección de arrugas y pliegues faciales moderados a graves, como los pliegues nasolabiales
Revanesse Versa (+)	Prollenium Medical Technologies	2018	22-28 mg/mL	Lidocaína al 0.3%	Enlace cruzado con BDDE	
Sculptra® Aesthetic	Galderma Laboratories, L.P.	2009 (aprobado en 2004 como Sculptra para la lipoatrofia en el VIH)	367.5 mg PLLA (por vial)	Ninguno	N/D	[a]Modificación superficial a profunda para las arrugas faciales [a]Lipoatrofia en pacientes VIH positivos

BDDE, 1,4-éter diglicidílico de butanediol; AH, ácido hialurónico; NASHA, ácido hialurónico estabilizado de origen no animal; PNL, pliegue nasolabial; PLLA, ácido poli-L-láctico.

[a]Todos están aprobados por la FDA para pacientes > 21 años de edad.

Ácido hialurónico

Los productos de ácido hialurónico (AH) fueron aprobados para su uso en Estados Unidos en 2003.[6] Los glicosaminoglicanos existen de manera natural en el cuerpo para proporcionar andamiaje y volumen. El AH natural de un paciente disminuye con la edad y con la exposición a la radiación ultravioleta. También hay una pérdida de tejidos blandos y duros, incluyendo grasa, lo que alienta a los clínicos a complementar con rellenos del tejido blando facial.[20] El volumen facial disminuido de un paciente debido a pérdida de hueso, grasa y otros componentes subcutáneos y cutáneos causa la acentuación de las líneas y hendiduras faciales.

Los rellenos de AH restituyen el volumen por sí mismos y potencialmente pueden regular hacia arriba la síntesis de nuevo colágeno y elastina. Añadir volumen con los rellenos de AH depende de manera predominante de su capacidad intrínseca de la captura higroscópica de hasta 1 000 veces su peso molecular en agua, permitiendo que la hidratación aumente el volumen tisular.[20] Son polisacáridos compuestos de residuos alternos de monosacáridos, ácido D-glucorónico y *N*-acetil-D-glicosamina.[6,7] Se usan los procesos de fermentación de las bacterias estreptocócicas para desarrollar la mayoría de los rellenos de AH.[6] Dado que estos no tienen componentes proteicos, suele haber muy poca o ninguna reacción inmunológica cuando son inyectados en los pacientes.[20,21]

El AH sin enlaces cruzados tiene una vida media corta en la piel, alrededor de 1 a 2 días.[20] Los rellenos de AH tienen diversos niveles de enlaces cruzados para ralentizar su degradación.[20] Varios productos disponibles a nivel comercial usan 1,4-éter diglicidílico de butanediol (BDDE, por sus siglas en inglés) como agente de enlace cruzado.[20]

Entender las propiedades de los distintos rellenos de AH permite al proveedor elegir el producto más apropiado para cada paciente. Con el fin de crear la red de andamiaje que provoca el volumen, muchos productos tienen una combinación de AH de bajo peso molecular y de alto peso molecular. Los productos con una concentración más alta de AH tienen una consistencia más rígida, y se han asociado con una mayor duración en el tejido. El AH de alto peso molecular permite una mayor elevación. Los productos con menos enlaces cruzados son más fáciles de inyectar, pero pueden degradarse más rápido, aunque los nuevos métodos de manufactura de AH permiten una disminución en los enlaces cruzados, preservando al mismo tiempo la durabilidad. Como ya se mencionó, los rellenos de AH dependen de la actualización del agua higroscópica para crear un máximo volumen. Por lo tanto, el paciente puede desarrollar más volumen con los días y semanas después de la inyección del relleno.[20] Es importante considerar esto durante un procedimiento en consultorio para no dar volumen de más a los pacientes.

Los productos de AH son muy versátiles y pueden utilizarse en la mayoría de las ubicaciones anatómicas. Son muy maleables, y a veces los clínicos moldean el relleno justo después de la inyección para optimizar la apariencia y minimizar los nódulos.[20] Los productos de AH más suaves y menos viscosos se inyectan en áreas de pérdida de volumen profundo, como las mejillas y las sienes.[7,13] La mayoría de los productos de AH ha sido aprobada por la FDA para la corrección de los pliegues nasolabiales. Dada la gran variedad de productos, muchos proveedores desarrollan un enfoque multifacético y centrado en el paciente, donde se usan varios productos en capas para brindar mejores resultados cosméticos. Con esta técnica, los productos viscosos de G′ más alto se colocan en los planos más profundos para lograr un máximo volumen, mientras que las líneas finas se tratan con productos menos viscosos, de menor G′ y en forma más superficial.[12] El AH dura entre 6 a 18 meses, o más, según el producto y el sitio de implantación.[6,7,22] Los productos de AH también tienen la ventaja de ser reversibles con distintas dosis de hialuronidasa.[23-26]

Ácido poly-L-láctico

El PLLA fue desarrollado por primera vez en la década de 1950 por químicos franceses y aprobado por la FDA en 2004.[6,27] Se trata de un polímero sintético que viene en forma de polvo y se reconstituye usando agua estéril 48 a 72 horas antes de la inyección. Una vez inyectado, las partículas se asientan en el tejido subcutáneo y el agua es absorbida por el cuerpo.[7,28] Las partículas en el subcutis se tratan como pequeños cuerpos extraños similares a PMMA, lo que induce fibrosis y colagénesis.[5-7,28] Es importante tener esto en cuenta al aplicar las inyecciones, porque el paciente perderá algo de volumen al inicio a medida que el agua se absorbe, y después el volumen aumentará en el curso de los siguientes meses con la colagénesis.[7,28] Las técnicas para evitar que la aguja se obstruya al inyectar la suspensión de PLLA incluyen usar una aguja de calibre 25 o una cánula más amplia para la inyección, reconstituyendo las partículas con mayores volúmenes de los que recomienda el inserto del paquete, almacenar el producto reconstituido por 48 a 72 horas antes de la inyección, y volver a mezclar por completo la suspensión justo antes de la inyección.[7,28]

El PLLA se inyecta en el tejido subcutáneo.[7] Al principio fue aprobado por la FDA para la lipoatrofia asociada con el VIH, y ha mostrado mejorar el grosor cutáneo, la confianza, la autopercepción y la calidad de vida, y disminuir la ansiedad y la depresión.[5,6,29] Para el paciente cosmético, el PLLA se usa con más frecuencia en las mejillas, pero puede utilizarse en otras áreas faciales.[6] Después de la aprobación de la FDA para la lipoatrofia asociada con el VIH, las indicaciones de la FDA para el PLLA se expandieron para incluir las ritides superficiales a profundas del pliegue nasolabial y otras arrugas faciales viables para ser tratadas con un patrón cuadriculado de inyección dérmica profunda.[27] Los pacientes suelen requerir tres inyecciones espaciadas 4 a 8 semanas.[5,7,28] La duración de los resultados del PLLA es, en promedio, de 18 a 24 meses,[5,6,28,29] aunque hay reportes de una duración de hasta 3 años.[29]

El PLLA tiene el efecto secundario potencial de nódulos de inicio tardío, razón por la cual muchos clínicos consideran que este producto está contraindicado en los labios y los surcos lagrimales.[5,6] La incidencia de nódulos ha disminuido de manera significativa con el uso de mayores volúmenes de reconstitución, reconstitución 48 a 72 horas antes de la inyección y mezclando bien antes de la inyección.[29] Además, algunos clínicos recomiendan que los pacientes se den masaje en las áreas inyectadas cinco veces al día por 5 días para evitar la formación de nódulos.[5,7,28,30] Otros clínicos recomiendan el masaje solo el día de la inyección.[28] No existe evidencia objetiva que sustente que el masaje sea un método efectivo de prevenir los nódulos.[30]

Hidroxiapatita de calcio

La CaHA, un componente natural del hueso, se usa ahora también como relleno comercial.[5,7] Similar al PMMA y el PLLA, la CaHA es una concentración al 30% de pequeñas esférulas (alrededor de 25-42 μm de diámetro) de CaHA sintética en una matriz de gel neutral compuesta de carboximetilcelulosa cálcica, que se reabsorbe después de la inyección.[6,7] Una vez que se absorbe el gel, las microesférulas permanecen en el tejido y estimulan la formación de colágeno.[5,6] Con el tiempo, el cuerpo rompe las microesférulas en calcio y fosfato, que son excretados.[5,6]

La CaHA se inyecta en el tejido subcutáneo profundo,[7] por lo común con una aguja calibre 27 o una cánula roma.[6,31] La CaHA está aprobada por la FDA con y sin lidocaína al 0.3% para usarse en pacientes con lipoatrofia asociada con VIH,[6,32-34] así como para arrugas y pliegues faciales moderados a graves (como en los pliegues nasolabiales) que aceptan una inyección subdérmica.[33] En 2015, la CaHA se convirtió en el primer relleno aprobado por la FDA para el dorso de las manos.[5,6,33,35] En el paciente cosmético, puede usarse para el mentón, la línea mandibular, los pliegues nasolabiales, líneas de marioneta y la parte media de la cara, así como para cicatrices atróficas. Mezclar la CaHA con una suspensión de lidocaína o salina para reducir su G′ y viscosidad y hacerla más suave y diseminable es el método preferido por algunos médicos para inyectar las manos, la cara u otras áreas. La CaHA puede formar nódulos subcutáneos y por lo tanto se evita en los labios y los surcos lagrimales. Como no hay agente reversible, los nódulos se abordan con dispersión salina o de lidocaína o por escisión.[5-7,10] En un estudio de pruebas de concepto, Robinson reportó que el tiosulfato de sodio intralesional, el metabisulfito de sodio tópico bajo oclusión, o una combinación de ambos, podría potencialmente disolver el relleno de CaHA en muestras de piel porcina cadavérica.[36] Rullan y cols. aplicaron estos conceptos a dos casos de pacientes e ilustraron la utilidad del tiosulfato de sodio intralesional para disolver nódulos CaHA *in vivo*.[37] La duración de los resultados de CaHA suele ser de 1 a 2 años dependiendo del sitio inyectado.[5-7,32] La CaHA tiene una apariencia radio-opaca en las radiografías y en las imágenes de TC porque está compuesta por un constituyente del hueso.[7]

Injerto de grasa/rellenos autólogos

El injerto de grasa autóloga ha sido una opción para el aumento de tejido blando desde principios del siglo xx. El injerto de grasa funciona bajo el principio de que algunas de las células adiposas cosechadas del paciente sobreviven al trasplante y se revascularizan en el sitio receptor. Se tiene la hipóstesis de que algunas de estas células adiposas se trasplantan con células madre pluripotentes que pueden diferenciarse en células adiposas adicionales una vez que están en su lugar. Esta técnica es muy exitosa cuando se inyectan pequeñas alícuotas para mejorar las oportunidades de las células individuales de obtener un suministro suficiente de sangre. El injerto de grasa autóloga tiene las ventajas de ser efectivo en costos, eficaz para rellenar áreas de volúmenes más grandes, y lograr una mejora significativa en la calidad del tejido cuando se realiza de manera apropiada. Sin embargo, requiere que los pacientes tengan depósitos adiposos de los cuales cosechar, así como su consentimiento para someterse a este procedimiento adicional.[6] El injerto de grasa es adecuado para áreas como los pliegues nasolabiales, las mejillas, las líneas de marioneta, las manos, la línea mandibular y el mentón. Puede durar hasta 1 año o más dependiendo del paciente, el sitio tratado y las técnicas de cosecha y de inyección.[38]

Rellenos permanentes

El PMMA es un relleno permanente que fue aprobado por la FDA en 2006 para el aumento de tejido blando.[7] La preparación disponible a nivel comercial está compuesta de una mezcla de 20% de microesferas de PMMA suspendidas en 3.5% de colágeno bovino y lidocaína al 0.3%. Las microesferas tienen un diámetro de 30 a 50 μm.[5-7,39] Dado que el producto está suspendido en colágeno de bovino, se requiere hacer pruebas en la piel al menos 4 semanas antes de la inyección para descartar alergias.[5,6] La prueba se realiza en el antebrazo, y para ello se proporcionan jeringas junto con el producto. Se considera una reacción positiva cualquier grado de eritema, induración, sensibilidad o inflamación, con o sin prurito asociado, que aparece justo después de la implantación y persiste por más de 24 horas, o aparece más de 24 horas después de la implantación y de la inyección del alergeno. Una prueba positiva es una contraindicación para usar este producto. Una respuesta equívoca (es decir, no hay una reacción cutánea localizada pero hay posibles síntomas sistémicos como artralgias o mialgias) en cualquier momento durante el periodo de observación de 4 semanas requiere una prueba adicional en el brazo opuesto. Dos pruebas equívocas también constituyen una contraindicación para usar este producto.[5] Los productos de PMMA han sido aprobados por la FDA para usarse en los pliegues nasolabiales, así como para cicatrices atróficas de acné facial moderadas a graves. Todas las otras indicaciones deben considerarse como no oficiales respecto a la FDA.[5,6,39-41] El PMMA está contraindicado para el aumento de tejido blando en los labios.[6]

Después de la inyección del producto, el colágeno bovino se reabsorbe en el transcurso de 1 mes. La longevidad del producto en el tejido resulta de la fibrosis que ocurre alrededor de las esferas de polímero. Las microesferas de PMMA son demasiado grandes para la fagocitosis macrófaga, así que permanecen en el tejido, donde proporcionan un nido para la colagénesis. Este proceso lleva a un aumento de volumen permanente o de larga duración.[5,6] Para mejores resultados, los pacientes requieren dos a tres tratamientos, espaciados 8 a 16 semanas.[6]

Los productos no aprobados para la FDA para el aumento "permanente" o de larga duración del aumento de tejido blando incluyen silicona líquida inyectable, un grupo heterogéneo de polímeros del elemento siliconado.[5] Hay dos productos de silicona líquida en el mercado que están aprobados por la FDA para usarse en el desprendimiento de retina, pero no para aumento del tejido blando.[5] Al principio, la silicona inyectable no era un producto puro, lo que se pensó era la razón de los granulomas, las reacciones a cuerpo extraño y la expulsión del producto. Si se inyecta silicona, se recomienda utilizar una técnica de microinyección en oposición a los bolos, para minimizar estos efectos adversos.[6] Además, se piensa que las inyecciones de microgotas contribuyen a la permanencia del relleno, ya que se induce fibrosis alrededor de las gotas de producto.[6]

▶ TÉCNICAS DE INYECCIÓN

Los médicos emplean diversas técnicas para aplicar el producto de relleno precisamente donde se necesita. Todas las inyecciones deben aplicarse de manera lenta con una presión uniforme en el émbolo para evitar las altas fuerzas de extrusión y el depósito en bolo. Además, se debe considerar si inyectar el producto en una forma anterógrada o retrógrada. A menudo se combinan estas técnicas en el mismo paciente y en la misma área para lograr los efectos deseados.

Inyección anterógrada

Cuando un médico inyecta el producto mientras hace avanzar la aguja en el tejido, se trata de una inyección anterógrada. El objetivo es que el producto de relleno fluya por delante de la aguja y penetre a través del tejido.[6,16] Las ventajas de este tipo de inyección incluyen una disminución teórica de la cantidad de traumatismo al tejido cuando se usa una aguja para la inyección, porque es el producto de relleno diseccionando a través del tejido opuesto a la aguja que crea un tracto o túnel.[16]

Inyección retrógrada

En contraste con la anterógrada, una inyección retrógrada es cuando se inyecta el producto de relleno mientras la aguja o cánula está siendo retirada del tracto que ha creado en el tejido. La ventaja de esta técnica es que permite tener más precisión en la colocación del relleno. Aún más, dado que el relleno se inyecta en un túnel trazado, la inyección requiere menos presión.[16]

Inyección lineal

La inyección lineal describe un método donde el médico inserta la aguja en la piel en un ángulo agudo (es decir, < 90°) y avanza la aguja o cánula de modo lateral por debajo de la piel. Una vez que la aguja o cánula está colocada, el médico puede elegir inyectar el producto de manera anterógrada o retrógrada. Las ventajas de esta técnica incluyen que se requieren menos puntos de inyección y hay una administración más uniforme del relleno. Además, y dado que hay menos inserciones en la piel, puede haber un riesgo menor de inyección dérmica inadvertida.[6,16]

Inyección punteada en serie

Como su nombre lo indica, una punteada en serie requiere que el médico realice múltiples puntos de inyección, cada uno de los cuales recibe un pequeño microbolo de relleno. Esta técnica no depende de ningún movimiento lateral de la aguja una vez que esta se halla en el tejido. Tiene las ventajas de causar menos traumatismo, porque la aguja no atraviesa el tejido longitudinalmente. También existe una precisión sustancial en la colocación del producto, y esto es en particular útil para pequeños defectos.[6,16]

Inyección en red

La técnica de inyección en red describe la colocación de filas de líneas paralelas de relleno, seguidas por una segunda línea fila perpendicular de líneas de relleno. Esta técnica es más útil en grandes áreas o áreas con defectos profundos del tejido blando, como las mejillas. A menudo, las inyecciones minimizan el traumatismo al tejido moviendo la aguja en abanico, opuesto a realizar múltiples inserciones.[6,16]

Inyecciones de grandes depósitos

Con las inyecciones de depósito, los clínicos inyectan una alícuota de relleno profundamente en el centro de un defecto. Después de retirar la aguja, el producto se moldea con las manos para darle la forma apropiada con el fin de lograr el resultado deseado. Esta técnica se ha utilizado en grandes áreas con defectos profundos del tejido blando, como las mejillas. Aunque las inserciones de la aguja son mínimas, lo cual limita el dolor y la formación de hematomas, el moldeo del producto puede ser incómodo para los pacientes y formar hematomas.[6,16] La tendencia actual enfatiza evitar las grandes inyecciones en bolo, porque esto puede aumentar el riesgo de complicaciones nodulares y vasculares.

▶ CONSIDERACIONES ANATÓMICAS

La consulta cosmética es esencial cuando se trata a un paciente con rellenos. Es vital determinar las preocupaciones del paciente y confirmar las áreas que desea mejorar. Las fotos previas y posteriores a la inyección también resultan útiles para demostrar las mejoras y los resultados. Además, durante la consulta, el médico debe tener en cuenta que pueden requerirse múltiples productos para lograr el resultado deseado por el paciente. Pueden necesitarse un producto más viscoso, de un G' más alto, para ayudar con la pérdida de volumen, y un producto menos viscoso, con un G' más bajo, para usarlo en ritides más superficiales. Es importante explicar esto al paciente para manejar las expectativas en términos de resultados y de costos.[16]

Cara superior

El aumento de tejido blando en la cara superior incluye el área de las cejas, la frente y las sienes. La glabela se considera un área de alto riesgo de complicaciones vasculares debido a la anatomía subyacente; sin embargo, entender la anatomía facial y utilizar buenas técnicas de inyección pueden lograr resultados significativos. En la glabela y la frente, los planos tisulares de superficial a profundo son como sigue: epidermis, dermis, tejido subcutáneo, fascia superficial, músculo, tejido areolar subgaleal, periostio y hueso.[42] El haz neurovascular supraorbitario emerge del cráneo a través del foramen supraorbitario, que suele estar ubicado a 2.7 cm de la línea media, lo cual se correlaciona con el límite entre el tercio medial y los dos tercios laterales del margen superior del hueso orbitario (figura 3.1).[42] Además, el nervio supratroclear, una rama del nervio frontal, está presente medial al nervio supraorbitario, por lo regular a 1.7 cm de la línea media[42] (figura 3.2). Las arterias supraorbitaria y supratroclear, que son ramas de la arteria oftálmica, surgen de sus nervios pares. Dado que estos vasos son ramas de la arteria oftálmica, existe la preocupación de un flujo retrógrado de un émbolo de relleno si ocurriera

FIGURA 3.1 **Vasculatura de la cara.**

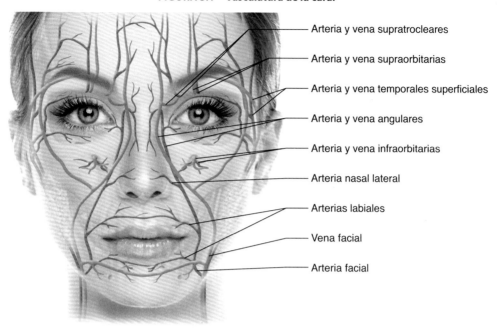

Arteria y vena supratrocleares

Arteria y vena supraorbitarias

Arteria y vena temporales superficiales

Arteria y vena angulares

Arteria y vena infraorbitarias

Arteria nasal lateral

Arterias labiales

Vena facial

Arteria facial

una inyección intravascular inadvertida, lo que podría conducir a una ceguera. Es importante notar que existe una zona relativamente segura localizada en esta región entre el periostio y la galea, que debe ser el plano objetivo cuando se infiltra profundo en esta área.[20]

Carruthers y cols. recomiendan utilizar tres puntos de inyección en la glabela y las cejas laterales de modo bilateral. Esta área es más viable al aumento del tejido blando utilizando una cánula. La piel se levanta del periostio durante la inyección para evitar las arterias supratro-clear y supraorbitaria subyacentes. La cánula o aguja se inserta en el plano de deslizamiento subgaleal y se avanza para inyecciones retrógradas o anterógradas, con un moldeo posinyección para ajustar el producto.[43]

Cuando se infiltra la frente, la concavidad supraciliar es un área de interés. Está delineada por abajo por el arco superciliar del hueso frontal y por arriba por la eminencia frontal. Puede extenderse a la sien lateralmente. Debido a la anatomía subyacente, es importante no inyectar demasiado al centro para evitar el nervio supraorbitario. Es posible disminuir el riesgo con el uso de una cánula. Se recomienda permanecer al menos 1 cm lateral a la ubicación anticipada de la escotadura supraorbitaria y el foramen, que suelen estar ubicados a 2.7 cm de la línea media.[42,44] Esta inyección se aplica en forma profunda en la almohadilla adiposa de la galea en todas las ubicaciones, excepto en las que se aproximan al foramen supraorbitario, donde la inyección debe ser más superficial en el plano tisular subcutáneo (figura 3.3).[44] Se recomiendan inyecciones retrógradas con masaje posinyección para moldear el producto (figura 3.4).[42,44]

Para el área de las cejas, al infiltrar el área de las sienes, abultar la piel puede ayudar a delinear el plano correcto para la infiltración.[44] Al considerar las inyecciones para el área de las sienes, hay tres planos ideales: en el hueso, sobre la fascia temporal profunda y en forma subcutánea. Estos planos evitan las importantes arterias y venas temporales superficiales y la rama frontal del nervio facial, que corre dentro de la fascia temporoparietal. Si se inyecta en el plano subcutáneo o encima de la fascia temporal profunda, debe usarse una cánula.[20] Todas

FIGURA 3.2   **Inervación facial.**

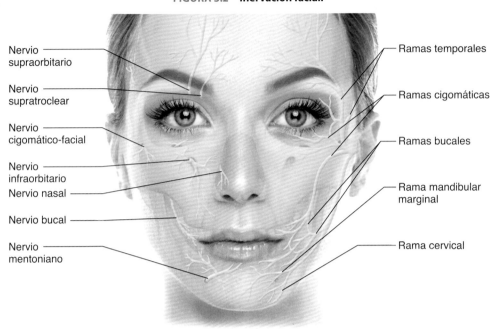

Nervio
supraorbitario

Nervio
supratroclear

Nervio
cigomático-facial

Nervio
infraorbitario

Nervio nasal

Nervio bucal

Nervio
mentoniano

Ramas temporales

Ramas cigomáticas

Ramas bucales

Rama mandibular
marginal

Rama cervical

las inyecciones en las sienes deben ser dentro de ciertas demarcaciones. La línea de fusión temporal, ubicada en la cola lateral de la ceja, representa el borde superomedial; 1.5 cm por encima del arco cigomático representa el borde inferior. Las inyecciones deben permanecer fuera del borde orbitario.[20]

FIGURA 3.3   **Mujer de 62 años antes (izquierda) y después (derecha) de una inyección de las ritides glabelares y de la frente con 0.9 mL de un relleno de ácido hialurónico de matriz polidensificada cohesiva. Se usó una técnica de inyección retrógrada de blanqueamiento en la dermis y la hipodermis. La imagen pretratamiento muestra una posición elevada de las cejas en reposo causada por una compensación parcial bilateral de una ptosis del párpado superior relacionada con la edad. Después del tratamiento mejoraron las ritides de la frente, las cejas tienen una posición en reposo más natural, y no empeoró la ptosis palpebral.**

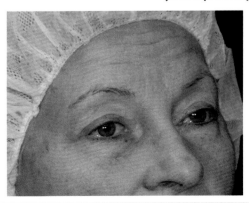
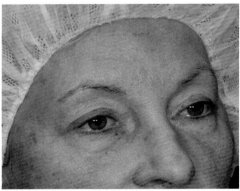

(Cortesía de Hema Sundaram, MD.)

FIGURA 3.4 **Mujer de 56 años antes (izquierda) y después (derecha) de una inyección de los pliegues nasoyugales y las cejas con 2 mL de un relleno de ácido hialurónico estabilizado de origen no animal (NASHA) de pequeñas partículas y en la cara media con 1 mL de relleno de ácido hialurónico de partículas grandes de alta viscosidad y alto G′. Se usó una técnica de inyección retrógrada supraperióstica y subcutánea. También se inyectó toxina botulínica tipo A para abordar los depresores lateral y medio de las cejas con el fin de levantarlas, y en el ocular orbicular pretarsiano para abrir los ojos y tratar la región lateral cantal y la glabela.**

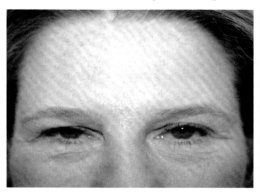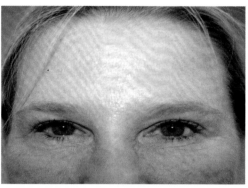

(Cortesía de Hema Sundaram, MD.)

Parte media de la cara

La parte media de la cara incluye los surcos lagrimales, las mejillas, los pliegues nasolabiales y la nariz. La deformidad del surco lagrimal puede abordarse mejor en una piel más gruesa y fisiológicamente joven con un producto más viscoso, de alto G′, que en una piel más delgada, de más edad donde hay un mayor riesgo de formación de nódulos y de efecto Tyndall (diseminación de Rayleigh). Existen varias técnicas para tratar la pérdida de volumen en esta área, incluyendo la inyección lineal usando una cánula. Se piensa que esta técnica minimiza la formación de hematomas debido a que hay menos puntos de inyección.[16] La inyección punteada en serie es otra técnica efectiva para esta área, depositando microgotas de relleno en la almohadilla adiposa del ocular suborbicular.[45] Además de esta técnica, es importante considerar el morfotipo y las características del paciente. Se ha propuesto que los mejores resultados se logran en pacientes jóvenes con piel gruesa y una hendidura visible.[45]

Las mejillas son una ubicación común para los rellenos faciales. Es importante considerar los objetivos para el aumento de tejido blando en esta área (figura 3.5). Si el objetivo del tratamiento es abordar la pérdida de volumen, se usa un relleno más viscoso para proporcionar una mayor estabilidad del contorno y contribuir a aumentar los efectos de volumen del relleno; sin embargo, en presencia de líneas finas, el médico puede necesitar colocar un producto menos viscoso encima para abordar esos aspectos. Las técnicas útiles en las mejillas superiores incluyen inyección en red, en abanico o inyecciones de depósito profundo[16] (figura 3.6). Además de la pérdida de volumen, las mejillas son un sitio común de cicatrices de acné, que pueden ser viables para los rellenos faciales. Los tipos de cicatriz que pueden ser tratados con eficacia con los rellenos faciales incluyen cicatrices de acné atróficas y rodantes.[6] El punteo seriado con pequeñas alícuotas inyectadas en la dermis y subcutis reticulares es una técnica útil para tratar las cicatrices de acné.[16]

Los pliegues nasolabiales son un área popular para el aumento de tejido blando. Debido a la movilidad disminuida comparada con otras áreas faciales, los pacientes a menudo sienten que experimentan una mayor longevidad del producto en este sitio.[6] Las técnicas útiles incluyen la inyección lineal, en red o puntuada seriada[16] (figuras 3.7 y 3.8). Debido al curso subcutáneo variable de la arteria angular hacia el canto medial, existe el riesgo de oclusión vascular al infiltrar los pliegues nasolabiales.[20] Esto puede causar necrosis cutánea o ceguera y otras secuelas cerebrovasculares si el émbolo del relleno llega a la arteria retiniana central.

FIGURA 3.5 **Antes (A) y después (B) de la inyección en la parte media de la cara y línea mandibular con 4 mL de relleno de ácido hialurónico Vycross. La inyección retrógrada subcutánea y suprarperióstica se realizó con una cánula de 22G 50 mm. (C-E) Con frecuencia, el tratamiento con rellenos se hace por etapas para permitir una integración tisular secuencial y ajustarse a las limitaciones presupuestales del paciente. Esta paciente se beneficiaría con inyecciones de relleno subsecuentes en las regiones de las sienes, el mentón, perioral y periocular.**

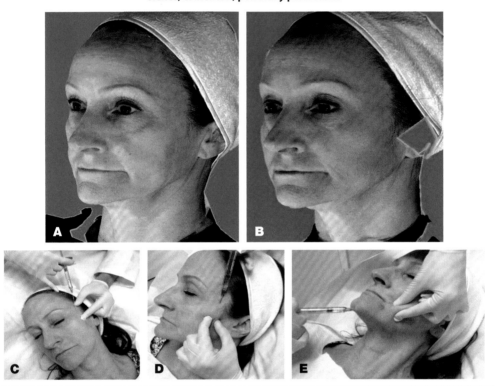

(Cortesía de Hema Sundaram, MD.)

La nariz, incluyendo el rádix, es un área de alto riesgo para la inyección de relleno y los médicos deben infiltrarla con cautela. Una piel delgada, numerosas anastomosis vasculares y compartimentos de tejido tenso pueden llevar a un riesgo aumentado de complicaciones tales como oclusión y necrosis cutánea en esta región. También pueden ocurrir ceguera u otras secuelas cerebrovasculares. Además, los pacientes pueden reportar resultados más insatisfactorios debido a la visualización del producto bajo la piel delgada. En la nariz, el relleno se ha utilizado para alterar el perfil y el contorno y para rellenar cicatrices.[6]

Parte inferior de la cara

La parte inferior de la cara incluye los labios, el mentón, las líneas de marioneta y la línea mandibular. Hay múltiples técnicas que pueden ser útiles para lograr los resultados cosméticos deseados en esta área, como la inyección en red, en abanico o de depósito profundo[16] (figura 3.9). Para abordar la pérdida de volumen alrededor de los labios, los médicos deben considerar el tratamiento de las ritides periorales, la pérdida general de volumen y restaurar el rodete de labial blanco en el borde bermellón[6] (figura 3.10). El relleno de las líneas de marioneta suele lograr una alta satisfacción para el paciente[6] y puede tener efectos de larga duración si se eligen los productos adecuados. Para la proyección del mentón, los rellenos de alto G′ pueden ser efectivos en el paciente adecuado.[6] A medida que los pacientes envejecen, la reabsorción ósea cambia el ángulo de la mandíbula. Es posible restaurar el perfil con un relleno de tejido blando.[6]

FIGURA 3.6 **(A) Antes (izquierda) y después (derecha) de una inyección en la parte media de la cara y el mentón con 3.6 mL de relleno de ácido hialurónico Vycross. La inyección retrógrada subcutánea y supraperióstica se realizó con una cánula 22G 50 mm para crear el efecto de estrechar la parte media de la cara y aumentar la proyección de la mandíbula. Esta paciente se beneficiaría con inyecciones de relleno subsecuentes en las sienes, el rádix, el surco labiomentoniano y los pliegues nasolabiales. (B) La misma paciente en un vista oblicua antes (izquierda) y después (derecha) de una inyección de la parte media de la cara y el mentón con 3.6 mL de relleno AH Vycross. Se puede apreciar una mejora secundaria en la línea mandibular y el contorno submentoniano debido a la restauración del soporte tisular.**

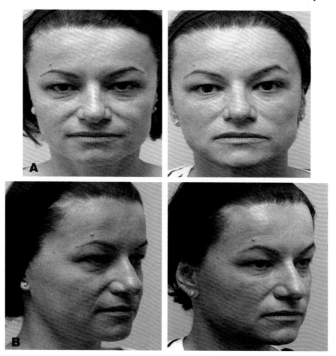

(Cortesía de Hema Sundaram, MD.)

FIGURA 3.7 **Antes (izquierda) y después (derecha) de una inyección en la parte media de la cara, pliegues nasolabiales y comisuras orales con 2 mL de dos productos de ácido hialurónico de matriz polidensificada cohesiva indicados para la inyección subcutánea y supraperióstica. La inyección retrógrada se realizó con una cánula 22G 50 mm. Se aprecia un mejor soporte y una mejora secundaria de los labios, aunque no se infiltraron con relleno durante esta primera sesión de tratamiento. Esta paciente se beneficiaría con inyecciones de relleno subsecuentes en las sienes, los surcos lagrimales, los bordes bermellones de los labios y el surco subnasal.**

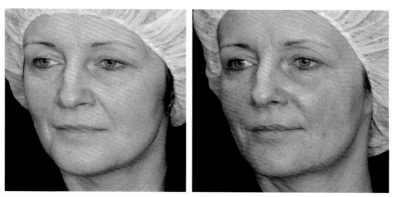

(Cortesía de Hema Sundaram, MD.)

FIGURA 3.8 **Después de una inyección subcutánea del pliegue nasolabial derecho, parte media de la cara y comisura oral con 1 mL de NASHA de partícula grande y antes de la inyección en el lado izquierdo. Se usó una técnica de inyección anterógrada. Esta paciente se beneficiaría con inyección de relleno subsecuente en el mentón, el surco labiomentoniano y la región preauricular.**

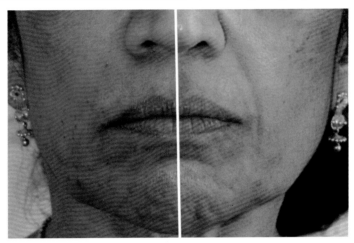

(Cortesía de Hema Sundaram, MD.)

FIGURA 3.9 **(A) Después de la inyección subcutánea de la parte media derecha de la cara, el pliegue nasolabial, la región preauricular y la cara inferior con 1.5 mL de hidroxiapatita de calcio infiltrados en forma subcutánea y supraperióstica, y 1 mL de ácido hialurónico de matriz polidensificada cohesiva inyectado en forma intradérmica. Antes del tratamiento en el lado izquierdo. Se usó una técnica de inyección retrógrada. Antes (izquierda) y después (derecha) de la inyección bilateral con los mismos rellenos. (B) La misma paciente en vista oblicua en reposo facial antes (izquierda) y después (derecha) de una inyección supraperióstica y subcutánea de 3 mL de hidroxiapatita de calcio y 2 mL de AH de matriz polidensificada cohesiva por vía intradérmica. Se utilizó una técnica de inyección retrógrada. (C) La misma paciente en vista oblicua con animación facial antes (izquierda) y después (derecha) de una inyección subcutánea y supraperióstica bilateral de la parte media de la cara, los pliegues nasolabiales, la región preauricular y la cara inferior con 3 mL de hidroxiapatita de calcio e inyección intradérmica de 2mL de HA de matriz polidensificada cohesiva. Se utilizó una técnica de inyección retrógrada. Colocar los rellenos en capas aborda la pérdida de volumen en múltiples niveles y crea un efecto natural, tanto en reposo como en movimiento.**

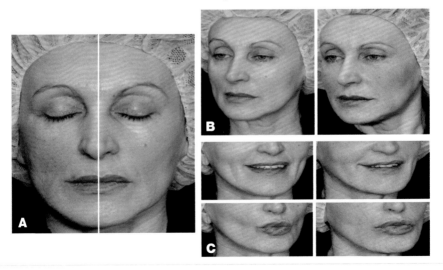

(Cortesía de Hema Sundaram, MD.)

FIGURA 3.10 **Antes (izquierda) y después (derecha) de inyección intradérmica de ritides y surco nasolabial con 1 mL de ácido hialurónico resiliente e inyección subcutánea del mentón, línea mandibular y comisuras orales con 2 mL de ácido hialurónico resiliente.**

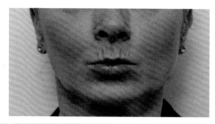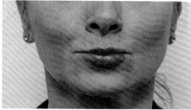

(Cortesía de Hema Sundaram, MD.)

Extrafaciales

Conforme los intereses y necesidades cosméticos de los pacientes se expanden, el aumento del tejido blando evoluciona más allá de la cara para incluir áreas como las manos, el cuello, el escote y los genitales. El dorso de las manos se ve más esquelético con una obvia pérdida de volumen conforme el paciente envejece. La CaHA fue aprobada por la FDA en 2015 para tratar el dorso de las manos, y NASHA de partículas grandes le siguió en 2018.[5] Para tratar el dorso de las manos, los médicos deben abultar la piel para alejarla de los tendones y vasculatura subyacentes y avanzar la aguja entre las capas fasciales subcutáneas y superficiales. Deben permanecer vigilantes con respecto a su plano de inyección para evitar infiltrar el relleno demasiado profundo, lo que aumenta el riesgo de inflamación. La dispersión de pequeñas alícuotas o hebras con una cánula tiene un riesgo menor de desplazamiento hacia el plano tisular profundo de las inyecciones de depósito con masaje, que antes eran la técnica preferida (figura 3.11).

El aumento de tejido blando de los genitales masculinos y femeninos es extraoficial respecto a la FDA. Se requieren estudios controlados para evaluar por completo la seguridad, la tolerancia y la eficacia. Los hombres tienden a buscar la consulta para aumentar la circunferencia peneana, lo cual, según los reportes, se logra con una inyección de relleno de tejido blando. El producto se aplica en la capa fascial del cuerpo peneano usando una cánula y después se moldea con un rodete posinyección.[46] El relleno de ácido hialurónico es la elección más común; sin embargo, se ha utilizado PMMA en esta área y se han reportado nódulos, que son fácilmente aparentes debido a la falta de grasa subcutánea en el pene, que proporcionaría un camuflaje.[47] Los pacientes suelen recibir dos a tres sesiones de tratamiento con inyecciones cada 6 semanas.[47]

FIGURA 3.11 **Antes (izquierda) y después (derecha) de la inyección subcutánea superficial del dorso de la mano con 0.75 mL de hidroxiapatita de calcio diluida 1:1 con suspensión de lidocaína al 1%. La inyección retrógrada en abanico se realizó con una cánula 22G 50 mm.**

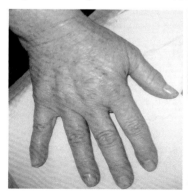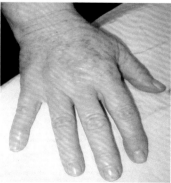

(Cortesía de Hema Sundaram, MD.)

Las mujeres se preocupan por la pérdida de volumen asociada con la edad en el monte de Venus y los labios mayores, que antes se trataba con injerto de grasa y ahora puede abordarse con un relleno de AH.[48] Al igual que al tratar el pene, algunos autores recomiendan usar una cánula para minimizar el traumatismo tisular y las complicaciones vasculares, con inyecciones retrógradas en el tejido subcutáneo. Un punto de inyección central en el monte de Venus puede tratar esta área, así como el aspecto superior de los labios mayores bilaterales.[48] Para abordar los labios mayores posteriores puede aplicarse un sitio de inyección por lado en la ubicación de una episiotomía mediolateral y la cánula avanzada.[48] Dados los riesgos, potencialmente devastadores, de una inyección intravascular inadvertida, se debe tener un sólido conocimiento de la anatomía y la técnica antes de intentar usar cualquier producto de relleno no oficial.

▶ CONSIDERACIONES ESPECIALES PARA LOS HOMBRES

El aumento facial está ganando popularidad entre los hombres. Los procedimientos estéticos para el paciente masculino aumentaron 273% de 1997 a 2014, siendo las toxinas botulínicas y los rellenos los procedimientos más solicitados.[49] Al considerar al paciente masculino estético, es importante tener en cuenta el dimorfismo sexual de las caras masculinas en comparación con las femeninas. Los rostros masculinos son de una apariencia más cuadrada, con una frente más ancha y un contorno de las cejas más plano a lo largo del borde orbital.[11,49] La nariz masculina ideal debe ser ancha y recta.[49] Las mejillas masculinas son más llenas en el plano anteromedial con procesos frontal y cigomático más anchos, lo que les da una apariencia general más plana.[49] Los hombres tienen un labio superior que se proyecta unos 2 mm más allá del labio inferior y una mandíbula inferior más cuadrada.[49] Además, la vasculatura de su cara es más robusta, lo que hace que ellos estén en un riesgo mayor de hematomas posinyección.[49-52] Los hombres tienen epidermis y dermis más gruesas, y esto causa que las ritides finas y otras manifestaciones de envejecimiento facial sean menos aparentes.[11,49] Es importante considerar esto al elegir el producto adecuado. Para sustentar un tejido más pesado, los pacientes masculinos pueden requerir productos con un G' más alto.[11]

La parte media de la cara es el área más común para el aumento de tejido blando en los hombres.[49] Dado que ellos tienen una proyección de la mejilla medial a lateral más uniforme,[11] la aplicación del relleno es importante para optimizar los resultados. Para encontrar la eminencia malar del paciente, se recomiendan el método de Hinderer y el de Wilkinson. El primero traza una línea de la intersección de la comisura lateral hacia el iris ipsolateral lateral y una segunda línea del ala a la escotadura infratragal ipsolateral. La eminencia malar está en la intersección de estas dos líneas. El método Wilkinson traza una línea vertical del canto lateral al borde de la mandíbula con la eminencia malar a un tercio hacia abajo en esta línea.[11] Con estas técnicas se debe tener cuidado de no dar un sobrevolumen lateral. Se deben usar marcadores para las técnicas de aumento de volumen, porque los tejidos blandos cambian con la edad.

Al abordar las sienes, la técnica es la misma que para las mujeres. Rellenar esta área aumenta el área de las cejas para dar una apariencia más masculina. La técnica segura de inyección incluye la aplicación de una inyección lenta en el área de las sienes.[11]

El relleno nasal puede ayudar a crear el contorno nasal ideal. Al ser un sitio de inyección de alto riesgo, se debe inyectar en forma lenta con volúmenes pequeños en los planos perióstico o pericondrial. El relleno en esta área puede uniformar las protuberancias en la nariz a través de inyecciones en las áreas superior e inferior a la región afectada. Las narices más anchas pueden tener una apariencia de ser más estrechas si el relleno se coloca a lo largo del dorso nasal.[11]

La cara inferior es un área común de preocupación cosmética para el paciente masculino. El prognatismo puede corregirse con rellenos faciales; su resultado ideal se ha descrito como el plano de Riedel, que pone la proyección del mentón anterior en proporción con el labio y la proyección de la punta de la nariz.[11] Se recomienda que la proyección lateral de la quijada esté alineada con el cigomático lateral, para dar al paciente una cara más cuadrada.[11] Es importante tomar nota de las variaciones étnicas en cuanto a los ideales en el morfotipo y las proporciones faciales.

▶ COMPLICACIONES DE LA INYECCIÓN DE RELLENOS

El proceso de consentimiento informado para el aumento de tejido blando es esencial. Aunque todos los procedimientos tienen riesgos y beneficios percibidos, la comprensión del equilibrio riesgo-beneficio es vital para un procedimiento programado. Es importante exponer todos los riesgos al paciente, incluyendo eventos adversos raros pero potencialmente graves. Los riesgos a discutir incluyen hematomas faciales, enrojecimiento, inflamación, prurito y dolor, así como formación de nódulos, desplazamiento del relleno, infección y reacción alérgica. Se debe advertir a los pacientes acerca de la posibilidad de cicatrices, inyección intravascular, necrosis cutánea, ceguera y accidente vascular cerebral (AVC).[3,4,6] También se recomienda informar al paciente si el producto es de uso extraoficial respecto a la FDA.[6] Es importante notar que 10 de 11 casos de mala práctica asociados con el aumento de tejido blando tuvieron que ver con un consentimiento inadecuado o no informado.[3]

Al examinar los eventos adversos en los procedimientos dermatológicos cosméticos como un todo, surgieron ciertas tendencias. La ubicación reportada más común fueron las mejillas, seguidas de los labios, pliegues nasolabiales y párpados.[3,53] Se usó hialuronidasa en 39.1% de las complicaciones.[3] Existen varias publicaciones informativas respecto a evitar y manejar las complicaciones de los rellenos; algunas se mencionan en las referencias de este capítulo.[54-56]

Secuelas transitorias

Las secuelas transitorias de la inyección de rellenos incluyen reacciones en el sitio de inyección, edema, equimosis y dolor. La inflamación es la complicación reportada más común, con 60.1% de las complicaciones, y se asoció de manera significativa con productos de AH, pero esto tal vez se deba a su mayor utilización, en más de 95% de procedimientos de relleno en el mundo.[3] El grado de inflamación depende de factores como el volumen del producto, la técnica utilizada, el sitio de la inyección y a veces las propiedades reológicas del producto. Para minimizar la inflamación y otros eventos adversos, se recomienda inyectar volúmenes más pequeños con el plan de retocar algunas áreas según se necesite en unas semanas.[7]

La equimosis ocurre con más frecuencia en las áreas perioral y periorbitaria por la alta prevalencia de pequeños vasos sanguíneos.[7] Para minimizar la formación de hematomas se recomiendan las cánulas pues evitan el traumatismo penetrante.[7] La vitamina K, el árnica y la bromelina pueden ayudar a prevenir y tratar la equimosis posinyección, aunque los datos son en su mayoría anecdóticos.[7,57-61] El uso del láser de coloración pulsada (595 nm) en contextos no purpurinos para cualquier hematoma inmediato puede ayudar a acelerar su resolución.[61,62] El tratamiento se recomienda en el día 2 a 3 posprocedimiento[61] e incluso hasta 10 días después.[63] Los datos sobre el láser de coloración pulsada para la resolución de la equimosis son algo mixtos.[58,61,63] Narurkar ha reportado el uso de dispositivos de luz pulsada intensa para mejorar la equimosis posprocedimiento, lo cual se hace evidente en 24 a 48 horas.[64,65] Se puede aplicar hielo o compresas frías posinyecciones de relleno para minimizar los hematomas.[6]

El dolor es un resultado por lo común reportado. Se informó como 22.6% de las complicaciones en un estudio que examinó más de 2 800 casos.[3] La mayoría de los productos de relleno, incluso los que contienen ácido hialurónico, CaHA y PMMA, está disponible premezclada con lidocaína para mitigar el dolor de inyecciones subsecuentes.[7] El PLLA puede reconstituirse con lidocaína sin alterar sus propiedades básicas para mitigar la molestia.[31] Los médicos pueden considerar usar lidocaína adicional para ayudar a la anestesia, aunque algunos se pronuncian en contra de inyecciones adyacentes de lidocaína para minimizar la distorsión tisular.[7] Otros métodos incluyen hielo o compresas frías, anestésicos tópicos (aplicados 30-60 minutos antes del procedimiento), dispositivos vibradores, bloqueos nerviosos regionales, agujas de pequeño calibre, quizá cánulas más grandes y distracción auditiva.[6,7,66-68] Las cánulas más anchas pueden causar menos dolor que las delgadas, porque logran una disección tisular más precisa y tienen menos probabilidades de doblarse dentro del tejido.

Asimetría

La asimetría facial es una queja común entre los pacientes estéticos. En la etapa de pretratamiento muchos de ellos pueden no percibir que tienen una asimetría, lo que destaca la importancia de las fotografías y la asesoría preprocedimiento. Se recomienda tomar un conjunto completo de fotografías estandarizadas antes del tratamiento, con vistas fotográficas de frente, oblicuas y de perfil.[6,7] Se recomienda también tomar fotografías en reposo y en animación. La simetría perfecta puede ser desafiante. Es importante establecer expectativas apropiadas con el paciente antes del procedimiento. Si a los pacientes les preocupa la asimetría, se recomienda esperar hasta 2 semanas para que se resuelva cualquier edema antes de intentar las correcciones.[7] Las autoras recomiendan esperar hasta 4 semanas.

Infecciones

Aunque se ha reportado que los signos de infecciones abiertas, como abscesos francos, son poco comunes después de las inyecciones de relleno, la contaminación microbiana es una causa principal y poco diagnosticada de complicaciones inflamatorias. En un estudio que examinó a más de 2 800 procedimientos cosméticos, se reportaron infecciones en 301 casos (lo que representa 10.7% de las complicaciones).[3] Se prescribieron antibióticos a los pacientes en 48.3% de las complicaciones reportadas.[3] La ubicación anatómica más común para una infección son las mejillas.[3]

Se presume que las biopelículas son causa de complicaciones inflamatorias después de la inyección de rellenos.[16] Se define a las biopelículas como una amalgama de células que contienen microorganismos ubicadas dentro de una sustancia extracelular autoexcretada.[69] Es interesante que, en general, las biopelículas no provocan una respuesta inmune.[69] Dentro de los confines de la sustancia extracelular polimérica, las bacterias de una biopelícula pueden evitar los antibióticos y el sistema inmune y quedarse latentes. Durante esta latencia, las células dentro de la biopelícula básicamente se cierran y la biopelícula entra en un estado "de persistencia",[69] que resulta protector para los microorganismos, porque tiende a causar cultivos bacterianos negativos y minimiza los efectos de los antibióticos, los cuales atacan a las células metabólicamente activas.[69] Se piensa que los cambios en el entorno que rodea a la biopelícula contribuyen a su reactivación, lo que conduce a una inflamación granulomatosa, abscesos, nódulos e infecciones.[55,69]

Debe considerarse a la contaminación microbiana como la primera causa de cualquier nódulo inflamatorio tras la inyección de relleno, porque la piel nunca puede ser esterilizada y por lo tanto incluso las inyecciones de relleno realizadas con una técnica antiséptica pueden introducir microbios por debajo de la epidermis.

Desplazamiento

Con el fin de minimizar el riesgo de desplazamiento del relleno, es importante considerar las características reológicas del producto en el contexto del área a tratar. Debe advertirse al paciente contra masajear o manipular las áreas inyectadas, porque esto puede desplazar el producto. De manera anecdótica, algunos médicos aconsejan a los pacientes que eviten hacer ejercicio justo después del tratamiento para reducir al máximo el riesgo de desplazamiento del relleno.

Nódulos

El aumento de tejido blando con rellenos faciales requiere que los médicos consideren el área anatómica a tratar, así como las características reológicas del producto que usarán. El relleno más viscoso debe infiltrarse profundo en el tejido subcutáneo. Cuando se inyecta de manera demasiado superficial (es decir, en la dermis), los pacientes corren el riesgo de desarrollar nódulos.[7,16] Un factor de riesgo adicional para el desarrollo de nódulos es la inyección de grandes bolos de producto.[7]

De los 2 800 casos estudiados, los nódulos representaron 33.7% de las complicaciones.[3] Por fortuna, los nódulos a menudo mejoran con un masaje en el área. También pueden tratarse con hialuronidasa, escisión, dispositivos de radiofrecuencia o láser, y antibióticos orales.[7,22,30,70] Algunos abogan por el tratamiento con esteroides, mientras que otros recomiendan evitarlo hasta que se haya descartado en forma concluyente la infección o la contaminación. Esto es porque, cuando se tratan nódulos de relleno de aparición tardía de cualquier producto, la infección subclínica, la contaminación o una posible biopelícula siempre deben considerarse como posibles etiologías. Los antibióticos orales como los macrólidos, que tienen actividades antiinflamatorias e inmunomoduladoras multimodales, pueden ser de ayuda, al igual que la hialuronidasa, incluso para rellenos que no sean de AH, ahí donde pueda facilitar la dispersión del nódulo dentro del tejido.[69]

Los nódulos de aparición tardía pueden ser más resistentes al tratamiento con hialuronidasa, y se requieren múltiples tratamientos de varios cientos de unidades cada uno.[7] En más de 4 700 tratamientos realizados con relleno hialurónico utilizando la tecnología Vycross, 23 pacientes reportaron nódulos de aparición tardía (0.5%).[71] El tiempo medio desde la inyección a la formación de nódulos fue de 4 meses y la mayoría se resolvió en alrededor de 6 semanas.[71] Es interesante mencionar que 9/23 (39%) de los pacientes tuvieron un disparador inmunológico identificable como síntomas parecidos a los de la gripe o procedimientos dentales.[71] Cuando se atribuyen de manera anecdótica complicaciones a cualquier producto específico, debe tenerse en cuenta que los productos usados con más frecuencia por lógica darán lugar a más reportes de complicaciones. Las comparaciones basadas en la evidencia entre productos con respecto a los riesgos de complicaciones requieren estudios prospectivos controlados.

Los verdaderos granulomas, que requieren un diagnóstico histopatológico, pueden tratarse con corticosteroides intralesión o escisión.[6]

En resumen, puede disminuirse el riesgo de formación de nódulos eligiendo los productos de relleno apropiados para el plano tisular deseado y aplicar inyecciones de volumen pequeño dispersando el producto en todo el tejido.

Efecto Tyndall

La inyección superficial de AH u otros rellenos translúcidos puede causar un efecto Tyndall, el cual es una decoloración azulosa de la piel debido a la dispersión de la luz por el producto de relleno aplicado de manera superficial.[6,16,72] Es más probable que ocurra en áreas donde la piel es más delgada, como los surcos lagrimales y las líneas periorales.[72] El efecto Tyndall es más aparente cuando se depositan en el tejido alícuotas o bolos de relleno más grandes. Para minimizar el riesgo de este efecto, se recomienda evitar las inyecciones inadecuadamente superficiales, depositar cantidades más pequeñas de relleno, y elegir productos con un G′ más bajo y una cohesividad más alta.[12,72] Las opciones de tratamiento incluyen hialuronidasa, incisión de la piel y extrusión del producto con una aguja de pequeño calibre y masaje tisular.[6,72]

Eventos adversos graves

Los eventos adversos graves que se han reportado relacionados con los rellenos faciales incluyen compromiso u oclusión vascular, que resulta en necrosis cutánea, ceguera y eventos del sistema nervioso central (SNC). Hay varios sitios anatómicos que ponen al paciente en un riesgo más alto de estos graves resultados adversos, como la glabela, la frente, las sienes, los pliegues nasolabiales y la nariz.[3,73,74] Sin embargo, la oclusión vascular, la necrosis y las secuelas oculares pueden ocurrir después de la inyección en casi todas las áreas de la cara.

La inyección intravascular inadvertida ha sido bien reportada en la literatura.[22,53,74-79] En 2015, la FDA emitió una comunicación de seguridad respecto a la inyección intravascular no intencional.[73,80] La canalización inadvertida de una arteria puede permitir inyectar el relleno en el sistema vascular, lo que provoca una respuesta isquémica o embólica. Se ha demostrado que la inyección intravascular puede ocurrir tanto con las agujas como con las cánulas,[4] aunque muchos consideran que el uso apropiado de una cánula calibre 22 disminuye el riesgo. La isquemia tisular se presenta con decoloración violácea a gris azulada con dolor desproporcionado a la exploración, seguida de decoloración o erosiones cutáneas.[6,78] En un intento por prevenir la inyección intravascular, los médicos recomiendan retirar el émbolo para buscar rastros de sangre; sin embargo, debido a la naturaleza viscosa de los productos de relleno, y a las agujas de pequeño calibre usadas para la inyección, esto puede dar un resultado falso negativo.[7,75,76] Otros métodos sugeridos para prevenir la inyección intravascular incluyen el uso de presión digital sobre las áreas de alto riesgo,[73] minimizar la presión de la inyección, infiltrar pequeños volúmenes, usar cánulas 22G cuando sea posible o bien agujas de diámetro pequeño, inyección concomitante de epinefrina y el uso de jeringas más pequeñas para disminuir la presión de la inyección.[4,73,74,76] Las inyecciones deben suspenderse de inmediato ante cualquier queja de dolor grave.[76]

Recién se ha propuesto el uso de imágenes ultrasonográficas de alta frecuencia durante los procedimientos de relleno para ayudar a evitar la inyección intravascular inadvertida.

Puede haber necrosis a consecuencia de la inyección intravascular, así como de la compresión tisular o lesión relacionada con el producto de relleno.[81]

Los síntomas visuales son un temido evento adverso con las inyecciones de relleno. El primer caso de ceguera asociada con una inyección en el cuero cabelludo se reportó en 1963.[76,82] El mecanismo de compromiso visual se ha propuesto como resultado de una inyección intravascular inadvertida[73] que causa un flujo retrógrado del producto en las arterias oftálmica o retiniana central, provocando en última instancia una diseminación de microémbolos a la retina.[7,83] Se han reportado en la literatura varios casos de pérdida de la visión parcial o completa, algunos con síntomas del SNC concomitantes.[3,4,76] Beleznay y cols. identificaron 48 nuevos casos en la literatura de enero de 2015 a septiembre de 2018. Las áreas de alto riesgo para el compromiso visual incluyen la región nasal (56.3%), la glabela (27.1%), la frente (18.8%) y los pliegues nasolabiales (14.6%), siendo el relleno de ácido hialurónico el producto más empleado (81.3%), lo cual refleja el hecho de que la gran mayoría de las inyecciones de relleno en el mundo es de ácido hialurónico. Estudios previos identificaron a la grasa autóloga como el producto más común que puede provocar compromiso visual,[4,74,76] lo que puede estar relacionado con las técnicas más traumáticas y los bolos más grandes utilizados en los primeros días del injerto de grasa. Los síntomas más comunes de compromiso visual incluyeron pérdida de visión, dolor, oftalmoplejia y ptosis. Alrededor de 43.8% de los pacientes cursó con cambios cutáneos concomitantes y 18.8% también presentó en las imágenes cambios en el SNC como rasgos parecidos al AVC o infarto cerebral.[4] Diez pacientes experimentaron una recuperación completa, y ocho tuvieron una recuperación parcial de su visión.[4] Es importante diferenciar entre los eventos espásticos visuales vasculares y los vaso-oclusivos/embólicos. Los primeros son similares a una migraña o a una migraña con aura, y se resuelven de manera espontánea, mientras que los eventos vaso-oclusivos/embólicos son más graves y a menudo tienen resultados de larga duración y devastadores.[84]

La retina se ha considerado capaz de sobrevivir solo por unos 90 minutos sin un suministro sanguíneo adecuado, aunque algunos argumentan que tan solo 15 minutos pueden provocar un daño permanente.[4,85] Como tal, los médicos deben tener un plan de acción listo y disponible para abordar cualquier resultado adverso grave. Se ha propuesto la hialuronidasa retrobulbar como un método de tratar la ceguera debida a la oclusión de la arteria retiniana; sin embargo, a la fecha no hay reportes verificables a nivel de alta evidencia de la reversión de la ceguera con esta técnica.[56,85] Los protocolos que se han desarrollado incluyen respirar en una bolsa de papel para promover la vasodilatación, masaje ocular, inyecciones de heparina, esteroides sistémicos y antibióticos.[4,87] También se ha propuesto el timolol tópico. Otras opciones que los oftalmólogos y otros especialistas pueden considerar incluyen paracentesis de la cámara anterior, gliceril trinitrato sublingual, oxígeno hiperbárico, inyección intravascular o intravenosa directa de hialuronidasa con uroquinasa, acetazolamida intravenosa, manitol o prostaglandinas.[4] El uso de pasta de nitroglicerina es controversial, con algunas recomendaciones para su aplicación en el área dos o tres veces al día mientras el paciente no desarrolle cefaleas o mareo[6,81,88] y otras manifestaciones que puedan derivar la sangre lejos del área isquémica. Los pacientes que sufren eventos adversos graves como compromiso visual deben ser evaluados oftalmológica y neurológicamente, porque recién ha surgido la preocupación de que el infarto cerebral y otras patologías del SNC pueden ser más comunes de lo que se pensaba.[89-96] Cuando sea apropiado, los pacientes que no responden bien a los tratamientos deben ser transferidos con rapidez a la sala de urgencias.

La determinación de cuáles son los tratamientos efectivos y cuáles no lo son no se ve obstaculizada por el hecho de que el análisis de las complicaciones procedimentales es, por naturaleza, retrospectivo y anecdótico.[97]

Protocolo para abordar la oclusión vascular vía relleno

Todo médico debe tener protocolos para abordar la inyección intravascular de la inyección de rellenos, la necrosis cutánea o los síntomas visuales. Es crucial que el personal del consultorio esté bien educado respecto a los signos y síntomas que deben buscar en el caso de que un paciente llame con preocupaciones después de recibir inyecciones de relleno.[7]

A la fecha no existe un estándar de cuidado aceptado y basado en la evidencia para tratar a estos pacientes; sin embargo, hay recomendaciones expertas y de consenso.[4,54] Las inyecciones deben cesar de inmediato si surgen preocupaciones respecto a eventos adversos graves. Si hay síntomas visuales, es ideal evaluar y documentar los cambios visuales y confirmar el diagnóstico antes de cualquier intervención, aunque esto no debe retrasar de manera significativa las intervenciones.[4,96] Al considerar una oclusión vascular con necrosis cutánea inminente, deben aplicarse de inmediato inyecciones de hialuronidasa a 10 a 20 unidades por 0.1 mL de relleno HA inyectado hasta varios cientos de unidades.[20,78,81] Debe inyectarse la hialuronidasa en el sitio de colocación del relleno.[96] Pueden aplicarse repetidas inyecciones de hialuronidasa cada hora hasta la resolución.[98]

Hoy día no hay certeza de si la cinesia de la inyección retrobulbar de hialuronidasa y el subsecuente pasaje transarterial pueden lograr la concentración local de hialuronidasa necesaria y mantenerla para disolver los émbolos de relleno en el sistema arterial oftálmico-retiniano.[86,89] Para pacientes con síntomas visuales, la inyección de hialuronidasa también puede aplicarse en las hendiduras supraorbitaria y supratroclear, con el objetivo de canulizar las arterias y empujar la hialuronidasa en forma retrógrada hasta el sitio requerido de acción.[4,83,96,100]

▶ CONCLUSIONES

El aumento de tejido blando es un componente valioso del arsenal cosmético. Existen muchas opciones disponibles para proporcionar óptimas alternativas para condiciones clínicas particulares. Los productos de relleno aprobados por organismos regulatorios como la FDA son seguros y efectivos en lograr los resultados cosméticos deseados. Las inyecciones deben ser aplicadas por médicos con el entrenamiento apropiado que cuentan con un sólido entendimiento de la anatomía facial. Aún más, los médicos que inyectan deben ser muy conscientes de los posibles eventos adversos y tener preparado un plan de acción, en particular para la oclusión vascular y la necrosis cutánea significativa.

REFERENCIAS

1. Imadojemu S, Sarwer DB, Percec I, et al. Influence of surgical and minimally invasive facial cosmetic procedures on psychosocial outcomes: a systematic review. *JAMA Dermatol.* 2013;149(11):1325-1333.
2. Surgeons ASoP. 2018 Plastic Surgery Statistics Report. https://www.plasticsurgery.org/documents/News/Statistics/2018/cosmetic-procedure-trends-2018.pdf.
3. Beauvais D, Ferneini EM. Complications and litigation associated with injectable facial fillers: a cross-sectional study. *J Oral Maxillofac Surg.* 2020;78(1):133-140.
4. Beleznay K, Carruthers JDA, Humphrey S, Carruthers A, Jones D. Update on avoiding and treating blindness from fillers: a recent review of the world literature. *Aesthet Surg J.* 2019;39(6):662-674.
5. Liu MH, Beynet DP, Gharavi NM. Overview of deep dermal fillers. *Facial Plast Surg.* 2019;35(3):224-229.
6. Alam M, Gladstone H, Kramer EM, et al. ASDS guidelines of care: injectable fillers. *Dermatol Surg.* 2008;34(suppl 1): S115-S148.

7. Alam M, Tung R. Injection technique in neurotoxins and fillers: indications, products, and outcomes. *J Am Acad Dermatol*. 2018;79(3):423-435.

8. Lee W, Hwang SG, Oh W, Kim CY, Lee JL, Yang EJ. Practical guidelines for hyaluronic acid soft-tissue filler use in facial rejuvenation. *Dermatol Surg*. 2020;46(1):41-49.

9. Guy GP, Berkowitz Z, Jones SE, et al. State indoor tanning laws and adolescent indoor tanning. *Am J Public Health*. 2014;104(4):e69-e74. doi:10.2015/AJPH.2013.301850.

10. Sundaram H, Voigts B, Beer K, Meland M. Comparison of the rheological properties of viscosity and elasticity in two categories of soft tissue fillers: calcium hydroxylapatite and hyaluronic acid. *Dermatol Surg*. 2010;36(suppl 3):1859-1865.

11. Rossi AM, Fitzgerald R, Humphrey S. Facial soft tissue augmentation in males: an anatomical and practical approach. *Dermatol Surg*. 2017;43(suppl 2):S131-S139.

12. Sundaram H, Fagien S. Cohesive polydensified matrix hyaluronic acid for fine lines. *Plast Reconstr Surg*. 2015;136(5 suppl):149S-163S.

13. Sundaram H, Cassuto D. Biophysical characteristics of hyaluronic acid soft-tissue fillers and their relevance to aesthetic applications. *Plast Reconstr Surg*. 2013;132(4 suppl 2):5S-21S.

14. Sundaram H, Rohrich RJ, Liew S, et al. Cohesivity of hyaluronic acid fillers: development and clinical implications of a novel assay, pilot validation with a five-point grading scale, and evaluation of six U.S. Food and Drug Administration-approved fillers. *Plast Reconstr Surg*. 2015;136(4):678-686.

15. Edsman KLM, Ohrlund A. Cohesion of hyaluronic acid fillers: correlation between cohesion and other physicochemical properties. *Dermatol Surg*. 2018;44(4):557-562.

16. Alam M, Tung R. Injection technique in neurotoxins and fillers: planning and basic technique. *J Am Acad Dermatol*. 2018;79(3):407-419.

17. Dayan S, Bruce S, Kilmer S, et al. Safety and effectiveness of the hyaluronic acid filler, HYC-24L, for lip and perioral augmentation. *Dermatol Surg*. 2015;41(suppl 1):S293-S301.

18. Vleggaar D, Fitzgerald R, Lorenc ZP, et al. Consensus recommendations on the use of injectable poly-L-lactic acid for facial and nonfacial volumization. *J Drugs Dermatol*. 2014;13(4 suppl):s44-s51.

19. Administration UFD. *Dermal Fillers Approved by the Center for Devices and Radiological Health*; 2018. Disponible en https://www.fda.gov/medical-devices/cosmetic-devices/dermal-fillers-approved-center-devices-and-radiological-health. Acceso en octubre 9, 2019.

20. Carruthers A, Carruthers J. *Soft Tissue Augmentation*. 4th ed. Philadelphia, PA: Elsevier; 2018.

21. Hamilton RG, Strobos J, Adkinson NF Jr. Immunogenicity studies of cosmetically administered nonanimal-stabilized hyaluronic acid particles. *Dermatol Surg*. 2007;33(suppl 2):S176-S185.

22. Humphrey S, Carruthers J, Carruthers A. Clinical experience with 11,460 mL of a 20-mg/mL, smooth, highly cohesive, viscous hyaluronic acid filler. *Dermatol Surg*. 2015;41(9):1060-1067.

23. *Vitrase* [inserto del empaque]. Tampa, FL: Bausch & Lomb Inc; 2014.

24. *Amphadase* [inserto del empaque]. Rancho Cucamonga, CA: Amphastar Pharmaceuticals Inc; 2015.

25. *Hylenex* [inserto del empaque]. San Diego, CA: Halozyme Therapeutics Inc; 2016.

26. Lambros V. The use of hyaluronidase to reverse the effects of hyaluronic acid filler. *Plast Reconstr Surg*. 2004;114(1):277.

27. Summary of safety and effectiveness data. In: Administration USFaD, ed. *Poly-L-Lactic-Acid*. Disponible en https://www.accessdata.fda.gov/cdrh_docs/pdf3/p030050b.pdf. Acceso en octubre 9, 2019.

28. Bartus C, William Hanke C, Daro-Kaftan E. A decade of experience with injectable poly-L-lactic acid: a focus on safety. *Dermatol Surg*. 2013;39(5):698-705.

29. Bassichis B, Blick G, Conant M, et al. Injectable poly-L-lactic acid for human immunodeficiency virus-associated facial lipoatrophy: cumulative year 2 interim analysis of an open-label study (FACES). *Dermatol Surg*. 2012;38(7 pt 2):1193-1205.

30. Wu DC, Goldman MP. The efficacy of massage in reducing nodule formation after poly-L-lactic acid administration for facial volume loss: a randomized, evaluator-blinded clinical trial. *Dermatol Surg*. 2016;42(11):1266-1272.

31. Busso M, Voigts R. An investigation of changes in physical properties of injectable calcium hydroxylapatite in a carrier gel when mixed with lidocaine and with lidocaine/epinephrine. *Dermatol Surg*. 2008;34(suppl 1):S16-S23; discussion S24.

32. Alam M, Havey J, Pace N, Pongprutthipan M, Yoo S. Large-particle calcium hydroxylapatite injection for correction of facial wrinkles and depressions. *J Am Acad Dermatol*. 2011;65(1):92-96.

33. Radiesse. En: Administration USFaD, ed. *Poly-L-Lactic-Acid*. Disponible en https://www.accessdata.fda.gov/cdrh_docs/pdf3/p030050b.pdf. Acceso en octubre 9, 2019.

34. Silvers SL, Eviatar JA, Echavez MI, Pappas AL. Prospective, open-label, 18-month trial of calcium hydroxylapatite (Radiesse) for facial soft-tissue augmentation in patients with human immunodeficiency virus-associated lipoatrophy: one-year durability. *Plast Reconstr Surg*. 2006;118(3 suppl):34S-45S.

35. Alam M, Yoo SS. Technique for calcium hydroxylapatite injection for correction of nasolabial fold depressions. *J Am Acad Dermatol*. 2007;56(2):285-289.

36. Robinson DM. In vitro analysis of the degradation of calcium hydroxylapatite dermal filler: a proof-of-concept study. *Dermatol Surg*. 2018;44(suppl 1):S5-S9.

37. Rullan PP, Olson R, Lee KC. The use of intralesional sodium thiosulfate to dissolve facial nodules from calcium hydroxylapatite. *Dermatol Surg*. 2019.

38. Eremia S, Newman N. Long-term follow-up after autologous fat grafting: analysis of results from 116 patients followed at least 12 months after receiving the last of a minimum of two treatments. *Dermatol Surg*. 2000;26(12):1150-1158.

39. BellaFill instructions for use. En: Administration USFaD, ed. *BellaFill*. Disponible en https://www.accessdata.fda.gov/cdrh_docs/pdf2/P020012S009c.pdf. Acceso en octubre 9, 2019.

40. Cohen S, Dover J, Monheit G, et al. Five-year safety and satisfaction study of PMMA-collagen in the correction of naso-labial folds. *Dermatol Surg*. 2015;41(suppl 1):S302-S313.

41. Karnik J, Baumann L, Bruce S, et al. A double-blind, randomized, multicenter, controlled trial of suspended polyme-thylmethacrylate microspheres for the correction of atrophic facial acne scars. *J Am Acad Dermatol*. 2014;71(1):77-83.

42. Sundaram H, Carruthers J. *Glabella/central brown*. In: *Soft Tissue Augmentation*. 3rd ed. Elsevier; 2012.

43. Carruthers J, Carruthers A. Three-dimensional forehead reflation. *Dermatol Surg*. 2015;41(suppl 1):S321-S324.

44. Busso M, Howell DJ. Forehead recontouring using calcium hydroxylapatite. *Dermatol Surg*. 2010;36(suppl 3):1910-1913.

45. Viana GA, Osaki MH, Cariello AJ, Damasceno RW, Osaki TH. Treatment of the tear trough deformity with hyaluronic acid. *Aesthet Surg J*. 2011;31(2):225-231.

46. Kwak TI, Oh M, Kim JJ, Moon du G. The effects of penile girth enhancement using injectable hyaluronic acid gel, a filler. *J Sex Med*. 2011;8(12):3407-3413.

47. Casavantes L, Lemperle G, Morales P. Penile girth enhancement with polymethylmethacrylate-based soft tissue fillers. *J Sex Med*. 2016;13(9):1414-1422.

48. Hexsel D, Dal'Forno T, Caspary P, Hexsel CL. Soft-tissue augmentation with hyaluronic acid filler for labia majora and mons pubis. *Dermatol Surg*. 2016;42(7):911-914.

49. Farhadian JA, Bloom BS, Brauer JA. Male aesthetics: a review of facial anatomy and pertinent clinical implications. *J Drugs Dermatol*. 2015;14(9):1029-1034.

50. Moretti G, Ellis RA, Mescon H. Vascular patterns in the skin of the face. *J Invest Dermatol*. 1959;33:103-112.

51. Mayrovitz HN, Regan MB. Gender differences in facial skin blood perfusion during basal and heated conditions deter-mined by laser Doppler flowmetry. *Microvasc Res*. 1993;45(2):211-218.

52. Baker DC, Stefani WA, Chiu ES. Reducing the incidence of hematoma requiring surgical evacuation following male rhytidectomy: a 30-year review of 985 cases. *Plast Reconstr Surg*. 2005;116(7):1973-1985; discussion 1986-1977.

53. Alam M, Kakar R, Nodzenski M, et al. Multicenter prospective cohort study of the incidence of adverse events associated with cosmetic dermatologic procedures: lasers, energy devices, and injectable neurotoxins and fillers. *JAMA Dermatol*. 2015;151(3):271-277.

54. Signorini M, Liew S, Sundaram H, et al. Global aesthetics consensus: avoidance and management of complications from hyaluronic acid fillers-evidence- and opinion-based review and consensus recommendations. *Plast Reconstr Surg*. 2016;137(6):961e-971e.

55. DeLorenzi C. Complications of injectable fillers, part I. *Aesthet Surg J*. 2013;33(4):561-575.

56. DeLorenzi C. Complications of injectable fillers, part 2: vascular complications. *Aesthet Surg J*. 2014;34(4):584-600.

57. Leu S, Havey J, White LE, et al. Accelerated resolution of laser-induced bruising with topical 20% arnica: a rater-blinded randomized controlled trial. *Br J Dermatol*. 2010;163(3):557-563.

58. Mayo TT, Khan F, Hunt C, Fleming K, Markus R. Comparative study on bruise reduction treatments after bruise induc-tion using the pulsed dye laser. *Dermatol Surg*. 2013;39(10):1459-1464.

59. Cohen JL, Bhatia AC. The role of topical vitamin K oxide gel in the resolution of postprocedural purpura. *J Drugs Dermatol*. 2009;8(11):1020-1024.

60. Ho D, Jagdeo J, Waldorf HA. Is there a role for arnica and bromelain in prevention of post-procedure ecchymosis or edema? A systematic review of the literature. *Dermatol Surg*. 2016;42(4):445-463.

61. Karen JK, Hale EK, Geronemus RG. A simple solution to the common problem of ecchymosis. *Arch Dermatol*. 2010;146(1):94-95.

62. Brauer JA, Geronemus RG. Rapid resolution of post-face lift ecchymoses. *Plast Reconstr Surg*. 2013;132(6):1084e-1085e.

63. DeFatta RJ, Krishna S, Williams EF III. Pulsed-dye laser for treating ecchymoses after facial cosmetic procedures. *Arch Facial Plast Surg*. 2009;11(2):99-103.

64. Narurkar V. Post filler ecchymosis resolution with intense pulsed light. *J Drugs Dermatol*. 2018;17(11):1184-1185.

65. Jeong GJ, Kwon HJ, Park KY, Kim BJ. Pulsed-dye laser as a novel therapeutic approach for post-filler bruises. *Dermatol Ther*. 2018;31(6):e12721.

66. Dixit S, Lowe P, Fischer G, Lim A. Ice anaesthesia in procedural dermatology. *Australas J Dermatol*. 2013;54(4):273-276.

67. Nestor MS, Ablon GR, Stillman MA. The use of a contact cooling device to reduce pain and ecchymosis associated with dermal filler injections. *J Clin Aesthet Dermatol*. 2010;3(3):29-34.

68. Smith KC, Comite SL, Balasubramanian S, Carver A, Liu JF. Vibration anesthesia: a noninvasive method of reducing discomfort prior to dermatologic procedures. *Dermatol Online J*. 2004;10(2):1.

69. Cassuto D, Sundaram H. A problem-oriented approach to nodular complications from hyaluronic acid and calcium hydroxylapatite fillers: classification and recommendations for treatment. *Plast Reconstr Surg*. 2013;132(4 suppl 2):48S-58S.

70. Hong JY, Suh JH, Ko EJ, Im SI, Kim BJ, Kim MN. Chronic, intractable nodules after filler injection successfully treated with a bipolar radiofrequency device. *Dermatol Ther*. 2017;30(1).

71. Beleznay K, Carruthers JD, Carruthers A, Mummert ME, Humphrey S. Delayed-onset nodules secondary to a smooth cohesive 20 mg/mL hyaluronic acid filler: cause and management. *Dermatol Surg*. 2015;41(8):929-939.

72. King M. Management of Tyndall effect. *J Clin Aesthet Dermatol*. 2016;9(11):E6-E8.

73. Rodriguez LM, Martin SJ, Lask G. Targeted digital pressure to potentially minimize intravascular retrograde filler injections. *Dermatol Surg*. 2017;43(2):309-312.

74. Beleznay K, Carruthers JD, Humphrey S, Jones D. Avoiding and treating blindness from fillers: a review of the world literature. *Dermatol Surg*. 2015;41(10):1097-1117.

75. Carey W, Weinkle S. Retraction of the plunger on a syringe of hyaluronic acid before injection: are we safe? *Dermatol Surg*. 2015;41(suppl 1):S340-S346.

76. Carruthers JD, Fagien S, Rohrich RJ, Weinkle S, Carruthers A. Blindness caused by cosmetic filler injection: a review of cause and therapy. *Plast Reconstr Surg*. 2014;134(6):1197-1201.

77. Minkis K, Whittington A, Alam M. Dermatologic surgery emergencies: complications caused by occlusion and blood pressure. *J Am Acad Dermatol*. 2016;75(2):243-262.

78. Hirsch RJ, Cohen JL, Carruthers JD. Successful management of an unusual presentation of impending necrosis following a hyaluronic acid injection embolus and a proposed algorithm for management with hyaluronidase. *Dermatol Surg*. 2007;33(3):357-360.

79. Schanz S, Schippert W, Ulmer A, Rassner G, Fierlbeck G. Arterial embolization caused by injection of hyaluronic acid (Restylane). *Br J Dermatol*. 2002;146(5):928-929.

80. Administration UFD. *Unintentional Injection of Soft Tissue Filler Into Blood Vessels in the Face: FDA Safety Communication - Risk of Serious Patient Injury*. 2015. https://wayback.archive-it.org/7993/20170406123714/https://www.fda.gov/Safety/MedWatch/SafetyInformation/SafetyAlertsforHumanMedicalProducts/ucm448439.htm.

81. Cohen JL, Biesman BS, Dayan SH, et al. Treatment of hyaluronic acid filler-induced impending necrosis with hyaluronidase: consensus recommendations. *Aesthet Surg J*. 2015;35(7):844-849.

82. von Bahr G. Multiple embolisms in the fundus of an eye after an injection in the scalp. *Acta Ophthalmol (Copenh)*. 1963;41:85-91.

83. Goodman GJ, Clague MD. A rethink on hyaluronidase injection, intraarterial injection, and blindness: is there another option for treatment of retinal artery embolism caused by intraarterial injection of hyaluronic acid? *Dermatol Surg*. 2016;42(4):547-549.

84. Fagien S. Commentary on a rethink on hyaluronidase injection, intra-arterial injection and blindness. *Dermatol Surg*. 2016;42(4):549-552.

85. Tobalem S, Schutz JS, Chronopoulos A. Central retinal artery occlusion – rethinking retinal survival time. *BMC Ophthalmol*. 2018;18(1):101.

86. Zhu GZ, Sun ZS, Liao WX, et al. Efficacy of retrobulbar hyaluronidase injection for vision loss resulting from hyaluronic acid filler embolization. *Aesthet Surg J*. 2017;38(1):12-22.

87. Humzah MD, Ataullah S, Chiang C, Malhotra R, Goldberg R. The treatment of hyaluronic acid aesthetic interventional induced visual loss (AIIVL): a consensus on practical guidance. *J Cosmet Dermatol*. 2019;18(1):71-76.

88. Kleydman K, Cohen JL, Marmur E. Nitroglycerin: a review of its use in the treatment of vascular occlusion after soft tissue augmentation. *Dermatol Surg*. 2012;38(12):1889-1897.

89. Sito G, Manzoni V, Sommariva R. Vascular complications after facial filler injection: a literature review and meta-analysis. *J Clin Aesthet Dermatol*. 2019;12(6):E65-E72.

90. Ansari ZA, Choi CJ, Rong AJ, Erickson BP, Tse DT. Ocular and cerebral infarction from periocular filler injection. *Orbit*. 2019;38(4):322-324.

91. Hufschmidt K, Bronsard N, Foissac R, et al. The infraorbital artery: clinical relevance in esthetic medicine and identification of danger zones of the midface. *J Plast Reconstr Aesthet Surg*. 2019;72(1):131-136.

92. Jagdeo J, Hruza G. The Food and Drug administration safety communication on unintentional injection of soft-tissue filler into facial blood vessels: important points and perspectives. *Dermatol Surg*. 2015;41(12):1372-1374.

93. Liu L, Yin M, Liu S, Hu M, Zhang B. Facial filler causes stroke after development of cerebral fat embolism. *Lancet*. 2020;395(10222):449.

94. Lin YC, Chen WC, Liao WC, Hsia TC. Central retinal artery occlusion and brain infarctions after nasal filler injection. *QJM*. 2015;108(9):731-732.

95. He MS, Sheu MM, Huang ZL, Tsai CH, Tsai RK. Sudden bilateral vision loss and brain infarction following cosmetic hyaluronic acid injection. *JAMA Ophthalmol*. 2013;131(9):1234-1235.

96. Goodman GJ, Magnusson MR, Callan P, et al. A consensus on minimizing the risk of hyaluronic acid embolic visual loss and suggestions for immediate bedside management. *Aesthet Surg J*. 2019.

97. Sundaram H, Magnusson M, Papadopoulos T. Filler problems. In: Nahai F, Wojno T, eds. *Problems in Periorbital Surgery*. Stuttgart, Germany: Thieme; 2019:263-286.

98. DeLorenzi C. New high dose pulsed hyaluronidase protocol for hyaluronic acid filler vascular adverse events. *Aesthet Surg J*. 2017;37(7):814-825.

99. Papadopoulos T, Sundaram H, Magnusson M. Transarterial hyaluronidase: development of a pilot, real-time, in vivo model and the implications for treatment of visual loss from hyaluronic acid filler embolization. Paper presented at: Am Soc Aesthet Plast Surg Annual Meeting 2019; New Orleans, LA.

100. Tansatit T, Apinuntrum P, Phetudom T. An anatomic basis for treatment of retinal artery occlusions caused by hyaluronic acid injections: a cadaveric study. *Aesthet Plast Surg*. 2014;38(6):1131-1137.

Dispositivos láser y de luz en la medicina estética

Jordan V. Wang, MD, MBE, MBA, y Nazanin Saedi, MD

Puntos destacados

- El uso de dispositivos láser, de luz y basados en la energía en la medicina estética ha crecido de manera exponencial en años recientes.
- La luz pulsada intensa es uno de los dispositivos más versátiles y utilizados en la dermatología estética, con aplicaciones para el tratamiento del fotoenvejecimiento, las telangiectasias, la depilación y una variedad de condiciones de la piel.
- La fototermólisis selectiva es el proceso en el cual la terapia láser usa una longitud de onda de energía particular para dirigirse a una estructura específica dentro del tejido.
- Los láseres estéticos incluyen dispositivos ablativos y no ablativos, los cuales pueden ser fraccionados para reducir el tiempo de inactividad.
- Además de los dispositivos de láser y de luz, los dispositivos de energía que utilizan tecnologías de radiofrecuencia, ultrasonido y microondas tienen aplicaciones estéticas.

El campo de la medicina estética ha seguido creciendo en años recientes, en especial a medida que la tecnología detrás de los dispositivos láser, de luz y basados en la energía ha continuado desarrollándose. Los que alguna vez fueron considerados procedimientos revolucionarios y pioneros han evolucionado para convertirse en los pilares del tratamiento cosmético moderno. En 2017, los miembros de la American Society for Dermatologic Surgery (ASDS) realizaron casi 3.3 millones de procedimientos con láser, luz y basados en la energía, cifra que aumentó de forma significativa de 2 millones de procedimientos en 2012.[1] Con la amplia adopción y el uso rutinario de estos dispositivos, los médicos estéticos deben estar familiarizados con las tecnologías que por lo regular se utilizan en este campo. Este capítulo proporcionará un panorama de los dispositivos láser, de luz y basados en la energía de uso común en la medicina estética.

▶ ANTECEDENTES

El uso de la tecnología láser en la medicina estética se remonta a la década de 1960, cuando Theodore Maiman desarrolló el primer láser de aplicación clínica. Años después, el Dr. Leon Goldman demostró el uso de láseres para varias aplicaciones dermatológicas, incluidas la remoción de tatuajes y la destrucción de la piel por lesión. En la década de 1980, los Drs. R. Rox Anderson y John Parrish publicaron la teoría de la fototermólisis selectiva, un proceso por el cual puede utilizarse una longitud de onda de una energía particular para dirigirse a y destruir de manera selectiva una estructura específica dentro de la piel.[2,3] Desde entonces, el arsenal dermatológico se ha expandido de forma exponencial para incluir una miríada de dispositivos láser, de luz y basados en la energía con aplicaciones para su uso en la dermatología estética.

▶ LUZ PULSADA INTENSA

El dispositivo de luz pulsada intensa (LPI) es uno de los más usados y versátiles dispositivos en la medicina estética. La tecnología LPI utiliza un flash estroboscópico de xenón para emitir un pulso de luz visible intenso y de amplio espectro, por lo regular en el rango del espectro electromagnético de 400 a 1 200 nm. Para proteger la epidermis durante el tratamiento, es importante enfriar la piel con el método de contacto, gel acuoso o aire frío exógeno forzado. En contraste con el láser, que emite una sola longitud de onda de energía, la LPI puede usarse para tratar numerosas condiciones de la piel, debido al amplio rango de longitudes de onda emitidos durante la terapia. Sin embargo, esta no selectividad es la razón por la que la LPI no suele ser un tratamiento específico para ningún trastorno cutáneo en particular. Ya que la LPI puede mejorar el rango de quejas con respecto a la piel, incluidas las telangiectasias y la despigmentación, a menudo se usa para tratar los signos cutáneos de fotodaño (figura 4.1). Los estudios han reportado una mejoría de alrededor de 50 a 75% en los componentes tanto vasculares como pigmentados, con un perfil de efectos secundarios bajo y tolerable.[4] También se pueden utilizar filtros de corte para dirigirse a estructuras y cromóforos específicos, como el filtro de 550 o 560 nm para el tratamiento de las telangiectasias. Otros usos comunes de la LPI incluyen fotodepilación, o retiro de vello, acné vulgaris, rosácea y melasma. Los médicos deben asegurar una sobreimposición adecuada de pulsos para evitar el "rayado", que puede manifestarse en la presencia de piel no tratada entre áreas tratadas. El rayado puede verse en especial con técnicas de tratamiento de un solo pase; usar múltiples pases orientados a distintos ángulos

FIGURA 4.1   **(A) Fotodaño en el pecho tratado con una sesión de luz pulsada intensa usando un filtro de 515 nm en los siguientes ajustes: fluidez 12 J/cm², anchura del pulso 10 ms, enfriamiento a 18 °C. (B) Seguimiento a 4 semanas. Note el ligero "rayado" evidente por un tratamiento bien demarcado *vs.* las áreas no tratadas.**

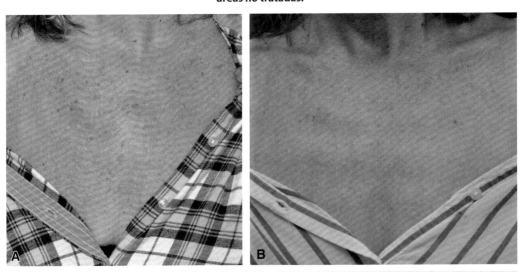

(Reimpresa con permiso de Chung KC. *Grabb and Smith's Plastic Surgery*. 8th ed. Philadelphia, PA: Wolters Kluwer; 2019.)

puede ayudar a menguar este riesgo. Debe tenerse cuidado en las pieles más oscuras o bronceadas, porque estos pacientes son más propensos a experimentar quemaduras cutáneas o alteraciones pigmentarias con la terapia LPI. La comodidad del paciente suele conseguirse solo con el enfriamiento de contacto o anestesia tópica. Para la mayoría de las indicaciones se requiere una serie de tratamientos con LPI para lograr el resultado deseado. Por lo general, los tratamientos se realizan a intervalos de 4 a 6 semanas hasta conseguir los resultados óptimos, y pueden requerirse retoques cada pocos meses de ahí en adelante.

▶ LÁSERES PARA LESIONES VASCULARES

Las lesiones vasculares son quejas comunes de los pacientes estéticos. Tales preocupaciones pueden incluir eritema de fondo, telangiectasias, poiquilodermia de Civatte, pequeñas venas en las piernas y manchas de vino de oporto. Por lo regular el láser de colorante pulsado (LCP) ha sido el láser prototípico para estos problemas (figura 4.2). Sin embargo, pueden usarse otros láseres, incluidos el láser potasio tifanil fosfato (KTP, por sus siglas en inglés) de 532 nm, el láser de alejandrita de 755 nm y el láser de neodimio:itrio-aluminio-granate (Nd:YAG, por sus siglas en inglés) de 1 064 nm.

El LCP fue el primero en desarrollarse para tratar las malformaciones capilares y las manchas de vino de oporto, pero su uso se ha expandido al tratamiento de lesiones vasculares de diversas etiologías. Los láseres iniciales emitían una luz de 577 nm; los dispositivos modernos emiten 585 o 595 nm para permitir una penetración más profunda del tejido (hasta 1.2 mm). Los parámetros de tratamiento pueden ajustarse para provocar respuestas específicas según el tiempo de inactividad postratamiento deseado y la eficacia clínica. Por ejemplo, las duraciones de pulso más cortas pueden causar púrpura por coagulación intravascular, pero también pueden ser más efectivas para tratar las lesiones. En contraste, las duraciones de pulso más prolongadas pueden ofrecer un tiempo más reducido de inactividad, pero pueden requerir múltiples tratamientos para lograr el resultado clínico deseado. La adición de pulsos acumulados también puede ayudar a mejorar la eficacia clínica.[5] Los clínicos deben asegurar la sobreimposición adecuada de pulsos para evitar las "huellas", que aparecen como un patrón en panal de abeja en la presencia de piel no tratada entre los círculos tratados. Recién se ha desarrollado una luz de 585 nm con un láser de diodo, para evitar los kits de tinte, y en combinación con un escáner manual.[6]

El láser KTP se creó al pasar la luz de un láser Nd:YAG de 1 064 nm a través de un cristal KTP, que duplica la frecuencia y las mitades de la longitud de onda.[7] La longitud de onda resultante se absorbe de forma competitiva por la melanina, la oxihemoglobina y el pigmento de los

FIGURA 4.2   **Mancha de vino de oporto antes (A) y después (B) de múltiples tratamientos con láser de coloración pulsada.**

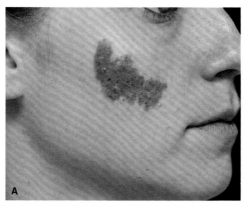
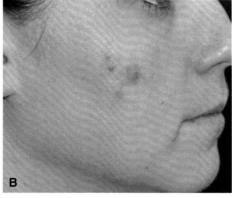

(Reimpresa con permiso de Chung KC. *Grabb and Smith's Plastic Surgery*. 8th ed. Philadelphia, PA: Wolters Kluwer; 2019.)

tatuajes. Por lo tanto, la despigmentación posprocedimiento puede ser un efecto colateral, en especial cuando se trata la piel de personas de color o bronceadas. En el caso de muchos láseres KTP, se utiliza una placa de zafiro o ventana de cristal heladas para proporcionar enfriamiento a la superficie de la piel y protegerla de lesión epidérmica. El reducido diámetro del haz a menudo induce menos efectos secundarios que el LCP, incluyendo hematomas, inflamación, dolor y eritema. Aunque el LCP de pulso largo ha mostrado lograr una mejor eliminación de las telangiectasias faciales, los pacientes a menudo prefieren múltiples tratamientos con KTP debido a su perfil de efectos secundarios favorable.[8]

El láser Nd:YAG también se usa para tratar lesiones vasculares, debido a su penetración más profunda y una afinidad disminuida por la melanina. Sin embargo, la longitud de onda de 1 064 nm tiene una absorción de hemoglobina mucho menor que los láseres LCP y KTP, lo cual hace necesario fluencias más altas o múltiples tratamientos. La penetración más profunda permite el tratamiento de vasos de calibre más grande, que por lo regular son más oscuros y más profundos dentro del tejido. Ejemplos de objetivos apropiados incluyen lagos venosos en los labios y telangiectasias perialares. La absorción limitada por parte de la melanina epidérmica hace que el Nd:YAG sea seguro en pieles más oscuras, mientras que otras longitudes de onda pueden causar una alteración pigmentaria postratamiento en estas personas. Cuando se utilizan fluencias más altas y duraciones de pulso más prolongadas, los médicos deben tener cautela con respecto al potencial de calentamiento volumétrico y daño colateral al tejido adyacente. Esto hace que el enfriamiento sea aún más importante para proteger la epidermis contra lesiones térmicas y cicatrices, y para controlar la incomodidad del paciente.

▶ LÁSERES PARA LESIONES PIGMENTADAS

Con la amplia adopción de los láseres de cambio de calidad, o *Q-switch* (QS), en la década de 1980, se revolucionó el tratamiento de las lesiones pigmentadas de la piel. Estos láseres se convirtieron pronto en el tratamiento estándar y aún lo son. Con la fototermólisis debe dirigirse suficiente energía al cromóforo objetivo con una duración de pulso que sea menor o igual a su tiempo de relajamiento térmico. Un fuerte estallido de energía aplicada durante esta pequeña cantidad de tiempo causa la rápida expansión y contracción del objetivo, con la subsecuente fragmentación mecánica de las partículas de pigmento a través de un efecto fotoacústico. Las partículas de pigmento se liberan en el espacio extracelular y se eliminan mediante el sistema linfático.

Los láseres QS de nanosegundo proporcionaron la capacidad de dirigirse de manera apropiada a los melanosomas y destruirlos. Estos láseres han sido un tratamiento efectivo para aclarar los lentigos. En pieles de tono oscuro mediano, deben usarse fluencias más bajas para reducir el riesgo de híper o hipopigmentación posinflamatoria. El Nd:YAG QS de 1 064 nm puede utilizarse también para pieles más oscuras. El punto final pretendido del tratamiento es hacerlas grises o blanquearlas por un rápido calentamiento del cromóforo objetivo. Los lentigos se oscurecen después durante varios días antes de aclararse o desaparecer. El tratamiento de las máculas "café con leche" se caracteriza por tener resultados mixtos, y por lo tanto se debe aconsejar de forma apropiada a los pacientes. Las lesiones pueden desaparecer al principio, pero suelen recurrir con el tiempo. A pesar de los avances médicos y en la tecnología láser, el melasma sigue siendo un trastorno pigmentario desafiante para tratarlo, donde solo se obtienen resultados modestos. Aunque la terapia láser puede aclarar la pigmentación asociada con el melasma, la dificultad aún es lograr una remisión a largo plazo incluso con una estricta fotoprotección concomitante y agentes aclarantes tópicos. Grandes estudios adicionales pueden enfocarse en combinar los tratamientos láser con ácido kójico, bakuchiol y formulaciones orales, intradérmicas y tópicas de ácido tranexámico.

Recién se han desarrollado láseres picosegundos (PS) que se han comercializado de forma amplia para el tratamiento de lesiones pigmentadas y tatuajes. Estos láseres envían energía en el rango de picosegundos, que equivalen a un trillonésimo de segundo. Si bien los láseres PS han estado disponibles por varios años, sus costos prohibitivos representaron un obstáculo mayor a su adopción generalizada. El campo está ahora experimentando un flujo de estudios científicos en la literatura médica demostrando su utilidad clínica.[9] Los láseres PS han mostrado ser efectivos para el tratamiento de varias lesiones y trastornos de la pigmentación, incluidos los lentigos solares, los nevos de Ota, el melasma y las máculas café con leche.[9-13]

▶ REMOCIÓN DE TATUAJES CON LÁSER

Los procedimientos de remoción de tatuajes con láser han experimentado una creciente demanda. En 2017 se realizaron alrededor de 85 000 procedimientos de remoción de tatuajes con láser, luz y basados en la energía, solo por los miembros de la ASDS.[1] Con la mejora en la tecnología y el aumento en el conocimiento del tratamiento de los pigmentos de tatuaje, los resultados clínicos han seguido mejorando. El primer paso en el tratamiento de los tatuajes es evaluar de manera adecuada el pigmento, ya que distintos pigmentos absorben de modo preferente longitudes de onda específicas. Por lo tanto, la meta de optimizar el tratamiento es dirigirse en forma específica al color correcto. Una rápida elevación en la temperatura del cromóforo objetivo provoca una onda de presión que supera la fuerza de tensión de la partícula de pigmento, causando que se rompa en pequeños fragmentos. Las duraciones de pulso cortas permiten la destrucción fotoacústica y fotomecánica del pigmento, evitando a la vez un daño térmico colateral significativo. En comparación con la melanina, los pigmentos de tatuaje tienen un tiempo de relajación térmica mucho más corto, así que las duraciones de pulso más cortas, en especial en el rango de picosegundos, pueden ser más eficaces.[14,15]

Por muchos años, los láseres QS de nanosegundo se consideraron el estándar de cuidado para la remoción de tatuajes.[16] Las longitudes de onda más comunes de los dispositivos láser para la remoción de tatuajes son 1 064, 532, 694 y 755 nm.[17-19] El láser Nd:YAG de 1 064 nm puede tratar tatuajes negros, azul oscuro y pardos, mientras que la frecuencia duplicada de 532 nm puede tratar los tatuajes de color pardo, rojo, anaranjado y amarillo. El láser alejandrita de 755 nm puede tratar de forma efectiva los colores negro, azul y verde, mientras que el láser de rubí de 694 nm puede remover el negro, el azul, el verde y el morado. Se sabe que algunos colores ofrecen resultados variables, como el morado, verde, amarillo y rojo. Los pigmentos de color carne son muy difíciles de tratar. Un fenómeno común que puede ocurrir con el tratamiento de este color es un oscurecimiento paradójico justo después de una sola pulsación de láser. Esto es causado por un cambio de un estado oxidado a un estado reducido en el pigmento del tatuaje.

El reciente desarrollo y comercialización de los láseres PS ha conducido a mejores resultados en la remoción de tatuajes[9] (figura 4.3). Incluso los pigmentos de tatuaje históricamente obcecados han demostrado tener mejores respuestas. Esta tecnología se aprovecha del corto tiempo de relajación térmica de los pigmentos de tatuaje al enviar energía en duraciones más cortas que los láseres QS de nanosegundos tradicionales. Con los láseres PS pueden usarse fluencias más bajas

FIGURA 4.3   **Tatuaje casero antes (A) y después (B) de la remoción con láser.**

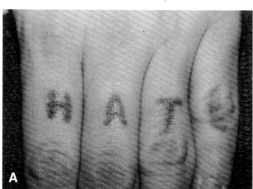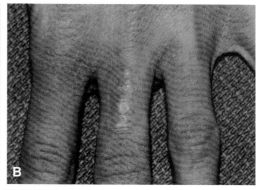

(Reimpresa con permiso de Hall JC, Hall JB. *Sauer's Manual of Skin Diseases.* 11th ed. Philadelphia, PA: Wolters Kluwer; 2017.)

con un número menor de tratamientos para la mayoría de los tatuajes.[20-22] Sin embargo, un estudio reciente no mostró diferencia en los resultados clínicos entre los láseres QS y los PS, a pesar de que estos últimos causan menos dolor.[23] Todavía se necesitan grandes estudios controlados aleatorizados para determinar el papel del PS en la remoción de tatuajes con láser.

También se ha estudiado el uso de perfluorodecalina tópica para mejorar la remoción de tatuajes con láser. La FDA la aprobó para su uso con distintas longitudes de onda de láseres QS y PS. La perfluorodecalina está disponible como un parche infundido que proporciona protección epidérmica contra lesiones térmicas. También reduce la diseminación óptica de la luz para permitir una penetración tisular más profunda del láser. Con este parche se pueden tolerar múltiples pases en una sola sesión de tratamiento, lo que ha dado como resultado una eliminación más rápida del tatuaje y mayor satisfacción.[24,25]

▶ DEPILACIÓN CON LÁSER

El vello facial o corporal no deseado o excesivo es una preocupación común entre los pacientes. Aunque por lo regular las quejas se originan entre las mujeres, los hombres también representan un segmento importante. El excesivo crecimiento de vello puede ser un marcador de trastornos endocrinos, desequilibrios hormonales y efectos secundarios de las medicinas, y los médicos deben recordar valorar a los pacientes para esas causas potenciales antes de realizar cualquier procedimiento de fotodepilación. Los pacientes pueden haber probado modalidades temporales antes de la consulta, como afeitado, arrancamiento del vello, cera y depiladores químicos, y los dispositivos láser pueden ofrecer una solución más efectiva, confiable y duradera para la depilación.

El concepto de fotodepilación gira en torno del envío selectivo de energía al bulbo piloso del folículo. Esto calienta el área objetivo, en un esfuerzo por causar la destrucción de las células madre foliculares. También puede minimizarse la lesión no selectiva al tejido circundante. El tallo del pelo, la vaina de la raíz exterior del infundíbulo y la matriz del bulbo del pelo también son objetivos de la melanina. El alejandrita de pulso largo de 755 nm, el rubí de pulso largo de 694 nm, el Nd:YAG de pulso largo de 1 064 nm, el diodo de pulso largo de 810 nm y la LPI también pueden usarse para alcanzar el objetivo apropiado.[26]

El vello grueso y oscuro es un objetivo más fácil para la fotodepilación, mientras que el delgado y más claro es más difícil. El tono de la piel del paciente también afecta la eficacia y el perfil de efectos secundarios. Las pieles más claras permiten dirigirse mejor a la melanina asociada con el folículo piloso en vez de competir con la de la epidermis adyacente o suprayacente. Por esta razón, los pacientes bronceados no deben tratarse, con el fin de reducir los riesgos de quemaduras, cicatrices y despigmentación. Es importante aplicar un enfriamiento epidérmico suficiente para proteger a las estructuras no objetivo del calor excesivo. El láser Nd:YAG de 1 064 nm puede usarse en fenotipos más oscuros, debido a su reducida absorción por la melanina epidérmica.[27] Sin embargo, pueden requerirse energías más altas, lo que puede aumentar el dolor y reducir la eficacia.

Dado que el cromóforo objetivo es la melanina del vello, se debe instruir a los pacientes que eviten la cera, el arrancar el vello y la depilación con hilo antes del tratamiento. El afeitado se realiza antes del procedimiento para sustentar el objetivo en la dermis y retirar el vello encima de la piel, lo cual puede causar un calor no deseado y lesión a la epidermis. El fin del tratamiento es el edema perifolicular. El tono gris de la epidermis es un signo ominoso de herida por calor inespecífica, lo que puede indicar la aparición subsecuente de ampollas y necrosis. Un curso de tratamiento típico requiere múltiples sesiones, como tres a ocho tratamientos en intervalos de 4 a 10 semanas. Se ha demostrado 70 a 90% de reducción del vello en un seguimiento de 6 meses.[28]

Dado que la depilación con láser fue el procedimiento realizado más común en casos de litigio relacionados con lesión secundaria a cirugía cutánea con láser, los médicos deben ser en extremo cautelosos.[29] La eficacia y la seguridad dependen del operador, con base en su conocimiento, capacitación y experiencia con el uso del dispositivo. Uno de los parámetros más importante es la duración de los pulsos, que debe alinearse con el tiempo de relajación térmica del folículo piloso (10-100 ms).[30] Las anchuras más altas de los pulsos pueden causar lesión térmica no deseada y cicatrices potenciales. Debe advertirse a los pacientes acerca del riesgo de hipertricosis paradójica, que no es poco común, y se ha reportado en 0.6 a 10% de los pacientes tratados con láseres de diodo y alejandrita, y también con LPI.[31-33] Aunque todavía se desconoce el mecanismo exacto, los factores de riesgo incluyen una piel más oscura, vello más grueso y oscuro, y desequilibrio hormonal. Si este es el caso, se debe tranquilizar a los pacientes, porque los tratamientos continuos han resultado efectivos para reducir el crecimiento de vello no deseado.

❱ LÁSERES DE REJUVENECIMIENTO ABLATIVO

Alguna vez los láseres de rejuvenecimiento ablativo fueron el estándar dorado para el rejuvenecimiento facial. El láser de dióxido de carbono (CO_2) de 10 600 nm representa el prototipo que se usó al inicio. Este láser ofrecía un tratamiento inespecífico dirigiéndose al agua contenida en la piel, lo que producía una vaporización controlada cuando se emitía con un umbral apropiado. Después, se utilizó el láser de erbio dopado:itrio-aluminio-granada (Er:YAG, por sus siglas en inglés), que proporcionó una absorción más eficiente por parte de los tejidos que contenían agua. Esto producía menos lesiones térmicas al tejido circundante tratado, lo cual llevó a una mejoría en la curación, el eritema y la despigmentación. Sin embargo, debido al prolongado tiempo de inactividad por la recuperación debido a la necesidad de una re-epitelización completa, el riesgo de despigmentación permanente y el riesgo aumentado de infección durante el periodo de curación, los tratamientos completos con láser ablativo se han vuelto menos populares entre los pacientes.

La fototermólisis fraccionada, introducida en 2004, ha cambiado la forma en que se realiza el rejuvenecimiento ablativo.[34] En vez de tratar toda la epidermis, los láseres fraccionados tratan solo una porción de la epidermis a través de una lesión térmica microscópica, creando zonas microscópicas de tratamiento (ZMT) (figura 4.4). Es posible controlar los parámetros de las ZMT, como la densidad, la profundidad y la anchura. Cada cilindro de piel dañada se rodea de piel normal no afectada, que actúa como un reservorio de curación para las microheridas. Esto permite que un tratamiento relativamente seguro que antes era difícil trate áreas usando métodos

FIGURA 4.4 **Comparación de la cobertura continua (completa) y la cobertura fraccionada con láser.**

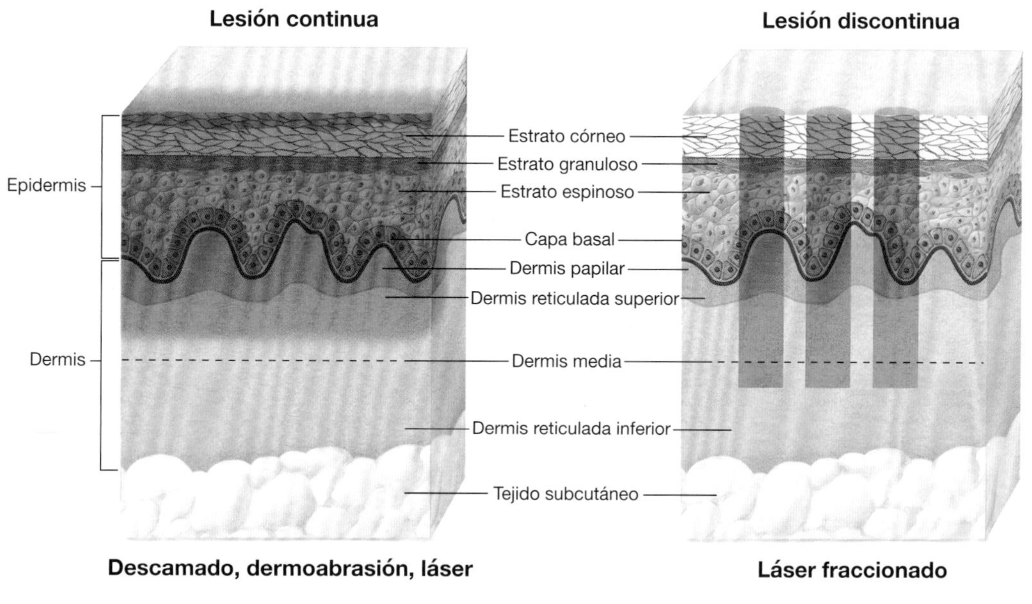

Lesión continua — Lesión discontinua

Epidermis — Dermis

Estrato córneo
Estrato granuloso
Estrato espinoso
Capa basal
Dermis papilar
Dermis reticulada superior
Dermis media
Dermis reticulada inferior
Tejido subcutáneo

Descamado, dermoabrasión, láser — **Láser fraccionado**

de rejuvenecimiento por completo ablativos. El láser CO_2 de 10 600 nm, el láser Er:YAG de 2 940 nm y el láser de itrio-escandio-galio-granada (YSGG, por sus siglas en inglés) de 2 790 nm están disponibles como dispositivos ablativos fraccionados, cuyas longitudes de onda son absorbidas por el agua de los tejidos. El láser YSGG permite más lesión térmica colateral que el láser Er:YAG, pero menos que el láser CO_2, debido a su coeficiente intermedio de absorción de agua.

Con sus áreas de piel normal no tratada, el rejuvenecimiento ablativo fraccionado ofrece tiempos de curación más cortos comparado con los láseres ablativos tradicionales. Después del tratamiento con el láser ablativo fraccionado, se espera un sangrado punteado y drenaje serosanguinolento (figura 4.5), que después se secan y forman una delgada costra, mientras que el eritema mejora en un periodo de varios días. Sin embargo, en algunos pacientes el eritema y edema ligeros pueden persistir por varias semanas. Se puede usar un corticosteroide tópico después del procedimiento para ayudar a mejorar algunos de estos efectos secundarios esperados. Es importante hacer notar que el cuello y el pecho representan áreas poco privilegiadas, que no pueden tolerar altas energías y densidades debido a su dermis más delgada, con estructuras anexas menos abundantes.[35] El tratamiento agresivo puede causar cicatrices clínicas. Cada área de tratamiento debe evaluarse en forma individual cuando se escogen los parámetros de tratamiento (figura 4.6).

▶ LÁSERES ESTÉTICOS NO ABLATIVOS

La terapia con láser no ablativo se desarrolló como una forma de reducir el tiempo inactivo durante la recuperación para los procedimientos de fotorrejuvenecimiento. En el tratamiento no ablativo se usa la energía térmica para crear una lesión controlada dentro de la dermis, lo que permite la neocolagénesis, y a la vez mantiene una epidermis intacta y funcional. Aunque los tratamientos son bien tolerados, los resultados clínicos son modestos comparados con los tratamientos convencionales de rejuvenecimiento ablativo.

El rejuvenecimiento fraccional no ablativo (RFNA) utiliza estrechos haces de energía que se dirigen al agua en el tejido para inducir un daño térmico en columnas fraccionadas sin afectar el tejido adyacente a las ZMT. Los desechos necróticos epidérmicos microscópicos (DNEM) por encima de las ZMT contienen varios componentes celulares, que se expulsan en un periodo de 1 a 2 semanas. A pesar de la visible necrosis de la epidermis y la dermis en las ZMT, el estrato

FIGURA 4.5   Rejuvenecimiento de la piel con láser. Tratamiento de arrugas periorales y despigmentación con un láser CO_2 fraccionado. Justo después del tratamiento con sangrado punteado de las zonas microscópicas de tratamiento.

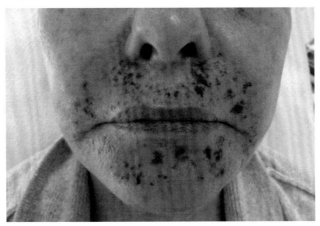

(Reproducida con permiso de Chung KC. *Grabb and Smith's Plastic Surgery*. 7th ed. Philadelphia, PA: Wolters Kluwer; 2014.)

FIGURA 4.6   Cicatrización cribiforme después de un procedimiento de rejuvenecimiento.

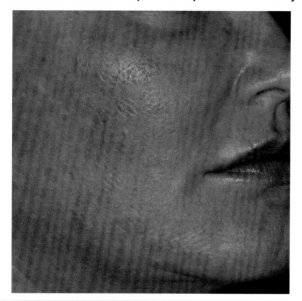

(Reproducida con permiso de Krakowski AC, Shumaker PR. *The Scar Book*. 1st ed. Philadelphia, PA: Wolters Kluwer; 2018.)

córneo permanece histológica y funcionalmente intacto (figura 4.7). Se han utilizado varias longitudes de onda, incluyendo 1 550 y 1 927 nm, y se pueden obtener profundidades de hasta 1.5 mm. Se ha estudiado a RFNA para tratar numerosos trastornos de la piel, incluido el fotoenvejecimiento de superficies faciales y no faciales, cicatrices de acné, cicatrices traumáticas, estrías distensas, despigmentación y queratosis actínica. La significativa versatilidad de los dispositivos RFNA los hace populares entre los que practican la tecnología láser (figura 4.8).

En contraste con el tratamiento ablativo, los tratamientos con láseres fraccionados no ablativos requieren poco o ningún tiempo de inactividad, y se espera que el eritema y edema asociados se resuelvan en 1 a 2 días después del tratamiento. Es importante que el médico evite el calentamiento masivo del tejido para evitar complicaciones potenciales, que pueden incluir cicatrices. El tratamiento repetido de las mismas áreas, en especial sin permitir que pase tiempo suficiente para que se enfríen, puede inducir pérdida cutánea de grosor completo y daño tisular accidental.

▌ DISPOSITIVOS PARA TENSAR LA PIEL

Los dispositivos médicos que usan radiofrecuencia (RF) y energías ultrasónicas se han vuelto opciones de tratamiento populares entre quienes buscan la tensión de la piel con un tiempo de inactividad disminuido comparado con procedimientos quirúrgicos más invasivos. Debido a esta alza en la demanda, se han destinado significativos recursos e investigación para desarrollar dispositivos basados en esta tecnología.

La RF puede usarse como una modalidad para calentar el tejido a profundidades y en áreas selectas controlando la frecuencia y el diseño de aplicación. La profundidad de la penetración es inversamente proporcional a la frecuencia. Estos dispositivos generan calor como resultado de la resistencia del tejido al movimiento de electrones dentro del campo de RF. La lesión por calor localizada sirve para estimular la neocolagénesis y la neoelastogénesis, lo que causa una tensión clínica de la piel y el mejoramiento de las partes caídas. La microscopía con electrones ha demostrado un aumento en el diámetro de las fibras de colágeno después del tratamiento.[36] También puede usarse para calentar el tejido adiposo durante los procedimientos para fines de contorno corporal.

FIGURA 4.7   (A) Histología después de un tratamiento con láser fraccionado no ablativo de 1 550 nm que muestra coagulación dérmica sin corredores. (B) Histología después de un tratamiento con láser fraccional ablativo Er:YAG de 2 940 nm mostrando canales abiertos que crean una ruta para la penetración tópica de fármacos, células y productos cosméticos en el compartimento dérmico.

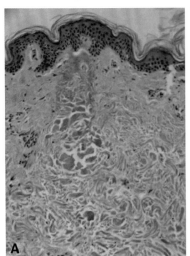
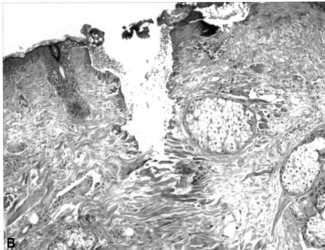

(Reproducida con permiso de Krakowski AC, Shumaker PR. *The Scar Book*. 1st ed. Philadelphia, PA: Wolters Kluwer; 2018.)

Los dispositivos de RF pueden ser monopolares, bipolares o unipolares. Los dispositivos monopolares utilizan una placa para hacer tierra. La energía se envía a través de la piel, al interior del cuerpo del paciente, y de forma subsecuente a la placa. En comparación, los dispositivos bipolares utilizan dos electrodos, que suelen estar en el mango. La energía de RF viaja entre los polos alternos positivos y negativos, y la distancia entre ellos determina la profundidad de la penetración. En fechas recientes, la RF se ha combinado con las microagujas, donde las puntas de las agujas conducen la energía RF. Esto permite lograr efectos más profundos en la dermis, además del rejuvenecimiento epidérmico convencional de las microagujas.

Con el advenimiento de sistemas de monitoreo en tiempo real y mecanismos de seguridad integrados, los dispositivos de RF se han convertido en una opción de tratamiento relativamente segura. Los médicos pueden ajustar el poder del calor de acuerdo con mediciones en tiempo real para evitar el volumen del calentamiento o el sobrecalentamiento del tejido objetivo, lo que puede producir ampollas y necrosis. Es más fácil lograr un tratamiento preciso y uniforme. Los efectos secundarios más comunes suelen ser eritema y edema transitorios. La nueva generación de dispositivos ha sido bien tolerada por los pacientes.

La energía ultrasónica es otra tecnología utilizada para la tensión/levantamiento de la piel y el contorno corporal. Se puede enviar ultrasonido enfocado en lo profundo del tejido objetivo, sin afectar las estructuras supra y subyacentes. El campo ultrasónico hace vibrar el tejido, lo cual a su vez crea fricción entre las moléculas y genera calor. Cuando la tensión de la piel es el resultado deseado, el tejido objetivo es la fascia dérmica o muscular. Cuando se desea un contorno corporal/reducción de grasa el objetivo será el tejido adiposo. Los dispositivos disponibles emplean ultrasonido enfocado de alta intensidad. Las sondas de baja frecuencia se asocian con un efecto tisular más profundo que las de alta frecuencia. La hipertermia localizada causa la contracción del colágeno y la lisis de los adipocitos, y desencadena un proceso reparador y neocolagénesis. Los tratamientos son bien tolerados en general, con un ligero dolor intraprocedimiento con inflamación y eritema transitorios. La ventaja principal de esta tecnología es la penetración más profunda de la energía sin permitir un daño significativo a la epidermis.

FIGURA 4.8   Desarrollo de discromía. Se utilizó terapia no ablativa fraccionada con un láser de baja energía y baja densidad de 1 927 nm con una fluencia de 7 mJ a 10% de densidad.

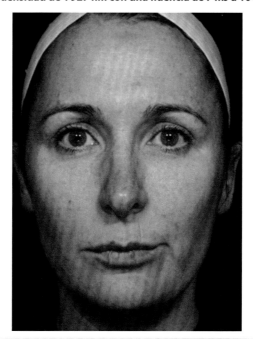

(Reproducida con permiso de Chung KC, Thorne CH, Sinno S. *Operative Techniques in Facial Aesthetic Surgery.* 1st ed. Philadelphia, PA: Wolters Kluwer; 2020.)

▶ TERAPIA DE DISPOSITIVO PARA LA HIPERHIDROSIS

La hiperhidrosis clínica puede ser un trastorno desafiante para médicos y pacientes, debido a su profundo efecto en la calidad de vida y la dificultad para tratarlo de forma efectiva. No es poco común que los pacientes fracasen en la terapia tópica (p. ej., con cloruro de aluminio), la terapia intradérmica (p. ej., con toxina botulínica) y oral (p. ej., glicopirrolato). En 2011, la FDA aprobó el sistema miraDry® (Miramar Labs, Sunnyvale, CA) para el tratamiento de la hiperhidrosis axilar. El dispositivo miraDry® envía energía controlada de microondas por debajo de la piel axilar, calentando las glándulas sudoríparas e induciendo la termólisis. Las microondas inducen la rotación física de las moléculas dipolares, lo que a su vez genera calor. La capa superior de la piel se enfría para protegerla, creando una interfaz donde el calor queda restringido a la pequeña zona donde se ubican las glándulas sudoríparas. A menudo se requieren varios tratamientos. Se demostró que los resultados eran durables de 1 a 2 años después del tratamiento.[37,38] Los efectos secundarios comunes incluyen eritema, inflamación, sensibilidad y entumecimiento. Aunque los eventos adversos significativos son raros, se han reportado cicatrices y lesión al plexo braquial.[39]

▶ CONCLUSIÓN

El campo estético es hogar de numerosos dispositivos láser, de luz y basados en la energía. En años recientes, la mejora continua y la rápida expansión de la tecnología de los dispositivos médicos solo ha servido para aumentar este número. Aunque muchos dispositivos han demostrado tener una significativa utilidad clínica, otros todavía son relativamente nuevos, y sus papeles aún deben determinarse. Se espera que la demanda de los consumidores por procedimientos que utilizan dispositivos médicos continúe una trayectoria ascendente en el futuro cercano. Los médicos estéticos deben familiarizarse con los diversos dispositivos disponibles hoy y apreciar cuáles pueden ser usados para el tratamiento de trastornos cutáneos particulares. Es necesario contar con un entrenamiento suficiente y adecuado con los dispositivos de láser, luz y basados en la energía para dar al paciente un cuidado seguro y efectivo.

REFERENCIAS

1. American Society for Dermatologic Surgery. *ASDS Survey on Dermatologic Procedures*. 2018. https://www.asds.net/portals/0/PDF/procedure-survey-results-presentation-2017.pdf. Acceso en mayo 2019.
2. Wheeland RG. History of lasers in dermatology. *Clin Dermatol*. 1995;13(1):3-10.
3. Anderson RR, Parrish JA. Selective photothermolysis: precise microsurgery by selective absorption of pulsed radiation. *Science*. 1983;220(4596):524-527.
4. Goldman MP, Weiss RA. Treatment of poikiloderma of Civatte on the neck with an intense pulsed light source. *Plast Reconstr Surg*. 2001;107(6):1376-1381.
5. Rohrer TE, Chatrath V, Iyengar V. Does pulse stacking improve the results of treatment with variable-pulse pulsed-dye lasers? *Dermatol Surg*. 2004;30(2 pt 1):163-167.
6. Correia E, Wang JV, Saedi N. Recalcitrant facial port-wine stain successfully responding to 585 nm diode laser. *Skinmed*. 2020, in press.
7. Keller GS. KTP laser offers advances in minimally invasive plastic surgery. *Clin Laser Mon*. 1992;10(9):141-144.
8. West TB, Alster TS. Comparison of the long-pulse dye (590-595 nm) and KTP (532 nm) lasers in the treatment of facial and leg telangiectasias. *Dermatol Surg*. 1998;24(2):221-226.
9. Torbeck RL, Schilling L, Khorasani H, Dover JS, Arndt KA, Saedi N. Evolution of the picosecond laser: a review of literature. *Dermatol Surg*. 2019;45(2):183-194.
10. Kung KY, Shek SY, Yeung CK, Chan HH. Evaluation of the safety and efficacy of the dual wavelength picosecond laser for the treatment of benign pigmented lesions in Asians. *Lasers Surg Med*. 2019;51(1):14-22.
11. Chan MWM, Shek SY, Yeung CK, Chan HH. A prospective study in the treatment of lentigines in Asian skin using 532 nm picosecond Nd:YAG laser. *Lasers Surg Med*. 2019;51:767-773.
12. Sakio R, Ohshiro T, Sasaki K, Ohshiro T. Usefulness of picosecond pulse alexandrite laser treatment for nevus of Ota. *Laser Ther*. 2018;27(4):251-255.
13. Artzi O, Mehrabi JN, Koren A, Niv R, Lapidoth M, Levi A. Picosecond 532-nm neodymium-doped yttrium aluminium garnet laser-a novel and promising modality for the treatment of café-au-lait macules. *Lasers Med Sci*. 2018;33(4):693-697.
14. Ho DD, London R, Zimmerman GB, Young DA. Laser-tattoo removal – A study of the mechanism and the optimal treatment strategy via computer simulations. *Lasers Surg Med*. 2002;30(5):389-397.
15. Zachary CB, Rofagha R. Laser therapy. In: Bolognia J, Jorizzo J, Schaffer J, eds. *Dermatology*. 3rd ed. Philadelphia, PA: Elsevier Saunders; 2012:2261-2282.
16. Kent KM, Graber EM. Laser tattoo removal: a review. *Dermatol Surg*. 2012;38(1):1-13.
17. Sardana K, Ranjan R, Ghunawat S. Optimising laser tattoo removal. *J Cutan Aesthet Surg*. 2015;8(1):16-24.
18. Luebbering S, Alexiades-Armenakas M. New tattoo approaches in dermatology. *Dermatol Clin*. 2014;32(1):91-96.
19. Bernstein EF. Laser tattoo removal. *Semin Plast Surg*. 2007;21(3):175-192.
20. Herd RM, Alora MB, Smoller B, Arndt KA, Dover JS. A clinical and histologic prospective controlled comparative study of the picosecond titanium:sapphire (795 nm) laser versus the Q-switched alexandrite (752 nm) laser for removing tattoo pigment. *J Am Acad Dermatol*. 1999;40(4):603-606.
21. Ross V, Naseef G, Lin G, et al. Comparison of responses of tattoos to picosecond and nanosecond Q-switched neodymium:YAG lasers. *Arch Dermatol*. 1998;134(2):167-171.
22. Lorgeou A, Perrillat Y, Gral N, Lagrange S, Lacour JP, Passeron T. Comparison of two picosecond lasers to a nanosecond laser for treating tattoos: a prospective randomized study on 49 patients. *J Eur Acad Dermatol Venereol*. 2018;32(2):265-270.
23. Pinto F, Große-Büning S, Karsai S, et al. Neodymium-doped yttrium aluminium garnet (Nd:YAG) 1064-nm picosecond laser vs. Nd:YAG 1064-nm nanosecond laser in tattoo removal: a randomized controlled single-blind clinical trial. *Br J Dermatol*. 2017;176(2):457-464.
24. Biesman BS, O'Neil MP, Costner C. Rapid, high-fluence multi-pass q-switched laser treatment of tattoos with a transparent perfluorodecalin-infused patch: a pilot study. *Lasers Surg Med*. 2015;47(8):613-618.
25. Biesman BS, Costner C. Evaluation of a transparent perfluorodecalin-infused patch as an adjunct to laser-assisted tattoo removal: a pivotal trial. *Lasers Surg Med*. 2017;49(4):335-340.
26. Dierickx CC. Hair removal by lasers and intense pulsed light sources. *Dermatol Clin*. 2002;20(1):135-146.
27. Alster TS, Bryan H, Williams CM. Long-pulsed Nd:YAG laser-assisted hair removal in pigmented skin: a clinical and histological evaluation. *Arch Dermatol*. 2001;137(7):885-889.
28. Lepselter J, Elman M. Biological and clinical aspects in laser hair removal. *J Dermatolog Treat*. 2004;15(2):72-83.
29. Jalian HR, Jalian CA, Avram MM. Increased risk of litigation associated with laser surgery by nonphysician operators. *JAMA Dermatol*. 2014;150(4):407-411.

30. van Gemert MJ, Welch AJ. Time constants in thermal laser medicine. *Lasers Surg Med.* 1989;9(4):405-421.
31. Willey A, Torrontegui J, Azpiazu J, Landa N. Hair stimulation following laser and intense pulsed light photo-epilation: review of 543 cases and ways to manage it. *Lasers Surg Med.* 2007;39(4):297-301.
32. Alajlan A, Shapiro J, Rivers JK, MacDonald N, Wiggin J, Lui H. Paradoxical hypertrichosis after laser epilation. *J Am Acad Dermatol.* 2005;53(1):85-88.
33. Desai S, Mahmoud BH, Bhatia AC, Hamzavi IH. Paradoxical hypertrichosis after laser therapy: a review. *Dermatol Surg.* 2010;36(3):291-298.
34. Manstein D, Herron GS, Sink RK, Tanner H, Anderson RR. Fractional photothermolysis: a new concept for cutaneous remodeling using microscopic patterns of thermal injury. *Lasers Surg Med.* 2004;34(5):426-438.
35. Fife DJ, Fitzpatrick RE, Zachary CB. Complications of fractional CO2 laser resurfacing: four cases. *Lasers Surg Med.* 2009;41(3):179-184.
36. Kist D, Burns AJ, Sanner R, Counters J, Zelickson B. Ultrastructural evaluation of multiple pass low energy versus single pass high energy radio-frequency treatment. *Lasers Surg Med.* 2006;38(2):150-154.
37. Hong HC, Lupin M, O'Shaughnessy KF. Clinical evaluation of a microwave device for treating axillary hyperhidrosis. *Dermatol Surg.* 2012;38(5):728-735.
38. Lupin M, Hong HC, O'Shaughnessy KF. Long-term efficacy and quality of life assessment for treatment of axillary hyperhidrosis with a microwave device. *Dermatol Surg.* 2014;40(7):805-807.
39. Puffer RC, Bishop AT, Spinner RJ, Shin AY. Bilateral brachial plexus injury after MiraDry® procedure for axillary hyperhidrosis: a case report. *World Neurosurg* 2019;124:370-372.

Peelings químicos

Frankie G. Rholdon, MD

Puntos destacados

- Los peelings químicos por lo regular se categorizan como superficiales (epidérmicos), de profundidad media (dermis papilar) y profundos (dermis reticular).
- La elección del tipo de peeling químico depende de las expectativas del paciente, el resultado deseado y el tiempo disponible de inactividad para la recuperación.
- El pretratamiento con un retinoide tópico puede asegurar una penetración uniforme del agente exfoliante.
- Debe tenerse cuidado durante el tratamiento para prevenir la lesión ocular, por ejemplo el uso de petrolato en los cantos medio y lateral, lo que evita el paso de las soluciones exfoliantes sobre el paciente, teniendo lista una solución para lavar los ojos en todo momento durante el procedimiento.
- Los exfoliantes químicos superficiales comunes incluyen ácido glicólico, ácido salicílico y solución de Jessner.
- Los exfoliantes químicos de profundidad media combinan ácido tricloroacético al 35% con solución de Jessner, o ácido glicólico al 70% o bien dióxido de carbono sólido.
- Los fenoles son los exfoliadores químicos profundos más comunes.

El peeling químico (quimioexfoliación) es la aplicación de un agente químico a la piel para causar una destrucción controlada de porciones de la epidermis y tal vez la dermis. Esto provoca la exfoliación y remoción de lesiones superficiales, así como la regeneración y remodelación de los tejidos dérmicos y epidérmicos. El peeling químico para mejorar la estética ha evolucionado a lo largo de la historia, comenzando con los antiguos egipcios, que usaban aceites animales, sal, alabastro y leche agria. El ingrediente activo de la leche agria es el ácido láctico, un ácido alfa hidróxido que todavía se usa hoy en el peeling químico. Los dermatólogos han utilizado las técnicas modernas de peeling desde finales de 1800. Vinieron grandes avances con las descripciones de P.G. Unna del ácido salicílico (AS), resorcinol, fenol y ácido tricloroacético (ATA) en 1882. El peeling químico profundo se refinó en las décadas de 1960 y 1970, cuando los Dres. Thomas Baker y Harold Gordon usaron una fórmula jabonosa de fenol y aceite de crotón. Los pioneros del peeling químico de media profundidad fueron los Dres. Harold Brody, Gary Monheit y William Coleman en la década de 1980.[1] Estas técnicas de peeling se han optimizado, y ahora a nivel comercial hay disponibles muchas formulaciones patentadas. Los dermatólogos realizaron 434 000 procedimientos de peeling químico en 2017,[2] comparados con 425 000 en 2016.[3] El deseo de la sociedad de una apariencia más juvenil está impulsando un aumento en la demanda del peeling químico.

La meta del peeling químico es remover un grosor uniforme de la piel para eliminar células dañadas o no deseadas y estimular el rejuvenecimiento a través de la curación de la herida. Los agentes cáusticos usados en este procedimiento provocan la exfoliación a través de la queratocoagulación, la desnaturalización de las proteínas o la rotura de la adhesión intercelular. La remoción de la epidermis mejora la pigmentación y la textura y destruye crecimientos epidérmicos indeseables. Las heridas también causan la liberación de citoquinas y quimioquinas proinflamatorias, activando la cascada inflamatoria. Esta inflamación dirigida estimula la neocolagénesis y la neoelastinogénesis, la reorganización del tejido conectivo dérmico y la regeneración de los queratinocitos. Esto da como resultado un engrosamiento epidérmico y dérmico, que puede mejorar la apariencia clínica de las ritides y las cicatrices de acné. La profundidad de la lesión tisular se correlaciona con la cantidad de tejido a remodelar y por lo tanto los peelings químicos se categorizan por profundidad de la herida en peelings químicos superficiales, medios y profundos (tabla 5.1).

Los peelings químicos producen lesiones a varios niveles de la epidermis; los de profundidad media penetran el grosor completo de la epidermis y en la dermis papilar. Los peelings químicos profundos hieren la dermis reticular. La profundidad del peeling químico puede verse influenciada por varios factores, como el tipo de químico usado, la concentración química, el modo de aplicación, el número de aplicaciones y la cantidad de tiempo que el químico está activo en la piel. La profundidad de la lesión tiene una correlación directa con el tiempo de curación, el riesgo de complicaciones y el resultado cosmético.

▶ PREOPERATORIO (TABLA 5.2)

Antecedentes/exploración física

La consulta con el paciente es vital para el éxito del procedimiento y debe comenzar evaluando sus metas y motivación. Existen varios factores relacionados con él que afectarán el éxito del tratamiento, incluyendo expectativas no realistas, la incapacidad para tolerar el procedimiento, ajustar el tiempo de inactividad o para evitar el sol. Una historia médica dirigida debe incluir estado de embarazo y lactancia, cualquier procedimiento previo de rejuvenecimiento facial, antecedentes de formación de cicatrices anómalas o pigmentación, terapia con isotretinoína en los 6 meses anteriores, e historia de enfermedad hepática, renal o cardiaca (solo para el peeling profundo). La exploración física involucra la evaluación de las áreas de preocupación para el paciente, el grado de fotoenvejecimiento, el tipo de piel de Fitzpatrick (tabla 5.3), así como la identificación de cualquier contraindicación, como infección activa, dermatitis no controlada, heridas abiertas o cicatrices anómalas.

Asesoría

Es esencial asesorar de manera apropiada al paciente tanto sobre el resultado como la satisfacción (tabla 5.4). Las metas y expectativas del paciente deben comunicarse y alinearse con el procedimiento elegido. El proveedor debe asegurarse de que el paciente entiende el resultado esperado y las limitaciones del tratamiento. Antes del procedimiento, deben revisarse de forma exhaustiva con el paciente la información detallada con respecto a la preparación requerida para antes del procedimiento, así como la técnica que se usará, el grado de incomodidad

TABLA 5.1   Tipos de peeling químico

	Peeling superficial	Peeling de profundidad media	Peeling profundo
Profundidad de la lesión	• Epidermis	• Dermis papilar a reticular superior	• Dermis reticular media
Indicaciones	• Anomalías de pigmentación • Acné • Textura de la piel superficial indeseable (sin incluir ritides ni cicatrices)	• Anomalías de pigmentación • Ritides superficiales • Cicatrices superficiales • Crecimientos epidérmicos superficiales	• Anomalías de pigmentación • Ritides superficiales a profundas • Cicatrices • Crecimientos epidérmicos superficiales
Contraindicaciones	• Infección activa • Heridas abiertas • Dermatitis no controlada • Antecedentes de cicatrización anormal • Expectativas no realistas del paciente • Incapacidad del paciente de tolerar el procedimiento y la recuperación • Incapacidad del paciente de evitar la exposición al sol	• Infección activa • Heridas abiertas • Dermatitis no controlada • Antecedentes de cicatrización anormal • Expectativas no realistas del paciente • Incapacidad del paciente de tolerar el procedimiento y la recuperación • Incapacidad del paciente de evitar la exposición al sol • Cirugía facial debilitante previa y reciente (< 6 meses) en el área de tratamiento • Isotretinoína en los 6 meses previos • Antecedentes de radiación facial en el área de tratamiento • Fumar (puede interferir con la curación) • Tipos de piel de Fitzpatrick IV-VI	• Infección activa • Heridas abiertas • Dermatitis no controlada • Antecedentes de cicatrización anormal • Expectativas no realistas del paciente • Incapacidad del paciente de tolerar el procedimiento y la recuperación • Incapacidad del paciente de evitar la exposición al sol • Cirugía facial debilitante previa y reciente (< 6 meses) en el área de tratamiento • Isotretinoína en los 6 meses previos • Antecedentes de radiación facial en el área de tratamiento • Fumar (puede interferir con la curación) • Tipos de piel de Fitzpatrick IV-VI • Antecedentes de cardiopatía o enfermedad hepatorrenal si se aplica en más de una unidad cosmética
Agentes	• Ácido salicílico • Ácido glicólico • Solución de Jessner • Tretinoína • Ácido láctico • ATA al 10-35% • Ácido mandélico • Ácido pirúvico • Otros	• ATA al 50% como un solo agente • CO_2 sólido, seguido de ATA al 35% • Soluciones de ácido glicólico aplicadas y lavadas, seguidas de ATA al 35% • Fenol de fuerza completa, USP al 88%	• Peelings de fenol-aceite de crotón

(Continúa)

TABLA 5.1   Tipos de peeling químico (Continuación)

	Peeling superficial	**Peeling de profundidad media**	**Peeling profundo**
Complicaciones	• Alteración posinflamatoria del pigmento • Eritema prolongado • Infección (bacteriana, micótica, viral) • Reactivación del VHS • Reacción alérgica • Aumento en la sensibilidad de la piel	• Alteración posinflamatoria del pigmento • Eritema prolongado • Infección (bacteriana, micótica, viral) • Reactivación del VHS • Reacción alérgica • Aumento en la sensibilidad de la piel • Erupción acneiforme • Formación de milia • Cicatrices	• Alteración posinflamatoria del pigmento • Eritema prolongado • Infección (bacteriana, micótica, viral) • Reactivación del VHS • Reacción alérgica • Aumento en la sensibilidad de la piel • Erupción acneiforme • Formación de milia • Cicatrices • Erupción acneiforme • Formación de milia • Cicatrices • Cardiotoxicidad o arritmia (debido a la absorción sistémica del fenol) • Hepatotoxicidad • Nefrotoxicidad

esperada, el tiempo inactivo anticipado, el protocolo de cuidados posprocedimiento y las complicaciones potenciales. El paciente debe entender la curación normal y ser educado en posibles eventos adversos para permitir la identificación e intervención temprana en caso de complicaciones. Después de educar al paciente y de darle la oportunidad de hacer preguntas, se obtiene la documentación por escrito del consentimiento informado.

TABLA 5.2   Preoperatorio

1. Antecedentes.
   a. Antecedentes de formación de cicatrices anómalas, incluyendo queloides.
   b. Embarazo o lactancia.
   c. Procedimientos faciales quirúrgicos, dermoabrasión o peelings químicos previos.
   d. Consumo de tabaco.
   e. Exposición previa a la radiación.
   f. Determinar las áreas subjetivas de preocupación, metas y excepciones del paciente.
2. Exploración física.
   a. Piel tipo Fitzpatrick (tabla 5.3).
   b. Evalúe el grado de fotoenvejecimiento y las metas del tratamiento para determinar el tipo de peeling químico.
   c. Presencia de infección activa (en especial VHS).
3. Prescriba profilaxis antiviral (si está indicado).
4. Prepare la piel con tretinoína y protección solar antes del procedimiento programado.
5. Obtenga el consentimiento del paciente.
6. Tome fotografías al paciente.
7. Remueva las lesiones hiperqueratósicas antes del peeling químico.
8. Limpie y desgrase la piel en forma apropiada, usando limpiadores, acetona, alcohol o una combinación.
9. Asegúrese de que haya un equipo adecuado para el lavado de ojos en caso de exposición ocular accidental a la solución exfoliante.

TABLA 5.3   Tipos de piel de Fitzpatrick

I	Siempre se quema, nunca se broncea
II	Siempre se quema, bronceado mínimo
III	Se quema moderadamente, se broncea de forma gradual
IV	Se quema en forma mínima, siempre se broncea de manera uniforme
V	Rara vez se quema, se broncea con facilidad
VI	Nunca se quema, está profundamente pigmentada

TABLA 5.4   Instrucciones para el paciente programado para peeling químico de profundidad media

Instrucciones pretratamiento:
- No debe someterse a este tratamiento si está embarazada o ha tomado isotretinoína (Accutane) en los 6 meses previos.
- Suspender los retinoides tópicos o retinol un día antes del tratamiento.
- Evitar la exposición excesiva al sol al menos 2 semanas antes del procedimiento.
- Evitar la microdermoabrasión, la cera, la exfoliación agresiva o cualquier otro tratamiento que pueda irritar la piel por al menos 1 semana antes del procedimiento.
- Su médico puede recomendar medicamento antiviral antes del tratamiento para prevenir que ocurran herpes labial o fuegos después del procedimiento. Si es el caso, tómelos como se le indique.

Qué esperar durante su tratamiento:
- Llegue al área de tratamiento limpio(a), sin maquillaje, libre de lociones y afeitado.
- Un miembro del equipo médico le tomará fotografías antes del tratamiento para rastrear los resultados.
- La piel se preparará para el peeling químico con alcohol y acetona.
- El médico frotará la piel con CO_2 sólido (hielo seco). Esto es frío y puede picar en algunas áreas.
- Conforme se aplica la solución de peeling a la piel, usted puede experimentar un hormigueo, sensación de calor, picazón o quemadura. Esto es temporal y durará alrededor de 5-10 minutos.
- Se aplicarán compresas frías para enfriar la piel y brindar comodidad.
- Se aplicará un aceite relajante a la piel.
- Su piel se verá blanca, con una coloración subyacente rosada/roja. El color blanco se desvanecerá en 1-2 horas.

Instrucciones postratamiento:
- Pasadas 24 horas, lave la cara con un limpiador facial suave dos veces al día. Evite tallarse.
- Aplique una capa delgada de petrolato blanco justo después de limpiar la cara. Reaplique según se necesite en caso de que la piel pique o se sienta tensa.
- Ocurrirá una inflamación facial los días 1-4 después del tratamiento. La hinchazón puede ser peor en la mañana y mejorar durante el día.
- La descamación comenzará el día 3 o 4 y continuará hasta el día 9 o 10.
- Evite tallar, picar o retirar la piel durante el proceso de curación.
- Evite exponerse al sol durante el proceso de curación. Cuando el peeling esté completo, use filtro solar diariamente y protéjase del sol por al menos 6 meses.
- Cuando el peeling esté completo y la piel ya no se sienta sensible, reasuma su régimen de cuidado de la piel según le indique su médico.
- No debe sentir dolor, el enrojecimiento no debe empeorar y no debe haber pus en este proceso. Si esto ocurre, llame al consultorio.

Tratamiento preprocedimiento

Para asegurar óptimos resultados, se recomienda un régimen de cuidado de la piel antes del tratamiento por al menos 4 semanas antes del peeling químico. La obediencia del paciente con el régimen pretratamiento prepara la piel para la penetración uniforme del agente exfoliante, reduce el tiempo de curación, asegura la tolerabilidad y obediencia hacia los agentes tópicos y disminuye el riesgo de complicaciones. Cualquier infección, dermatitis o inflamación de la piel dentro del área de tratamiento debe evaluarse y tratarse de forma apropiada. Debe aconsejarse al paciente que fotoproteja en gran medida el área de tratamiento con la aplicación diaria de un filtro solar de amplio espectro y la observancia de comportamientos que le protejan del sol (ropa que proteja contra la UV, sombreros, evitar el exceso de sol, etc.). No se recomienda tener vello facial en el área de tratamiento; debe instruirse al paciente que se afeite el área 12 a 24 horas antes del procedimiento programado si es necesario. También debe indicársele que el día del procedimiento llegue con la piel limpia y sin lentes de contacto.

Se recomiendan preparaciones tópicas de vitamina A antes del procedimiento planeado. Los retinoides actúan en la dermis papilar superior al aumentar la producción de colágeno tipo I y disminuir la destrucción de colágeno por las metaloproteinasas de matriz. También han demostrado borrar las ritides a través de hiperplasia dérmica, compactación del estrato córneo y engrosamiento de la capa celular granulada de la epidermis.[4] La tretinoína, o ácido transretinoico, es un retinoide de primera generación de origen natural y es el que más se ha estudiado en la medicina estética. El uso preoperatorio de tretinoína tópica disminuye el tiempo de curación después de un peeling químico.[5] Se recomienda aplicar crema de tretinoína al 0.05 o 0.1% diario por 4 semanas antes del peeling químico, y suspender su uso 24 horas antes del procedimiento programado. Aunque no se ha estudiado para antes del peeling químico, el tazaroteno es un retinoide sintético que ha mostrado mejorar la apariencia cosmética del fotoenvejecimiento. La crema de tazaroteno al 0.05% demostró ser equivalente a la crema de tretinoína al 0.05% en el tratamiento de la hiperpigmentación moteada y las ritides finas de la piel fotodañada.[6] En caso de sensibilidad a los retinoides, el paciente debe usar adapaleno tópico. Este es un retinoide sintético de tercera generación con una baja incidencia de dermatitis retinoide. Aunque faltan estudios que comparen la tretinoína con el retinol, en general se piensa que los retinoles no son productos anti-edad tan efectivos clínicamente como los retinoides de prescripción.

La pigmentación es una indicación común para el peeling químico. Las preparaciones tópicas se usan con frecuencia para disminuir la pigmentación antes y después del peeling químico. La hidroquinona, el agente más utilizado, disminuye la producción de pigmento a través de la inhibición de la tirosina quinasa, la enzima limitante en la síntesis de la melanina. Aunque la investigación con respecto al uso de la hidroquinona tópica previo a los peeling químicos es insuficiente, por lo común se usa cuando la pigmentación es la indicación para realizar un peeling químico.

La reactivación del virus del herpes simple (VHS) es una complicación conocida del peeling químico. Las infecciones herpéticas después del procedimiento causan un aumento en la morbilidad, reepitelización retardada y cicatrices. Este riesgo de reactivación se correlaciona con la profundidad de la herida. Se recomienda evaluar los antecedentes del paciente de herpes orolabial en el preoperatorio. En el peeling superficial, el tratamiento con profilaxis antiviral es opcional y debe considerarse en pacientes con una historia de brotes recurrentes de VHS. La terapia profiláctica antiviral debe iniciarse antes de todos los procedimientos de peeling químico profundo y medio, sin importar la historia del paciente. Se encontró que valaciclovir a una dosis de 500 mg dos veces al día, comenzando en la mañana del procedimiento, es una profilaxis efectiva contra la reactivación del VHS.[7] En el estudio, se continuó con el tratamiento por 14 días, pero en general se piensa que es seguro suspenderlo una vez que se completa la reepitelización.

La isotretinoína (ácido 13-*cis*-retinoico) es un metabolito de la vitamina A aprobado por la FDA para el tratamiento del acné grave y noduloquístico. El prospecto de la medicación aconseja en contra de realizar procedimientos cosméticos, incluyendo peelings químicos, dentro de los 6 meses siguientes a la terapia debido al riesgo de cicatrices.[8] Estas recomendaciones se basaron en eventos adversos esporádicos. Una revisión sistemática de la literatura proveyó una recomendación de consenso de que existe evidencia insuficiente para recomendar el retraso de los químicos superficiales en pacientes tratados con isotretinoína.[9] En 2017, la American Society for Dermatologic Surgery Guidelines Task Force emitió recomendaciones consensuadas respecto a la seguridad de los procedimientos cosméticos después del uso de isotretinoína, declarando que "los peelings superficiales pueden administrarse con seguridad en pacientes que toman isotretinoína, dentro de los 6 meses siguientes a la terapia con isotretinoína". No se emitió recomendación sobre el uso de los peelings químicos medios o profundos debido a datos insuficientes.[10] Por lo tanto, se recomienda retrasar el peeling químico medio y profundo al menos 6 meses después de la terapia con isotrenitoína.

La toxina botulínica tipo A está disponible como inyección para el tratamiento de las ritides faciales dinámicas, con seguridad y eficacia bien establecidas. El pretratamiento de las ritides glabelares, de la frente y perioculares con toxina botulínica debe considerarse antes del peeling químico. Esto no solo es un tratamiento adyuvante de las ritides faciales, sino que también puede mejorar el resultado cosmético del peeling químico subsecuente. Un factor clave en la formación de cicatrices es la tensión que se ejerce en la herida durante la fase de curación. Al bloquear la liberación del neurotransmisor acetilcolina en la unión neuromuscular, la toxina botulínica inhibe la tensión muscular en el sitio de curación de la herida. El pretratamiento con toxina botulínica ha mostrado mejorar la apariencia cosmética de la formación de cicatrices después de procedimientos quirúrgicos en la cara y el cuello,[11] así como una mejoría en las líneas faciales hiperdinámicas después del rejuvenecimiento con láser.[12] Si la mejora de las ritides es una meta del peeling químico, debe discutirse con el paciente el pretratamiento con toxina botulínica en el periodo preoperatorio.

Los peelings químicos de profundidad superficial y media suelen ser tolerables y no requieren anestesia. Se debe evaluar al paciente antes del procedimiento respecto a la ansiedad y la tolerancia al dolor. Para peeling químicos que causan más molestia, como los medios y los de alta concentración de ATA, la medicación ansiolítica 30 minutos antes del procedimiento es opcional. Si se prescribe esta medicación, el paciente no debe conducir un vehículo al o del procedimiento.

Documentación fotográfica

Debe fotografiarse el área de tratamiento antes del procedimiento de peeling químico. Asegúrese de que el área está limpia y libre de maquillaje. Deben minimizarse las distracciones; por lo tanto, se recomienda usar una banda elástica para alejar el cabello de la cara y retirar la joyería. Las fotos deben ser estandarizadas, con posicionamiento e iluminación consistentes. Las fotografías son parte del expediente médico, requieren almacenamiento según la Health Insurance Portability and Accountability Act (HIPAA), y deben usarse para el cuidado del paciente como parte del expediente médico. Si se van a usar fotografías identificables para publicaciones o publicidad, es necesario tener el consentimiento escrito del paciente.

▶ OPERATORIO (TABLA 5.5)

Antes de comenzar el peeling químico, se deben tener a la mano todos los suministros necesarios (tabla 5.6). Debe asegurarse que se eligieron y etiquetaron con precisión el agente químico correcto y su concentración. Los pacientes deben lavarse la cara con un limpiador cutáneo suave y colocar el cabello fuera del área de tratamiento usando una gorra o banda elástica. Para el peeling facial, se posiciona al paciente reclinado en un ángulo de 30 a 45°, con los ojos cerrados. Se usa una gasa con alcohol o acetona para limpiar y desengrasar el área de tratamiento. Se puede usar un ventilador para proteger al paciente de vapores dañinos.

TABLA 5.5   Operatorio (peelings superficiales y de profundidad media)

1. Preparación del paciente.
   a. Asegúrese de que el área de tratamiento esté limpia.
   b. Coloque el cabello lejos del área de tratamiento usando una gorra o banda elástica.
   c. Posicione al paciente (para el peeling facial se recomienda un ángulo de 30-45° con los ojos cerrados).
   d. Asegúrese de tener a la mano una botella de solución salina normal para el lavado de ojos.
2. Limpie y desengrase la piel con una gasa con alcohol o acetona.
3. Proteja todas las áreas de riesgo con jalea de petróleo según se requiera.
4. Verifique la etiqueta de la solución para asegurarse de tener el agente y la concentración correctos antes de transferirla al pequeño contenedor de vidrio.
5. Aplique la solución para el peeling.
   a. Aplique el químico rápidamente con un instrumento apropiado (hisopos, brocha de pelo de marta, gasa).
   b. Prevenga las líneas de demarcación con una ligera aplicación en el borde del área de tratamiento.
   c. El número de aplicaciones y los puntos terminales varían según el tipo de peeling.
6. Terminación de la quimioablación (varía según el tipo de peeling).
   a. Ácido glicólico: se neutraliza con una solución diluida de bicarbonato de sodio.
   b. Ácido láctico.
   c. Ácido mandélico.
   d. Ácido pirúvico.
   e. ATA es autoneutralizante; sin embargo, pueden usarse compresas de agua fría una vez que se logra la ablación para prevenir una lesión más profunda no deseada.
7. Aplique compresas frías para comodidad del paciente.
8. Aplique emoliente y bloqueador solar físico.

Para evitar un derrame accidental, la solución de peeling nunca debe pasarse por encima del paciente. Se debe tener especial cuidado de evitar goteos o derrames cerca del área ocular, y los ojos de paciente deben permanecer cerrados durante todo el procedimiento. Debe haber una botella de solución salina normal para lavado de ojos en el cubículo del procedimiento en todo momento, en caso de exposición accidental. Es opcional proteger las áreas vulnerables con la aplicación de petrolato blanco. Los cantos mediales y los pliegues nasoyugales pueden acumular la solución de peeling, lo que resulta en una herida más profunda de lo deseado. Los cantos medios

TABLA 5.6   Suministros para el peeling

Agentes para el peeling etiquetados de forma correcta, incluyendo concentraciones
Limpiador suave para la piel
Alcohol y acetona
Agua fría
Botella para lavar los ojos rellena de solución salina normal
Recipiente de vidrio pequeño para sostener la solución del peeling
Ventilador para comodidad del paciente
Guantes
Gasas
Hisopos
Baberos desechables a prueba de agua
Herramienta para aplicar la solución química (brocha de pelo de marta, gasa, hisopos)
Temporizador (para los peelings con ácido alfa hidróxido)

y laterales también pueden protegerse con petrolato para evitar que las lágrimas interactúen con el químico. Esto puede causar una neutralización prematura de la solución o que se introduzca en los ojos. Deben usarse hisopos o gasas limpias para evitar complicaciones por el lagrimeo.

La aplicación del agente químico depende del tipo de peeling (*véase* más adelante); puede realizarse con brochas, gasas o hisopos. Para los peelings químicos superficiales y de media profundidad, el químico por lo regular se aplica rápidamente a la piel siguiendo subunidades cosméticas. Cuando se trata toda la cara, la secuencia que suele seguirse es: frente, mejillas, nariz, mentón, párpados inferiores y área perioral. Algunos peelings químicos requieren neutralización. Una vez completado el peeling, a menudo se emplean compresas frías para comodidad del paciente. Se pueden aplicar filtros solares físicos o ungüentos suaves después del procedimiento.

▶ POSOPERATORIO (TABLA 5.7)

La meta del cuidado posoperatorio es promover una adecuada curación de la herida. Esto minimizará las complicaciones y ayudará a un pronto restablecimiento. El periodo pospeeling incluye eritema, edema y exfoliación, y a menudo se denomina "tiempo de inactividad". La gravedad de los síntomas y la duración del periodo de recuperación se correlacionan con la profundidad de las heridas. El periodo de recuperación para un peeling químico superficial oscila entre 1 a 7 días; el de profundidad media es de 7 a 10 días, y los peelings profundos tardan entre 10 y 14 días en recuperación. Durante este tiempo, deben darse instrucciones claras al paciente para asegurar un cuidado adecuado. El área de tratamiento debe lavarse dos veces al día con un limpiador cutáneo suave. Se debe evitar tallar, exfoliar de manera intencional o "despellejar" la piel de forma manual. Debe aplicarse un emoliente suave justo después del lavado y reaplicarse según sea necesario. Evitar el sol es de suma importancia después de un peeling químico. En caso de exposición solar inevitable, debe aplicarse un bloqueador solar físico. Deben evitarse todas las otras prácticas de cuidado de la piel y preparaciones tópicas hasta completar el periodo de recuperación. Es común tener una sensación de "piel tensa" y un leve prurito en el periodo posoperatorio; se pueden utilizar compresas frías y emolientes suaves para comodidad del paciente durante este tiempo. La picazón grave, el empeoramiento del enrojecimiento, las secreciones o el dolor no son parte de la curación normal y a menudo son un signo de complicación. Si esto ocurre, el proveedor debe evaluar al paciente con prontitud para asegurar una intervención temprana. Una vez que el peeling se ha resuelto y la piel ya no está sensible, puede iniciarse un régimen de cuidado de la piel pospeeling. Es esencial seguir un programa apropiado de mantenimiento para preservar los resultados del peeling químico.

▶ PEELINGS QUÍMICOS SUPERFICIALES

El peeling superficial se logra lesionando solo la epidermis, y va desde una exfoliación ligera de la capa de células córneas a quimioexfoliación del grosor completo de la epidermis hasta la capa celular basal. La meta es tratar problemas de la epidermis, incluida pigmentación (melasma,

---

TABLA 5.7   Cuidados posoperatorios (peelings superficial y de profundidad media)

- Lavar la cara con un limpiador facial suave dos veces al día.
- Aplicar una capa delgada de petrolato blanco justo después de limpiar la cara y reaplicar según se requiera.
- Evitar tallar, rascar o retirar la piel de forma manual durante el proceso de curación.
- Evitar la exposición al sol durante el proceso de curación. Una vez completado el peeling, aplicar filtro solar diario y protegerse de la exposición al sol.
- Cuando el peeling se ha resuelto y la piel ya no se siente sensible, el paciente puede reanudar el régimen de cuidado de la piel.
- Instruir al paciente para que avise al médico si experimenta dolor, empeoramiento del enrojecimiento, secreciones o formación de pústulas durante el proceso de curación, porque esto puede indicar la presencia de un proceso infeccioso.

alteración pigmentaria posinflamatoria, lentigos, efélides), textura superficial y acné (espinillas, acné inflamatorio, acné excoriado) minimizando el tiempo de inactividad.

El peeling químico superficial es el tipo de peeling más común debido a sus múltiples ventajas, como bajo costo, tiempo de inactividad mínimo, perfil de seguridad favorable, mínima molestia y versatilidad en todos los tipos de piel de Fitzpatrick y diversos sitios corporales. Por lo común usados en la cara, los peelings superficiales también pueden aplicarse en otras áreas del cuerpo como el dorso de las manos, los brazos, el cuello, el pecho y la espalda. Lo peelings más profundos suelen estar contraindicados en el cuerpo debido al riesgo de formación de cicatrices. Los peelings químicos superficiales están indicados para el tratamiento de anomalías pigmentarias (melasma, alteración pigmentaria posinflamatoria [APPI], efélides y lentigos), acné (espinillas, acné inflamatorio, acné excoriado) y anomalías superficiales de la textura. Existen varias limitaciones debido a la superficialidad de la herida, porque este método no es efectivo para el tratamiento de lesiones epidérmicas de grosor completo (queratosis seborreica macular y queratosis actínica), ritides y cicatrices. A menudo se requieren repetidos peelings químicos para lograr el resultado cosmético deseado, aun cuando se traten las indicaciones apropiadas. Las complicaciones suelen ser limitadas (tabla 5.1) y pueden incluir APPI, eritema prolongado, infección y aumento en la sensibilidad, al viento, al sol y a los cambios de temperatura. Los peelings químicos realizados de forma inapropiada pueden incluir complicaciones más graves, como cicatrices.

Los agentes químicos son numerosos e incluyen los ácidos alfa hidróxidos (AHA) (ácido láctico, ácido glicólico, ácido mandélico), ácidos beta hidróxidos (ácido salicílico [AS]), ácido tricloroacético (ATA) al 10 a 35%, tretinoína y ácido pirúvico. La solución de Jessner (SJ) es un agente muy usado en el peeling químico, que contiene una combinación de ácido láctico, AS y resorcinol. También hay varios peelings químicos disponibles a nivel comercial que contienen combinaciones patentadas de varios químicos.

Ácidos alfa hidróxidos (AHA)

Los AHA son ácidos carboxílicos que se encuentran de manera natural en la fruta, las verduras y la leche agria. Estos fueron los primeros químicos usados en el peeling estético en la historia registrada. Su aplicación en la piel causa exfoliación a través de la reducción de las desmosomas y la agregación de tonofilamentos.[13]

El AHA más popular para el peeling químico es el ácido glicólico (AG). Los peelings de AG están disponibles a nivel comercial como ácidos libres, parcialmente neutralizados (alto pH), en soluciones amortiguadas o esterificadas, en varias concentraciones que oscilan entre 20 y 70%. El pH se determina por el contenido de ácido libre. Los factores que afectan el grado de exfoliación incluyen la concentración, el pH, la formulación del vehículo, las condiciones de aplicación, la cantidad de ácido aplicado y la duración del tiempo que el ácido permanece en la piel, que es lo más importante. Los múltiples factores que influyen en los peelings con AG dificultan la estandarización de protocolos y resultados. Por lo general, un peeling con AG al 30 a 50% por 1 a 3 minutos producirá una exfoliación ligera para tratar condiciones como el acné o el melasma.[14] La aplicación de 70% por 3 a 7 minutos producirá una mayor exfoliación y se usa para tratar el fotoenvejecimiento, la textura de la piel y los lentigos solares. Al usar peelings con AG, se debe comenzar con concentraciones bajas y tiempos reducidos de contacto, y aumentar despacio con tratamientos subsecuentes, según se indique, cada 2 a 4 semanas.

Al preparar la piel para un peeling con AG, no se la debe desgrasar de forma agresiva, como se recomienda para otros agentes químicos. Basta con una limpieza suave y un solo pase con acetona o alcohol. Tallar la piel puede causar resultados irregulares o impredecibles. El ácido se aplica usando un gran hisopo, gasa o torunda de algodón para cubrir rápidamente el área de tratamiento, y se coloca un temporizador. Una vez que ha pasado la cantidad de tiempo predeterminada, el químico se neutraliza con una gasa empapada en agua. El paciente puede ahora enjuagar el área con agua para asegurar una neutralización completa y el retiro de cualquier remanente de ácido.

Ácido salicílico (AS)

El AS es un ácido beta hidróxido lipofílico. Cuando se aplica a la piel, disminuye la adhesión de los corneocitos y promueve la exfoliación. Como derivado del ácido acetilsalicílico, el AS exhibe también propiedades antiinflamatorias. En el peeling químico, el AS suele utilizarse en concentraciones de 20 a 30% en un vehículo de alcohol etílico o glicol polietileno para tratar anomalías pigmentarias, acné comedogénico e inflamatorio y rosáceas. La formulación en un vehículo de glicol polietileno disminuye la absorción sistémica y ha mostrado producir una picazón e hiperpigmentación mínimas postratamiento.[15] La naturaleza lipofílica del AS permite que penetre en la unidad folicular y en los comedones o espinillas. Esta cualidad es responsable de la eficacia de los peelings con AS en el tratamiento del acné vulgar. Los hallazgos de un estudio que comparó peelings seriales de AS al 30% con peelings seriales de SJ en el tratamiento del acné revelaron que AS fue superior en reducir el acné comedogénico e igual al SJ para mejorar las lesiones inflamatorias.[16] Los peelings con AS son muy bien tolerados y tienen un perfil de seguridad establecido en todos los tipos de piel de Fitzpatrick. Las altas concentraciones en una gran superficie corporal plantean un riesgo de absorción sistémica, que causa salicilismo. Por esta razón, AS no debe usarse durante el embarazo.

El AS se aplica a la piel usando hisopos, gasa o una brocha. El paciente puede experimentar una sensación de quemadura o picazón, que remite pronto, porque el AS tiene propiedades anestésicas. La evaporación del vehículo deja un precipitado blanco en la superficie de la piel, lo que permite evaluar con facilidad si la aplicación fue uniforme. El químico es autolimitado y no necesita tiempo ni neutralización. Después de 3 a 5 minutos, el área tratada se enjuaga con agua del grifo. El eritema y edema pospeeling son mínimos. La descamación suele comenzar 2 o 3 días después del procedimiento y dura hasta 7 días. Es frecuente repetir el peeling cada 2 a 4 semanas para lograr las metas estéticas.

Ácido tricloroacético (ATA)

ATA ha sido un básico en el peeling químico desde la publicación de los experimentos de Monash en 1945.[1] Es un derivado del ácido acético, que al aplicarse a la piel causa la coagulación de proteínas. La solución de ATA que se utiliza en el peeling químico se crea mezclando cristales anhidros de ATA al 100% con agua destilada. La concentración se calcula en peso/volumen.[17] La solución es clara e incolora, sin precipitado. No es sensible a la luz ni requiere refrigeración.[17] El ácido destruye los contenedores de plástico hechos de policarbonato o de tereftalato de polietileno, así que debe verterse de un frasco maestro a un pequeño contenedor de vidrio, como un vasito de vidrio.[18] Como químico para el peeling, ATA no requiere neutralización, ya que el suero de los vasos cutáneos neutraliza la solución.

Para el peeling químico superficial se usa ATA al 10 a 35%. La concentración se correlaciona de forma directa con la profundidad de la penetración.[19] El ATA al 35% puede llegar a la dermis papilar con múltiples aplicaciones, y por lo tanto algunos lo consideran un químico de profundidad media. La penetración del ácido se ve obstaculizada de manera significativa por los aceites de la piel, de modo que es imperativo desgrasar por completo la piel con alcohol o acetona en una gasa abrasiva para asegurar una penetración uniforme de la solución exfoliante. El ácido suele aplicarse con una gasa húmeda o hisopos. El ATA causa la desnaturalización de las proteínas, lo que genera una decoloración blanca en la piel que se conoce como "glaseado" o "escarchado" (*frosting*) (figura 5.1). Existen tres niveles de glaseado: el nivel I es un glaseado reticular ligero por encima de un fondo eritematoso; el nivel II es un glaseado blanco confluente a través del cual puede verse un escaso eritema, y el nivel III es blanco y opaco, sin eritema. Dado que la penetración del ATA es lenta, se recomienda esperar 5 minutos para evaluar el punto terminal del glaseado antes de aplicar más solución a las áreas que lo necesiten.[18] Si bien la neutralización no es necesaria, pueden aplicarse compresas de agua fría una vez que se logra el punto terminal/glaseado para evitar una penetración subsecuente y ayudar a la comodidad del paciente.

FIGURA 5.1   **Glaseado de nivel II que se aprecia después de la aplicación de ATA al 35%.**

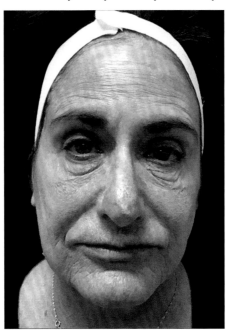

Solución de Jessner (SJ)

La SJ consiste en resorcinol al 14%, AS al 14% y ácido láctico al 14% en etanol al 95% (tabla 5.8). Se emplea desde la década de 1900,[1] y cada componente tiene efectos específicos en la piel. El AS es un compuesto lipofílico que remueve los lípidos intercelulares, causando disrupción de la adhesión del corneocito. Este efecto provoca exfoliación y también mejora la penetración de los otros agentes. El ácido láctico es un AHA que disminuye la adhesión del corneocito, lo que da como resultado la descamación. El resorcinol a nivel estructural y químico es similar al fenol. Rompe las débiles uniones de hidrógeno de la queratina epidérmica. Debido a la cualidad irritante y potencialmente alérgica del resorcinol se creó una "solución de Jessner modificada", que reemplazó al resorcinol con ácido cítrico (tabla 5.8).

La SJ es clara, con un ligero color ámbar, sensible a la luz y al aire, y estable a temperatura ambiente. Por lo común se aplica a la piel mediante una brocha de pelo de marta en dos o tres capas, con un intervalo de 3 o 4 minutos entre cada una. El paciente experimenta sensación de quemadura a la aplicación. Ocurre en la piel una precipitación blanca con la evaporación del etanol, lo que da como resultado un seudoglaseado. La exfoliación suele durar de 5 a 10 días dependiendo de la cantidad de solución aplicada, la presión utilizada y el número de capas.

TABLA 5.8   Composición de la solución de Jessner y de la solución de Jessner modificada

Solución de Jessner	Solución de Jessner modificada
Ácido láctico al 14%	Ácido láctico al 17%
Ácido salicílico al 14%	Ácido salicílico al 17%
Resorcinol al 14%	Ácido cítrico al 8%
En etanol al 95%	En etanol al 95%

Se puede repetir el procedimiento a intervalos de 4 semanas si es necesario. Se recomienda comenzar en forma conservadora y aumentar según se necesite en los tratamientos subsecuentes.[18] La SJ también puede usarse en combinación con el ATA, lo cual provoca un peeling de profundidad media (*véase* el peeling de profundidad media a continuación).

▶ PEELINGS QUÍMICOS DE PROFUNDIDAD MEDIA

El peeling de profundidad media involucra lesionar la piel en el nivel de la dermis reticular papilar o superior. Esta destrucción completa de la epidermis lleva a un mejoramiento de las anomalías de pigmentación (melasma, APPI, lentigos y efélides) y de crecimientos epidérmicos (queratosis seborreica macular y queratosis actínica) (figura 5.2). La penetración en la dermis papilar estimula el crecimiento de colágeno, mejorando por lo tanto las ritides superficiales y las cicatrices. El primer agente para el peeling de profundidad media descrito fue el ATA al 50%, que era impredecible. La penetración dispareja causa erosiones, APPI y cicatrices. La combinación de químicos ofrece un abordaje más predecible y seguro a los peelings químicos de profundidad media. Con estas combinaciones, el tratamiento físico o químico inicial de la piel causa una disrupción de la epidermis que permite una penetración uniforme y más profunda de la aplicación subsecuente de ATA al 35%. El primer peeling de combinación fue descrito por Harold Brody en 1986, combinando dióxido de carbono (CO_2) sólido seguido de ATA al 35%. Este es el peeling químico de profundidad media más profundo y se le conoce como el "peeling Brody".[20] En 1989, Gary Monheit describió el uso de SJ seguido de ATA al 35%, que se conoce como "peeling de Monheit".[21] El "peeling Coleman" utiliza AG al 70% seguido de ATA al 35%.[22] Los resultados de una exfoliación de profundidad media pueden durar de meses a años, dependiendo de factores individuales del paciente. Por lo general no se recomienda repetir el procedimiento de peeling en los 6 meses siguientes.

El peeling Brody

El CO_2 granulado era de uso común en la década de 1980 como una modalidad física para lesionar la epidermis y promover la exfoliación del acné. Esta práctica implica frotar la piel con CO_2 sólido (−78.5 °C) sumergido en una solución 3:1 de acetona a alcohol, lo que permite que el hielo seco se mueva con libertad por la piel y facilita el enfriamiento de la superficie cutánea. Cuando se usa con un exfoliante químico, esta disminución en la temperatura de la piel

FIGURA 5.2   **Antes (A) y 1 mes después de un peeling químico de profundidad media (B) usando dióxido de carbono sólido seguido de ATA al 35%.**

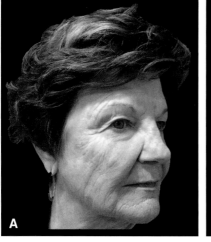
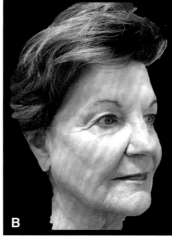

produce una formación microepidérmica vesiculobulbosa, lo que permite una penetración más profunda de la subsecuente aplicación de ATA. Se pueden variar la presión y la cantidad de tiempo que el CO_2 está en contacto con la piel (3-15 segundos) para facilitar una lesión más profunda de la piel. Cuando la aplicación del CO_2 es firme por 8 a 15 segundos, la profundidad de la herida puede llegar a 0.62 mm, lo cual lo convierte en el más profundo de los peelings químicos de profundidad media. Al igual que con todos los peelings con ATA, es esencial limpiar y desengrasar la piel para lograr una penetración uniforme de la solución exfoliante. En el caso de este peeling, la aplicación del ATA suele describirse en orden inverso, comenzando con los párpados inferiores y el borde bermellón con un hisopo húmedo. Después viene la aplicación con una gasa húmeda a las mejillas, el mentón y la frente. Una vez que se presenta el glaseado adecuado, se colocan paquetes de hielo para comodidad del paciente. La picazón intensa remitirá en 5 a 9 minutos. Cuando el paciente está cómodo se pueden retirar los paquetes de hielo y aplicar un ungüento con base de petrolato. Los primeros días se presenta un edema facial importante; sin embargo, la molestia es ligera. La descamación suele comenzar en el día 3 o 4 después del procedimiento y se completa para el día 10 (figura 5.3).[20]

FIGURA 5.3 **Proceso normal de curación después de un peeling químico de profundidad media usando CO_2 sólido seguido de ATA al 35%. (A) antes, (B) día 1, (C) día 2, (D) día 3, (E) día 4, (F) día 5, (G) día 6, (H) día 7, (I) día 8, (J) día 10. El paciente experimenta edema facial significativo en los días 1-3 posprocedimiento y exfoliación los días 3-10.**

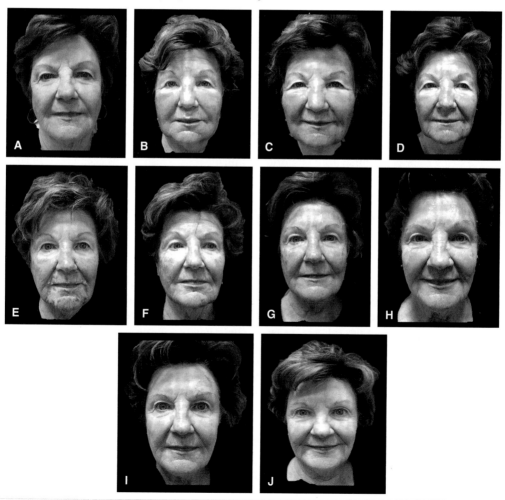

(Cortesía de Hema Sundaram, MD.)

▶ EL PEELING MONHEIT

Descrito por primera vez en 1989, este peeling de profundidad media de combinación incluye el uso de SJ seguido de ATA al 35%. La SJ actúa como un agente queratolítico para promover la absorción y penetración del posterior peeling de ATA. El procedimiento suele realizarse con una ligera sedación preoperatoria y agentes antiinflamatorios no esteroideos. Es necesario realizar limpieza y desengrasado para lograr una penetración uniforme de las soluciones exfoliantes. La SJ se aplica primero de manera uniforme con hisopos o gasas húmedos. La aplicación comienza en la frente y procede a mejillas, nariz, mentón y por último los párpados inferiores. Se requieren una o dos capas para lograr un glaseado reticular ligero. El glaseado que se consigue con la SJ es mucho más ligero que el del ATA. Una vez logrado el punto terminal deseado, se aplica ATA al 35% en la misma forma. El glaseado blanco de la aplicación del ATA suele tomar de 30 segundos a 2 minutos. Se desea un glaseado de nivel II. La aplicación uniforme de la solución debe resultar en un glaseado también uniforme; sin embargo, después de 3 a 4 minutos las áreas incompletas deben volver a tratarse. El ATA debe reaplicarse solo en las áreas que lo necesiten. Una vez logrado el punto terminal, se aplican compresas de agua fría o solución salina por 5 a 10 minutos hasta que el paciente esté cómodo. Se espera la presencia de edema posoperatorio por 2 a 4 días, y la descamación durará de 7 a 10 días.[21]

El peeling Coleman

William Coleman III describió una combinación exfoliante compuesta de AG al 70% seguido de ATA al 35%. Según estudios histológicos, este peeling produce la lesión más superficial de todos los peelings de profundidad media.[21] No es necesario realizar un desengrasado agresivo antes de este procedimiento. Una vez que la cara se ha lavado con un limpiador suave y secado, se aplica AG al 70% en toda la cara con una torunda de algodón grueso (como una torunda rectal). A los 2 minutos, la solución exfoliante se neutraliza con agua del grifo. La cara se seca con pequeñas palmadas y se aplica el ATA al 35% usando hisopos o almohadillas de gasa. Una vez que se logra el glaseado nivel II deseado, se aplican compresas frías hasta que el paciente se sienta cómodo. El curso posoperatorio es similar a los del resto de los peelings químicos de profundidad media.[22]

▶ PEELINGS QUÍMICOS PROFUNDOS

El peeling profundo consiste en lesionar la dermis reticular y está indicado para el tratamiento de ritides profundas y cicatrices. Hoy día el fenol (ácido carbólico) es el único químico que se utiliza para facilitar el peeling químico profundo: causa queratocoagulación de la epidermis y la dermis. Cuando se usa solo (fenol al 88%) en el peeling químico, la queratocoagulación epidérmica impide que haya más penetración, lo que resulta en un peeling químico de profundidad media. El aceite de crotón es un agente epidermolítico que permite una penetración más profunda del fenol cuando se agrega a la fórmula. Esto produce un peeling químico profundo. Este procedimiento fue descrito por primera vez por Baker y Gordon[23] y todavía se usa. La fórmula (tabla 5.9) es una combinación de fenol, agua destilada, Septisol© y aceite de crotón.[24] Septisol© es el agente emulsificante en todas las formulaciones exfoliantes de fenol-aceite de crotón descritas en la literatura. Este detergente contiene triclosán, que ha sido prohibido por la FDA, así que ya no está disponible a nivel comercial. En la actualidad se realizan ensayos clínicos para remplazar el agente emulsificante con otro detergente.[24]

Las complicaciones son más comunes con el peeling químico profundo, incluidos cardiotoxicidad, eritema prolongado, cicatrices, hipopigmentación e infección. Este procedimiento suele reservarse para la piel tipos I-III de Fitzpatrick debido al riesgo de anomalías pigmentarias. Debe instituirse una adecuada profilaxis antibacteriana, antiviral y antimicótica con base en el procedimiento y los antecedentes del paciente. El fenol se absorbe con rapidez a través de

TABLA 5.9	Fórmula exfoliante de Baker-Gordon	
Fenol	49.3%	3 mL (fenol al 88%)
Aceite de crotón	2.1%	3 gotas
Agua		2 mL
Septisol©		8 gotas

la piel. Se metaboliza en el hígado y su excreción es renal. La cardiotoxicidad es un efecto sisté-mico bien establecido del fenol. Se indica la evaluación de la función hepática, la función renal y un electrocardiograma (ECG) de base antes de realizar un peeling con fenol. Las arritmias son la anomalía cardiaca más frecuente.[25] Esto es más común en pacientes que toman medica-mentos que se sabe causan una prolongación del intervalo QT, como los antihipertensivos y los antidepresivos. La seguridad cardiaca es una preocupación en el caso de procedimientos que involucren más de una unidad cosmética. Se considera que una unidad cosmética es < 0.5% de la superficie corporal (equivalente al tamaño de una palma sin dedos). La cara se divide en las siguientes unidades cosméticas: frente, perioral, periocular, nariz, mejilla derecha y mejilla izquierda. Para minimizar el riesgo de cardiotoxicidad por fenol deben tomarse las siguientes precauciones: hidratación (oral para una sola unidad cosmética o intravenosa para múltiples unidades cosméticas), pausas de seguridad de 10 a 15 minutos entre unidades cosméticas y un continuo monitoreo con ECG.[24] El fenol también irrita el tracto respiratorio; por lo tanto se recomienda una adecuada ventilación de la habitación y el proveedor debe usar mascarilla.[26] Se deben usar guantes de neopreno, porque el fenol puede penetrar el látex y el nitrilo.[24]

El fenol tiene propiedades analgésicas, pero los peelings químicos profundos requieren anestesia adicional. Se emplean numerosas modalidades de analgesia pre, intra y posoperatoria, que incluyen antiinflamatorios no esteroideos, opioides, benzodiacepinas, bloqueos nerviosos locales y de campo. Para peelings químicos profundos de toda la cara, a menudo se usan com-binaciones de anestésicos bajo la instrucción de un anestesiólogo o un enfermero anestesista.[26]

Los peelings con fenol-aceite de crotón son diversos con base en la concentración de aceite de crotón, la concentración de fenol, el uso de oclusión, la presión empleada, el número de aplicaciones locales,[24] y el número de días consecutivos de tratamiento.[26] Hace poco, Hetter describió fórmulas modificadas de fenol con aceite de crotón en el rango de 0.1 a 1.1%. Las concentraciones menores de aceite de crotón (por debajo de 1%) presentan menos riesgo de anomalías pigmentarias y una curación retardada.[27] El cuidado preoperatorio, la técnica intraoperatoria y los cuidados posoperatorios son complejos y requieren un entrenamiento especializado a través de un programa de residencia o educación médica continua.[24]

Los peelings segmentarios suelen utilizarse para optimizar los resultados teniendo en cuenta las unidades cosméticas descritas arriba, que pueden tratarse por separado. Por ejem-plo, puede tratarse el área perioral con un peeling profundo para abordar las ritides graves, mientras que el resto de la cara se trata con un peeling de profundidad media para abordar las ritides más finas y el fotoenvejecimiento.

Las concentraciones de ATA por arriba de 35% solo se usan para el tratamiento focal de lesiones individuales, ya que las complicaciones de la cicatrización y la pigmentación son comunes cuando se usan en grandes áreas. El ATA (> 80%) puede usarse de manera focal para tratar condiciones específicas de la piel incluyendo rinofima, xantelasma,[28] rasgaduras del lóbulo de la oreja[29] y cicatrices de acné en picahielos.[30]

El ATA usado para tratar las cicatrices de acné con un método conocido como reconstruc-ción química de las cicatrices cutáneas (CROSS, por sus siglas en inglés) fue descrito por pri-mera vez por Lee y cols. en 2002.[30] Esta técnica utiliza un palito de madera afilado o un palillo de dientes para aplicar ATA al 65 a 100% de manera focal en las cicatrices de acné en picahielos o de tipo vagón de carga, así como los poros dilatados (figura 5.4). CROSS es seguro en todos los tipos de piel de Fitzpatrick y no requiere profilaxis para VHS. Los cuidados posteriores son

FIGURA 5.4   Aplicación de CROSS con ATA para el tratamiento de las cicatrices de acné tipo picahielos.

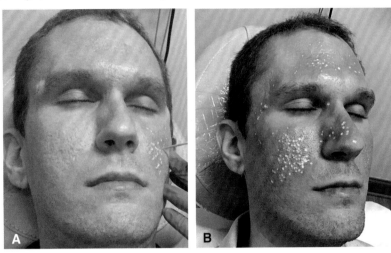

mínimos, con lavados suaves de piel dos veces al día, emolientes y protección solar. La curación es rápida, con solo 7 días de tiempo inactivo. Se requieren varios tratamientos, ya que el grado de mejoría es proporcional al número de tratamientos CROSS. La mayoría de los casos requiere tres a seis cursos, con intervalos de 4 a 6 semanas.

También se ha reportado el uso de ATA al 90% para la reparación de la hendidura incompleta del lóbulo de la oreja (figura 5.5). El ATA se aplica dentro de la hendidura hasta que se desarrolla el glaseado. No se requiere neutralización. El lóbulo se cubre con cinta de micropore hasta que ocurre la adhesión cicatricial completa de la hendidura. Se aplican tratamientos semanales de ATA hasta que toda la epidermis de la hendidura sea retirada por el ATA, lo cual permite la adhesión completa de los bordes de la hendidura. Se necesitará un promedio de 3.8 tratamientos para una reparación completa. Es común una inversión lineal de la hendidura reparada, y puede tratarse con otra aplicación de ATA al 90% en la hendidura lineal. El procedimiento suele tolerarse bien.[29]

FIGURA 5.5   Defecto de la hendidura incompleta en el lóbulo de la oreja antes (A) y 6 semanas después (B) de tres tratamientos con ATA al 90%.

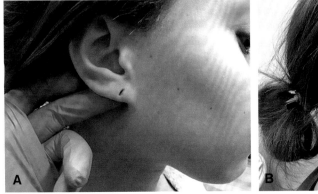
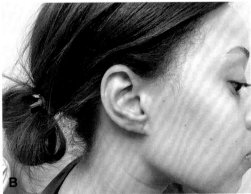

▶ PEELING CORPORAL

Tradicionalmente, el peeling químico se ha limitado a la cara, ya que las áreas no faciales son impredecibles y tienen tasas más altas de complicación. Comparada con la piel de la cara, la piel no facial tiene menos folículos pilosos, glándulas sebáceas y vasos dérmicos, lo que se traduce en una menor capacidad de curación. Por lo tanto, se recomienda limitar el peeling químico de la piel no facial a peelings químicos superficiales. A menudo suelen requerirse tratamientos en serie para alcanzar la meta estética.

Por lo regular, se usa el ATA al 20-25% para tratar el fotoenvejecimiento de las manos, los brazos, el cuello, el pecho y la espalda superior. Se recomienda tratar el área con tretinoína por al menos 4 semanas antes del peeling químico. Esto disminuirá tanto el tiempo de curación como el necesario para lograr el punto terminal del glaseado.[18] El nivel deseado de glaseado es I o II. Estos procedimientos pueden repetirse cada 14 a 60 días, una vez que el eritema se haya resuelto por completo.

Cuando se tratan las queratosis seborreicas maculares de las extremidades superiores, se aplica ATA al 25 o 35% de manera focal a las queratosis. Cuando aparece el glaseado (por lo regular 3-5 minutos), toda el área se trata con un peeling más ligero de ATA al 20-25%. Esto proporcionará a la piel un aspecto más uniforme.[18]

Kim y William Cook reportaron más de 3 000 casos usando AG seguido de ATA en piel no facial.[31] Denominado como el "Peeling corporal de Cook", las áreas potenciales de tratamiento incluyen brazos, manos, pecho, cuello, espalda y piernas. Primero se aplica con una gasa un gel de AG al 70% al área de tratamiento, seguido de inmediato por ATA al 40% en la misma forma. El punto terminal deseado es un glaseado de nivel I (glaseado punteado en un fondo eritematoso). Una vez alcanzado el punto terminal, el químico se neutraliza con una copiosa cantidad de solución de bicarbonato de sodio al 10%. Es importante usar gel y no solución de AG, porque el gel actúa como barrera para el ATA subsecuente. El uso de una solución de AG puede provocar una penetración más profunda y formación de cicatrices.

▶ COMPLICACIONES

Dolor

Se espera que haya dolor y quemadura durante los peelings químicos. La intensidad varía entre pacientes y aumenta con la profundidad del peeling. Algunos peelings químicos de profundidad media, y todos los profundos, requieren anestesia para aliviar la molestia del paciente durante el procedimiento. El paciente no debe sentir dolor alguno al terminar el peeling químico. Tampoco debe haber dolor posoperatorio, excepto por las 8 a 12 horas siguientes a un peeling químico profundo. Si el paciente siente dolor durante el proceso de curación, debe evaluarse si hay infección o dermatitis de contacto.

Lesiones oculares

El contacto ocular inadvertido con la solución química puede causar dolor, posibles cicatrices y problemas en la visión. Para evitar el contacto con los ojos, la cabeza del paciente debe estar colocada a un ángulo de 30 a 45° y la solución nunca debe pasarse por encima de los ojos del paciente. También se debe tener cuidado de drenar cualquier exceso de solución del hisopo o de la gasa para evitar que gotee durante la aplicación. La solución exfoliante también puede "penetrar" en los ojos a través del contacto con las lágrimas. Para evitar esto, se recomienda que haya un asistente para enjuagar las lágrimas del paciente con un hisopo o gasa limpios. Si ocurre la exposición ocular, debe haber a la mano una botella de solución salina para enjuagar los ojos; en el caso del fenol, debe usarse aceite mineral.

Se ha reportado la formación de un ectropión cicatricial del párpado inferior con el peeling químico profundo. Los factores predisponentes incluyen antecedentes de blefaroplastia y laxitud palpebral senil.[25] Esto suele resolverse de manera espontánea en los meses siguientes. El tratamiento incluye una adecuada humectación ocular y un masaje suave en la piel del párpado inferior.

Prurito

El prurito es común con la exfoliación y la reepitelización. Es una parte esperada del proceso de curación y suele resolverse en 1 a 4 semanas. El prurito extremo puede ser un signo de dermatitis alérgica de contacto y debe evaluarse. El tratamiento incluye antihistamínicos orales, emolientes tópicos y esteroides tópicos ligeros.

Infección

Debido a la disrupción del sistema de defensas físicas del cuerpo, las infecciones son una posibilidad. Con un peeling químico pueden ocurrir infecciones bacterianas, virales y candidiasis. Las primeras suelen ser causadas por especies de *Staphylococcus, Streptococcus* o *Pseudomonas*.[32] El paciente puede cursar con dolor, curación pospuesta de la herida, ulceración, secreciones o formación de costras. Si se sospecha una infección bacteriana, debe tomarse un cultivo para identificación y sensibilidad, e iniciar los antibióticos empíricos. Algunos médicos recomiendan compresas de ácido acético diluido al 0.5% tres veces al día o limpiadores antimicrobianos para prevenir las infecciones; sin embargo, falta investigación a este respecto.

La reactivación del VHS es una complicación bien establecida del peeling químico. Debe considerarse la profilaxis antiviral en pacientes que se someten a un peeling químico superficial y tienen antecedentes de VHS orolabial recurrente, y debe administrarse siempre en los peelings profundos y de profundidad media. La infección por VHS suele presentarse con dolor y ulceraciones. Si se sospecha, debe enviarse una muestra para PCR del VHA y comenzar de inmediato la terapia con valaciclovir. Es posible que haya cicatrices después de la reactivación del VHS.

Las infecciones por *Candida* pueden presentarse con un empeoramiento del eritema, pústulas, dolor y prurito. El tratamiento consiste en fluconazol oral.

Se ha reportado síndrome de shock tóxico (SST) con el uso de un peeling con oclusión del aceite de crotón. Los síntomas del SST incluyen fiebre, hipotensión, vómito, diarrea, mialgias y exantema. Si hay sospecha de SST, se recomienda hospitalización inmediata, líquidos IV y la terapia antibiótica apropiada.

Reacciones alérgicas

La dermatitis de contacto alérgica (DCA) puede ocurrir con las soluciones exfoliantes (resorcinol, AS, ácido kójico y ácido láctico), así como con preparaciones tópicas usadas en el cuidado posoperatorio, como lanolina, neomicina y aditivos (fragancias o conservantes). La DCA suele tardar 48 horas en desarrollarse y se caracteriza por un prurito intenso, eritema, inflamación y vesículas (a veces). Las reacciones alérgicas deben tratarse evitando el alergeno, con antihistamínico y esteroides (tópicos o sistémicos, dependiendo de la gravedad de la reacción).

Eritema persistente

El eritema es común en todos los tipos de peeling químico. Suele resolverse en 3 a 5 días después de los peelings superficiales, 15 a 30 días después de los peelings de profundidad media y 60 a 90 días después de los peelings profundos.[25] Un eritema que dura más que los marcos de tiempo esperados debe ser evaluado. Algunas causas incluyen infección, dermatitis de contacto (incluida la dermatitis retinoide) y condiciones cutáneas preexistentes (rosácea, dermatitis atípica). El eritema prolongado también puede ser un signo de cicatrización inminente. Los tratamientos incluyen protección solar, esteroides tópicos y tratamientos con luz (láser con coloración pulsada, luz pulsada intensa o láser KTP).

Cambios pigmentarios

Las complicaciones pigmentarias son más frecuentes en los tipos IV-VI de piel de Fitzpatrick. En general, un peeling químico dará como resultado una disminución de la pigmentación. El margen del peeling químico puede causar una línea de demarcación debido a que el punto terminal de la mejora pigmentaria está inmediatamente adyacente a la piel no tratada. Esto puede evitarse difuminando la solución en los bordes del peeling químico.

La hipopigmentación suele ocurrir después de los peelings químicos debido al retiro de las células epidérmicas que contienen melanina, así como de los melanocitos en los peelings profundos y de profundidad media. Esto suele ser temporal. Los peelings químicos profundos que usan mayores cantidades de aceite de crotón tienen un riesgo más alto de hipopigmentación permanente.

La hiperpigmentación es la complicación más común del peeling químico. Los factores de riesgo incluyen piel de tipos III-VI, exposición al sol y el uso de hormonas exógenas.[25] El tratamiento incluye una protección solar agresiva, con el uso diario de un filtro solar físico y evitar el sol, junto con inhibidores tópicos de la melanogénesis (hidroquinona, ácido kójico, ácido ascórbico, ácido azelaico). También pueden usarse peelings químicos superficiales (AHA o AS) para tratar la hiperpigmentación.

Milia

Los milia son pequeños quistes de inclusión folicular que pueden presentarse 1 a 3 meses después de un peeling químico. Suelen ser temporales y pueden tratarse con retinoides tópicos y extracción si así lo desea el paciente.

Erupciones acneiformes

Pueden ocurrir pápulas inflamatorias foliculares poco después de un peeling. Esto puede deberse al peeling químico en sí o al uso de emolientes comedogénicos. Los antibióticos antiinflamatorios orales (clase tetraciclina) pueden ser de utilidad.

Cicatrices

Las cicatrices son una complicación rara pero en extremo indeseable del peeling químico. Las áreas de alto riesgo incluyen el cuello y el cuerpo, porque contienen menos unidades pilosebáceas para facilitar la reepitelización. Aunque poco comunes, las cicatrices con los peelings químicos profundos y de profundidad media son más frecuentes en áreas de más movimiento (línea de la mandíbula y área perioral).[18] El eritema persistente puede ser un predictor temprano de la formación de cicatrices, lo que permite una intervención oportuna. El tratamiento incluye esteroides tópicos, esteroides intralesión, cobertura de silicón, láseres vasculares y láseres de rejuvenecimiento.

▶ RESUMEN

El peeling químico ha demostrado tener un excelente éxito clínico y seguridad con el tratamiento de la indicación apropiada utilizando la técnica ideal. El nivel de lesión por la aplicación de la solución química dicta el tiempo de recuperación, el resultado y las potenciales complicaciones.

Es esencial una adecuada asesoría preoperatoria para minimizar el riesgo, optimizar el resultado y lograr la satisfacción del paciente. El médico debe estar familiarizado con el químico elegido para asegurar que la técnica operatoria sea apropiada. Es posible minimizar las complicaciones mediante una adecuada preparación preoperatoria de la piel, eligiendo el procedimiento correcto, utilizando la técnica apropiada de aplicación, y brindando un cuidado posoperatorio adecuado. El médico debe estar familiarizado con las complicaciones potenciales para reconocerlas y tratarlas con prontitud. El uso del peeling químico para mejorar la estética ha sido practicado durante siglos, y seguirá siendo una parte esencial del arsenal del cirujano estético.

REFERENCIAS

1. Brody HJ, Monheit GD, Resnik SS, Alt TH. A history of chemical peeling. *Dermatol Surg.* 2000;26:405-409.
2. *ASDS Procedure Survey 2017. American Society for Dermatologic Surgery 2018 Annual Report. 2018.* Disponible en www.asds.net/portals/0/pdf/annual-report-2018.pdf.
3. *American Society of Dermatologic Surgery procedure Survey 2016.* 2017 Disponible en https://www.asds.net/skin-experts/news-room/press-releases/asds-survey-nearly-105-million-treatments-performed-in-2016.
4. Buchanan PJ, Gilman RH. Retinoids:literature review and suggested algorithm for use prior to facial resurfacing procedures. *J Cutan Aesthet Surg.* 2016;9(3):139-144.
5. Hevia O, Nemeth AJ, Taylor JR. Tretinoin accelerates healing after TCA peel. *Arch Dermatol.* 1991;127(5):678-682.
6. Kanye S, Leyden JJ, Lowe NJ, et al. Tazarotene cream for the treatment of facial photodamage. *Arch Dermatol.* 2001;137:1597-1604.
7. Gilbert S, McBurney E. Use of valacyclovir for herpes simplex virus-1 (HSV-1) prophylaxis after facial resurfacing: a randomized clinical trial of dosing regimens. *Dermatol Surg.* 2000;26:50-54.
8. Food and Drug Administration. *Accutane© Isotretinoin Capsules.* 1982. Disponible en https://www.accessdata.fda.gov/drugsatfda_docs/label/2008/018662s059lbl.pdf. Acceso en agosto 19, 2019.
9. Spring LK, Krakowski AC, Alan M, et al. Isotretinoin and timing of procedural interventions. A systemic review with consensus recommendations. *JAMA Dermatol.* 2017;153:802-809.
10. Waldman A, Bolton D, Arendt KA, et al. ASDS guidelines task force: consensus recommendations regarding the safety of lasers, dermabrasion, chemical peels, energy devices, and skin surgery during and after isotretinoin use. *Dermatol Surg.* 2017;43:1249-1262.
11. Hu L, Zou Y, Chang SJ, Qui Y. Effects of botulinum toxin on improving facial surgical scars: a prospective, split-scar, double-blind, randomized controlled trial. *Plast Recontr Surg.* 2018;141:646-650.
12. Zimbler MS, Holds JB, Lokoska MS, Glaser DA, Prendiville S. Effect of Botulinum toxin pretreatment on laser resurfacing results. *Arch Facial Plast Surg.* 2001;3:165-169.
13. Zakopoulou N, Kontochristopoulos G. Superficial chemical peels. *J Cos Dermatol.* 2006;5:246-253.
14. Moy LS, Murat H, Moy RL. Glycolic acid peels for the treatment of wrinkles and photoaging. *J Dermatol Surg Oncol.* 1993;19:243-246.
15. Dainichi T, Ueda S, Imayama S, et al. Excellent clinical results with a new preparation for chemical peeling in acne: 30% salicylic acid in polyethylene glycol vehicle. *Dermatol Surg.* 2008;34:891-899.
16. Dayal S, Amrani A, Shahu P, et al. Jessner's solution vs 30% salicylic acid peels: a comparative study of the efficacy and safety in mild to moderate acne vulgaris. 2016;16:42-51.
17. Bridenstine JB, Dolezal JF. Standardizing chemical peel solution formulations to avoid mishaps. *J Dermatol Surg Oncol.* 1994;20:813-816.
18. Brody HJ. *Chemical Peeling and Resurfacing.* Atlanta, GA: Emory University Digital Library Publications; 2008.
19. Lee KC, Wambier CG, Soon SL. Basic chemical peeling-superfical and medium-depth peels. *JAMA Dermatol.* 2019;81:313-324.
20. Brody HJ, Hailey CW. Medium-depth chemical peeling of the skin:a variation of superficial chemosurgery. *J Dermatol Surg Oncol.* 1986;12:1268-1275.
21. Monheit GD. The Jessner's + TCA peel:a medium-depth chemical peel. *J Dermatol Surg Oncol.* 1989;15:945-950.
22. Coleman WP III, Durrell JM. The glycolic acid trichloroacetic acid peel. *J Dermatol Surg Oncol.* 1994;20:76-80.
23. Baker TJ. The ablation of rhytides by chemical means. A preliminary report. *J Fla Med Assoc.* 1961;48:451-454.
24. Wambier CG, Lee KC, Soon SL, et al. Advanced chemical peels: phenol-croton oil peel. *J Am Acad Dermatol.* 2019;81(2)327-336. doi:10.1016/j.jaad.2018.11.060.
25. Costa IMC, Damasceno PS, Costa MC, et al. Review in peeling complications. *J Cosmet Dermatol.* 2017;16:319-326.
26. Rullan PP, Lemon J, Rullan J. The 2-day phenol chemabrasion for deep wrinkles and acne scars: a presentation of face and neck peels. *Am J Cosmet Surg.* 2004;21:15-26.
27. Hetter GP. An examination of the phenol-croton oil peel:part IV. Face peel results with different concentrations of phenol and croton oil. *Plast Reconstr Surg.* 2000;105:1061-1083.
28. Hague M, Ramesh V. Evaluation of three different strengths of trichloroacetic acid in xanthelasma palpebrarum. *J Dermatolog Treat.* 2006;17:48-50.

29. De Mendonca MC, de Oliver's AR, Araujo JM, et al. Nonsurgical technique for incomplete earlobe cleft repair. *Dermatol Surg.* 2009;35:446-450.
30. Lee JB, Chung WG, Kwahck H, et al. Focal treatment of acne scars with trichloroacetic acid:chemical reconstruction of skin scars method. *Dermatol Surg.* 2002;28:1017-1021.
31. Cook KK, Cook WR. Chemical peel of nonfacial skin using glycolic acid gel augmented with TCA and neutralized based on visual staging. *Dermatol Surg.* 2000;26:994-999.
32. Brody HJ. Complications of chemical peeling. *J Dermatol Surg Oncol.* 1989;15:1010-1019.

Pérdida de cabello: tratamientos establecidos y terapias emergentes

Marc Avram, MD, y Nikhil Shyam, MD

Puntos destacados

- La pérdida de cabello afecta a un número significativo de hombres y mujeres, y tiene un profundo efecto en la calidad de vida.
- La alopecia androgénica es la causa más común de pérdida de cabello y puede tratarse con terapia tópica, oral o de luz.
- El plasma rico en plaquetas es una terapia emergente para la alopecia, aunque todavía deben elucidarse las preparaciones y los protocolos óptimos.
- El trasplante de cabello es otra opción para pacientes con pérdida de cabello refractaria a otras terapias.

La pérdida de cabello, o alopecia, afecta a una proporción significativa de la población mundial y puede tener numerosas consecuencias psicológicas y sociales. Se sabe que la alopecia se asocia con depresión, introversión y baja autoestima. Aunque existen varios tipos de pérdida de cabello, de manera amplia se categorizan en dos formas: no cicatrizal (con preservación de los folículos pilosos) y cicatrizal (con pérdida del ostium folicular). El tipo más común de pérdida de cabello es la alopecia androgénica (AGA) y afecta a 80% de hombres y 50% de mujeres en el curso de su vida.[1-3]

▶ ALOPECIA ANDROGÉNICA

La AGA es la pérdida de cabello andrógeno-dependiente que ocurre en hombres y mujeres genéticamente predispuestos. Se ha demostrado que los andrógenos, en específico la dihidrotestosterona (DHT), desempeñan un rol importante en la progresión de la AGA. La testosterona es convertida a DHT por la isoenzima tipo II de 5-alfa reductasa que se expresa en las papilas dérmicas de los folículos pilosos. Los niveles elevados de DHT provocan muchos de los rasgos clásicos de la AGA, incluidas la miniaturización de los cabellos terminales a cabellos tipo vello y una prolongada fase telógena con acortamiento de la fase de crecimiento anágeno.[4-6] Se han notado varios polimorfismos de los receptores de andrógenos, lo que resalta una condición poligenética así como una herencia dominante autosómica.[7-8] Asimismo, varios estudios han reportado polimorfismos de un solo nucleótido en diferentes locus genómicos asociados con la pérdida de cabello, incluyendo el locus AR/EDA2R y el locus 20p11.[9] A nivel clínico, los hombres y las mujeres exhiben distintos patrones de pérdida de cabello: el patrón masculino de pérdida de cabello (PMPC) y el patrón femenino de pérdida de cabello (PFPC), respectivamente. Sin embargo, también puede ocurrir una sobreimposición en términos de la distribución de la pérdida de cabello.

Patrón masculino de pérdida de cabello

La pérdida de cabello andrógeno-dependiente está bien establecida en los hombres y suele presentarse con el adelgazamiento gradual del cabello en el vértice del cuero cabelludo junto con recesión de la línea del pelo frontotemporal. Por lo regular el cuero cabelludo occipital y el parietal no resultan afectados; se utiliza la escala de Hamilton-Norwood (figura 6.1) para describir la gravedad del PMPC.

El diagnóstico suele realizarse mediante la historia clínica y la exploración física, con evidente disminución en la densidad de los cabellos en el cuero cabelludo bitemporal y en el vértice, notable también en las áreas occipital y parietal.

Patrón femenino de pérdida de cabello

El papel de los andrógenos en la progresión del PFPC está menos establecido. Sin embargo, existe una fuerte predisposición genética: 40 a 54% de los pacientes reporta una historia familiar de patrón de pérdida de cabello. La frecuencia del PFPC aumenta con la edad: 12% de mujeres reporta síntomas para la edad de 29 años, 25% a los 49 y 50% a los 79.[10]

Aunque el PMPC y el PFPC comparten una patología similar que deriva en la miniaturización folicular progresiva de cabellos terminales a vellosos y una disminución de la fase anágena de crecimiento, la etiología del PFPC no es clara. Es interesante notar que, a diferencia del PMPC, la miniaturización en el PFPC no es uniforme e intensa, con relativamente pocas áreas de alopecia completa. Aunque los andrógenos son el impulsor principal del PMPC, muchas mujeres con PFPC no tienen elevados los andrógenos. Sin embargo, puede existir una predisposición genética a través de la cual los niveles normales de andrógenos circulantes actúan sobre los receptores foliculares, que son altamente sensibilizados. Además, también pueden existir rutas andrógeno-independientes que todavía deben ser elucidadas.[11-13]

El síndrome de ovario poliquístico y el metabólico son las dos comorbilidades por lo común asociadas que se aprecian con el PFPC. La asociación de los niveles de hierro disminuidos y los trastornos tiroideos también se han asociado con el PFPC. Algunos estudios han mostrado que la terapia antiandrógeno es más eficaz en pacientes con niveles de ferritina > 40 µg/L.[14,15]

El diagnóstico de PFPC se basa en gran parte en la historia clínica y la exploración física. Son importantes los detalles, incluyendo cuándo comenzó la pérdida de cabello, si fue un inicio gradual o súbito, y cualquier factor de estrés físico, mental o emocional asociado dentro de los 3 a 6 meses previos a la pérdida de cabello, para descartar un efluvio telógeno agudo y crónico. Los detalles respecto a los posibles signos de hiperandrogenismo incluyen hirsutismo, irregularidades menstruales, acné, infertilidad y anomalías ováricas y deben considerarse como hallazgos positivos; muchos necesitan pruebas de laboratorio. La exploración física suele ser notable para ampliar la parte central con reducción difusa en la densidad del cabello en el cuero cabelludo frontal (figura 6.2). Si hay alguna pregunta respecto al diagnóstico de la pérdida de cabello, una biopsia del cuero cabelludo puede proveer valiosa información.

FIGURA 6.1   **Escala de Hamilton-Norwood del patrón masculino de pérdida de cabello.**

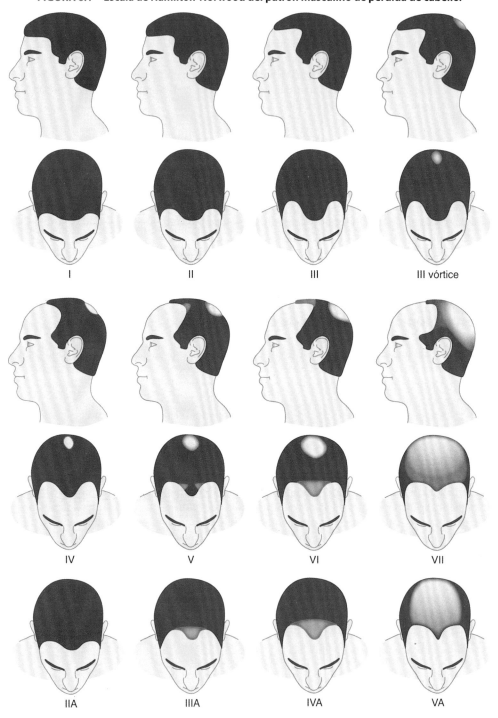

FIGURA 6.2   **Clasificación de la escala de Ludwing del patrón femenino de pérdida de cabello.**

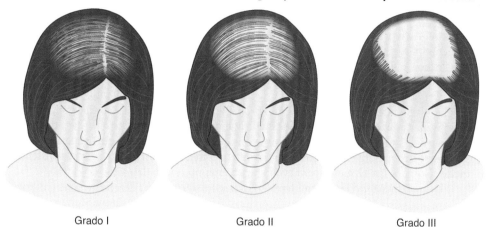

Grado I   Grado II   Grado III

▶ TRATAMIENTOS ESTABLECIDOS DE LA ALOPECIA ANDROGÉNICA

Tratamientos de primera línea

Hoy día, los únicos fármacos aprobados por la Food and Drug Administration (FDA) para la alopecia de patrón son minoxidil para hombres y mujeres y finasterida solo para hombres. El único dispositivo liberado por la FDA es la terapia de luz de bajo nivel, también conocida como terapia de fotobiomodulación (PBMT, por sus siglas en inglés). Un reciente meta-análisis sobre el tratamiento de la AGA publicado en el *Journal of the American Academy of Dermatology* en 2017 sustentó estos hallazgos.[16]

Minoxidil

Es un potente vasodilatador aprobado en 1979 por la FDA para la hipertensión. Las formulaciones tópicas al 2 y 5% fueron aprobadas de forma eventual para el tratamiento de la AGA en los hombres en 1988 y 1991, respectivamente. En 1991, la FDA aprobó el minoxidil al 2% para PFPC, y en 2014 la espuma de minoxidil al 5% para una aplicación diaria.

Minoxidil es un profármaco que es convertido a sulfato de minoxidil por las enzimas sulfotransferasas en la vaina de la raíz externa de los folículos pilosos. Funciona abriendo los canales de potasio y estimula el crecimiento del cabello al incrementar la fase anágena del ciclo del cabello. También mejora la angiogénesis perifolicular. La dosis de tratamiento recomendada es 1 mL de la solución al 2% dos veces al día en las áreas afectadas (los hombres también pueden usar la solución al 5%) o 1 mL de la espuma al 5% una vez al día en las áreas afectadas. Se requiere un periodo mínimo de 12 meses de tratamiento para determinar la eficacia. A nivel clínico, cerca de 40% de los pacientes mostró una mejora significativa después de 3 a 6 meses de tratamiento. Sin embargo, la respuesta se sostiene solo con un tratamiento continuo, y suspender la medicación puede inducir un efluvio telógeno en 4 a 6 meses. Además, los pacientes pueden experimentar una caída transitoria durante los primeros meses de tratamiento. Aunque suele ser bien tolerado, algunos pacientes pueden desarrollar una dermatitis de contacto irritante o alérgica, que se relaciona con el propilenglicol presente en la formulación en solución, pero no en espuma.

Finasterida

En términos de tratamiento sistémico, es la única medicación aprobada por la FDA para atender la AGA en hombres, y fue aprobada en 1997. La finasterida inhibe la enzima tipo II 5-alfa reductasa, previniendo así la conversión de testosterona al más potente DHT. A nivel clínico, el fármaco se administra por vía oral a una dosis de 1 mg diario para el tratamiento del PMPC. Los estudios han mostrado que el uso consistente de la medicación por 5 años puede disminuir la pérdida de cabello en alrededor de 50 a 90%, con notables aumentos en el diámetro del cabello y la tasa de crecimiento.[17] Es más probable que el cabello vuelva a crecer en quienes son más jóvenes y cursan con pérdida de cabello ligera. Sin embargo, como en el caso de minoxidil, la eficacia de finasterida depende del uso continuado. Es importante notar que aunque puede apreciarse una mejora clínica tan pronto como en 3 meses, es necesario el uso consistente de la medicación por 6 a 12 meses para evaluar a quienes no responden a ella (20-30%).

El uso de finasterida en las mujeres no está aprobado por la FDA y está contraindicado en embarazadas debido al riesgo de feminización del feto masculino. Aunque Shum y cols. encontraron que 1.25 mg/día de finasterida mejoran el PFPC en mujeres con hiperandrogenismo, no hubo mejora en quienes tenían los andrógenos elevados.[18] Además, Price y cols. mostraron que 1 mg/día de finasterida tomado por 12 meses no fue efectivo en mujeres posmenopáusicas con PFPC.[19] Si bien algunos médicos prescriben 1 a 5 mg diarios de finasterida a las mujeres posmenopáusicas, su eficacia es muy variable. Se requieren estudios controlados aleatorizados más grandes para determinar la dosificación y eficacia de finasterida en el PFPC.

Síndrome posfinasterida

Aunque la finasterida está aprobada por la FDA para los hombres y el tratamiento suele ser bien tolerado, se han reportado varios efectos secundarios. Los más comunes incluyen disminución de la libido, disfunción eréctil y decremento del volumen de la eyaculación, que pueden ocurrir en 1 a 4% de los hombres. Los niveles de antígeno prostático específico (PSA, por sus siglas en inglés) pueden estar reducidos en alrededor de 50% durante el tratamiento debido a una disminución en los niveles de DHT. Esto podría enmascarar un diagnóstico temprano de cáncer de próstata, y se recomienda un PSA basal en hombres mayores de 50 años antes de iniciar el tratamiento.[20,21] Otros eventos adversos reportados incluyen ginecomastia, impotencia, ansiedad, depresión y problemas de memoria. Aunque estos efectos secundarios suelen resolverse después de suspender el medicamento, cada vez hay más reportes de su persistencia tras la suspensión en lo que se ha denominado un "síndrome posfinasterida". Los síntomas más frecuentes reportados incluyen disfunción sexual y trastornos psicológicos, incluyendo depresión. La evidencia reciente sugiere que la finasterida puede afectar el metabolismo de esteroides en el cerebro e inducir desequilibrios en el ácido γ-amino butírico, que podrían explicar los síntomas que se aprecian en el síndrome posfinasterida.[22] Sin embargo, se requiere más investigación para entender este síndrome, así como los posibles factores de riesgo para pacientes que puedan desarrollar estos síntomas. Antes de iniciar la finasterida, es importante informar a todos los pacientes sobre los riesgos respecto al síndrome posfinasterida, además de un riesgo bajo de ginecomastia, efectos colaterales sexuales reversibles y el efecto que tiene la finasterida en el PSA y en cáncer de próstata.

Terapia de fotobiomodulación

PBMT, terapia de luz de bajo nivel o terapia láser de bajo nivel, es un tratamiento relativamente nuevo liberado por la FDA para la AGA, pero tiene sus orígenes en la década de 1960. El Dr. Endre Mester fue el primero en notar los efectos benéficos del crecimiento acelerado del cabello en ratones después del uso de un láser de rubí de bajo poder de 694 nm en 1967.[23] El escepticismo inicial por la falta de estudios sobre PBMT se ha disipado en la última década, cuando más evidencia demostró su eficacia en el tratamiento de la pérdida de cabello.

La FDA liberó por primera vez un dispositivo de PBMT para el tratamiento de la AGA en los hombres en 2007. El mercado de consumo directo para estos dispositivos ha crecido con rapidez, con un creciente número de dispositivos de PBMT liberados por la FDA, incluyendo peines, bandas para la cabeza, gorras y cascos. Estos dispositivos son efectivos en costos y tienen un excelente perfil de seguridad. Hoy día existen 29 dispositivos liberados por la FDA para el tratamiento de la AGA en hombres y mujeres (Fitzpatrick I-IV), con 13 de ellos disponibles a nivel comercial para el tratamiento de uso doméstico. Todos los dispositivos de PBMT contienen ya sea láseres de diodo o diodos emisores de luz (LED), que emiten luz continua o en pulsos cortos y rápidos. Comparados con los láseres, los dispositivos LED pueden ser más atractivos, porque son más fáciles y seguros de usar, con menos riesgo de quemaduras, ya que emiten luz incoherente. También pueden enviar energía a un área más amplia del cuero cabelludo y son más baratos. La mayoría de los dispositivos usa longitudes de onda entre 650 y 700 nm y contiene entre siete y 272 láseres de diodo/LED, lo que confiere una potencia total de salida entre 35 y 1 360 mW.[24] En la tabla 6.1 se enlistan las especificaciones de cada dispositivo autorizado por la FDA para uso doméstico.

No existen estudios directos que comparen la eficacia entre los diversos dispositivos de PBMT. La preferencia del paciente es lo más importante al seleccionar el dispositivo apropiado,

TABLA 6.1 Láseres de uso doméstico autorizados por la FDA

Dispositivo PBMT	Diseño del dispositivo	Parámetros de luz	Régimen de tratamiento	Precio al menudeo aproximado (dólares)
Peine láser HairMax Prima 7	Peine	7 DL; 655 + 10 nm CW	15 min; 3 veces a la semana	$295
Peine láser HairMax Ultima 9	Peine	9 DL; 655 + 10 nm CW	15 min; 3 veces a la semana	$395
Peine láser HairMax Ultima 12	Peine	12 DL; 655 + 10 nm CW	8 min; 3 veces a la semana	$495
Peine para el pelo NutraStim Laser	Peine	12 DL; 655 + 10 nm CW	8 min; 3 veces a la semana	$279
Theradome LH80 PRO	Casco	80 DL; 678 + 8 nm CW	20 min; 2 veces a la semana	$895
iRestore Hair Growth System	Casco	21 DL; 650 + 10 nm CW 30 LED; 660 + 5 nm EP	25 min; un día sí y un día no	$595
iGrow Hair Growth System	Casco	21 DL; 655 nm CW 30 LED; 655 nm EP	25 min; un día sí y un día no	$695
Capillus82 Laser Cap	Gorra deportiva	82 DL;	30 min; 3-4 veces a la semana	$799
Capillus202 Laser Cap	Gorra deportiva	202 DL; 650 nm EP	30 min; 3-4 veces a la semana	$1 999
Capillus272 Pro Laser Cap	Gorra deportiva	272 DL; 650 nm EP	30 min; 3-4 veces a la semana	$3 000
LaserCap LCPRO	Gorra deportiva	224 DL; 650 nm EP	30 min; un día sí y un día no	$3 000
HairMax LaserBand 41	Banda para cabeza; el usuario la mueve cada 30 s	41 DL; 655 + 10 nm CW	3 min; 3 veces a la semana	$595
HairMax LaserBand 82	Banda para cabeza; el usuario la mueve cada 30 s	82 DL; 655 + 10 nm CW	90 s; 3 veces a la semana	$795

CW, onda continua; DL, diodos láser; LED, diodos emisores de luz; EP, emisión pulsada.

De Dodd EM, Winter MA, Hordinsky MK, Sadick NS, Farah RS. Photobiomodulation therapy for androgenetic alopecia: A clinician's guide to home-use devices cleared by the Federal Drug Administration. *J Cosmet Laser Ther.* 2018;20(3):159-167. Adaptado con permiso de Taylor & Francis Ltd, www.tandfonline.com.

incluyendo diseño, facilidad de uso y precio. Los dispositivos de PBMT para el consultorio, como Capillus272™ OfficePro (Capillus LLC, Miami, FL) y Sunetics Clinical Laser (Sunetics International Marketing Group LLC, Dallas, TX), son útiles para pacientes que no quieren comprar un dispositivo o se sienten incómodos operando un dispositivo doméstico.

Mecanismo de acción

La fotobiomodulación involucra el uso de una luz de baja energía para inducir una reacción fotoquímica a nivel celular. Aunque todavía se elucidan los mecanismos precisos detrás de los beneficios terapéuticos de PBMT, se han propuesto varias teorías. La PBMT estimula la señalización mitocondrial a través de la activación de fotorreceptores localizados en la cadena respiratoria mitocondrial, en específico el citocromo C oxidasa. Se sabe que el óxido nítrico inhibe la respiración celular, y la PBMT sirve para liberar esta inhibición, mejorando por lo tanto la respiración mitocondrial. El aumento subsecuente en ATP provoca un incremento en la producción de los factores de crecimiento, depósito en la matriz extracelular y proliferación celular, lo cual incluye el crecimiento del cabello. La fotobiomodulación prolonga la fase anágena del crecimiento, aumenta el diámetro existente del cabello y revierte la miniaturización en la AGA.

Es interesante que la fotobiomodulación exhibe el concepto de hormesis respecto a la activación de la cadena respiratoria mitocondrial. A dosis bajas, la PMBT estimula a las mitocondrias, pero hasta un cierto umbral; las dosis altas pueden causar un sobreimpulso respiratorio, que provoca apoptosis. Esto podría explicar la variabilidad en los resultados del tratamiento y subraya el concepto de que los dispositivos más poderosos o sesiones de tratamiento más largas no por fuerza arrojan mejores resultados.

Eficacia y efectos secundarios

Los pacientes con pérdida de cabello ligera a moderada son los más propensos a beneficiarse con la PMBT, pero falta evidencia en cuanto a su uso en el manejo de la AGA. La eficacia de la PMBT es comparable a la de minoxidil, y hasta 80% de los pacientes reporta quedar satisfecho con los resultados. La respuesta al tratamiento puede tomar entre 12 y 16 semanas. En forma similar a minoxidil y finasterida, la eficacia depende del uso continuo del dispositivo. Es importante notar que la PBMT empodera a los pacientes con una opción de tratamiento en casa para su pérdida de cabello.

Las contraindicaciones para la PBMT incluyen embarazo y lactancia, debido sobre todo a la falta de estudios en estos grupos. Los efectos secundarios son raros y suelen incluir xerosis (5.1%), prurito (2.5%) y sensibilidad en el cuero cabelludo (1.3%). También se han reportado irritación, enrojecimiento, urticaria ligera y sensación de calor. Aunque hoy día no existe evidencia de toxicidad o carcinogénesis, debe tenerse cautela cuando se usa PBMT en áreas de cánceres previos (como melanoma o cáncer no melanoma cutáneos en el cuero cabelludo). Además, no hay reportes de lesión ocular con ninguno de los dispositivos liberados por la FDA, pero se debe aconsejar a los pacientes que eviten el contacto con los ojos, dado el riesgo teórico de daño a la retina por la exposición a la luz.[24]

Se requieren más estudios para determinar los parámetros óptimos para cada dispositivo PBMT, incluyendo ajustes de potencia, longitudes de onda y frecuencia de uso para el tratamiento de la AGA.

Tratamientos de segunda línea para la alopecia androgénica

Espironolactona

Medicación antiandrogénica no oficial de uso más común para el tratamiento del PFPC y el hirsutismo. Es un antagonista estructural de la aldosterona y también un diurético ahorrador de potasio. Actúa mediante el bloqueo competitivo de los receptores de andrógeno, así como la inhibición de la producción del andrógeno ovárico. Si bien los estudios publicados que sustentan la eficacia de la espironolactona son limitados, las dosificaciones de tratamiento recomendadas oscilan entre 100 y 200 mg diarios. Aunque la mayoría de los pacientes tolera bien esta medicación, los posibles efectos secundarios incluyen hipotensión, anomalías electrolíticas (en especial en el contexto de enfermedad renal), irregularidades menstruales, sensibilidad mamaria, fatiga y urticaria. Debido a sus efectos antiandrogénicos, el fármaco puede causar una feminización del feto masculino y debe evitarse en el embarazo y la lactancia.

Tratamiento emergente para la alopecia androgénica

Plasma rico en plaquetas

Recién el plasma rico en plaquetas (PRP) ha atraído bastante interés para el tratamiento de la alopecia. El PRP es una fracción plasmática que contiene una mayor concentración de plaquetas respecto a la sangre entera, por lo regular tres a siete veces más. Las plaquetas contienen gránulos alfa, que, al activarse, secretan numerosos factores de crecimiento (tabla 6.2).

El PRP puede inducir angiogénesis perifolicular, estimular la proliferación de las células papilares de la dermis y prolongar la fase anágena de crecimiento, por lo tanto ofrece una atractiva opción en el tratamiento de la AGA. Sin embargo, el mecanismo exacto por el cual el PRP promueve el crecimiento capilar sigue bajo investigación activa.

Aunque existen numerosas técnicas de procesamiento de PRP comerciales y manuales, los métodos básicos siguen siendo los mismos. Por lo regular se colectan 10 a 60 mL de sangre entera del paciente el día del tratamiento. Se añaden anticoagulantes, como ácido-citrato-dextrosa o citrato de sodio, para evitar la coagulación y la secreción prematura de los gránulos alfa. La sangre se centrifuga para separar los tipos de células en función de la gravedad específica. Después de la centrifugación se aprecian tres capas (figura 6.3): una capa superior de plasma que contiene sobre todo plaquetas y algunos glóbulos blancos, una capa leucocitaria central densa en glóbulos blancos, y una capa profunda de eritrocitos.

Para la producción de PRP puro (PRP-P) (figura 6.4), solo se colecta la capa amortiguadora más superficial con la porción más baja de plasma. Cuando se desea el PRP rico en leucocitos (PRP-L), se colecta toda la capa leucocitaria con la capa más baja de plasma. Por último, puede agregarse gluconato de calcio, cloruro de calcio o trombina antes de la administración para activar el PRP (PRP autólogo activado; PRP-AA). La secreción del factor de crecimiento activo comienza a los 10 minutos de la activación. De forma alternativa, el PRP no activado (PRP autólogo no activado; PRP-NA) utiliza colágeno dérmico del huésped y trombina como activadores endógenos.

TABLA 6.2 Principales factores de crecimiento dentro de los gránulos alfa plaquetarios

Factor de crecimiento derivado de plaquetas (PDGF, por sus siglas en inglés)	Promueve la angiogénesis; mitógeno para células mesenquimatosas; regula hacia arriba la ruta ERK involucrada en la proliferación y diferenciación celular
Factor de crecimiento epidérmico (EGF, por sus siglas en inglés)	Estimula la diferenciación de las células epiteliales; regula hacia arriba la ruta ERK involucrada en la proliferación y diferenciación celular
Factor de crecimiento transformante beta	Promueve la proliferación y diferenciación de las células mesenquimatosas, así como la síntesis del colágeno
Factor de crecimiento de fibroblastos	Estimula y regula la mitosis de las células mesenquimatosas; estimula la diferenciación celular
Factor de crecimiento parecido a la insulina 1	Estimula la proliferación y diferenciación de las células mesenquimatosas; promueve la síntesis de colágeno; induce y prolonga la fase anágena de crecimiento
Factor de crecimiento endotelial vascular	Promueve la angiogénesis; diferenciación de las células endoteliales; aumenta la permeabilidad de las células endoteliales

FIGURA 6.3   **Capas de sangre después de la centrifugación.**

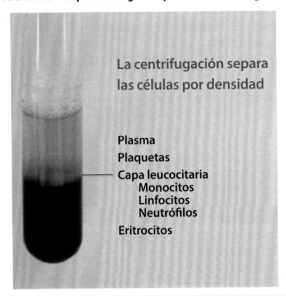

Magalon y cols. (2016) propusieron cuatro parámetros para reportar el procesamiento de PRP con la esperanza de crear un protocolo estandarizado. Esto se refiere de manera colectiva como DEPA: dosis, eficiencia, pureza y activación. La dosis se calcula multiplicando la concentración plaquetaria en el PRP por el volumen obtenido de PRP (medido en millones o miles de millones de plaquetas). La eficiencia es el porcentaje de plaquetas recuperado en el PRP de la sangre entera. La pureza es la composición de plaquetas, leucocitos y eritrocitos en la preparación

FIGURA 6.4   **Plasma rico en plaquetas (PRP) puro contra el PRP rico en leucocitos en una técnica de un solo giro (*softspin*) o una técnica de dos giros.**

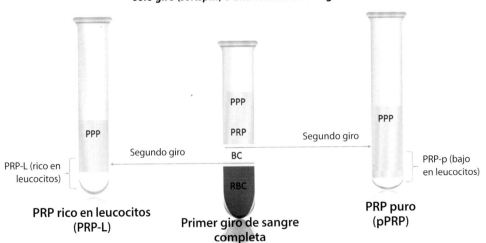

final de PRP. La activación denota al agente usado para activar el PRP.[25] Todavía está por definirse la técnica óptima de recolección de PRP que arroja los mejores resultados clínicos.

En general, el PRP se considera seguro, con efectos secundarios mínimos y pocas contraindicaciones, como se menciona más adelante (tabla 6.3).

PRP como monoterapia en la alopecia androgénica

Existen varios estudios que evalúan el uso de PRP-AA y PRP-NA en el tratamiento de la AGA. Aunque las inyecciones únicas de PRP-NA parecen carecer de eficacia, un estudio reciente de Kachhawa y cols. (2017) mostró resultados promisorios con el PRP-NA rico en leucocitos cuando se usa como una serie de tratamientos. En específico, los pacientes reportaron mejoras subjetivas en la calidad del cabello cuando las inyecciones de PRP eran seriales cada 3 semanas por un total de seis sesiones. Los pacientes con AGA ligera experimentaron mejores resultados comparados con quienes cursaban con una alopecia más avanzada. Los pacientes reportaron aumentos subjetivos en la calidad/grosor del cabello y 55% reportó un aumento en la densidad capilar.[26]

Varios estudios han evaluado el PRP después de la activación con gluconato de calcio o cloruro de calcio. Gentile y cols. (2017) trataron a 20 hombres con AGA cada 30 días con tres inyecciones en total.[27] A los 3 meses, el grupo de PRP mostró un incremento mucho mayor en el conteo de cabello medio y la densidad del cabello terminal en comparación con el placebo. Se hizo un seguimiento de los pacientes durante 16 meses, el tiempo de seguimiento más largo documentado y publicado a la fecha. Histológicamente, la piel tratada con PRP mostró aumento en el grosor epidérmico y número de folículos, mayor Ki67 en los queratinocitos basales y células foliculares del bulbo piloso, y un aumento en la vasculatura perifolicular comparado con la base. A los 12 meses, se observó un relapso de la enfermedad en 20% de los pacientes que requirieron tratamiento a 16 meses.

Alves y Grimalt (2016) trataron a 22 pacientes con PRP-AA en una serie de tres inyecciones mensuales. Comparados con el grupo de control, los pacientes tratados con PRP mostraron un incremento en la densidad capilar media total a 3 y a 6 meses.[28] Tawfik y cols. (2018) evaluaron PRP-L activado en 30 mujeres con PFPC en tratamientos semanales por 4 semanas consecutivas. Las pacientes fueron seguidas hasta por 6 meses y las medidas de folioscopio registraron un aumento significativo en la densidad y el grosor capilar en los cueros cabelludos tratados con PRP comparados con placebo. A los 6 meses, la prueba de jalar el cabello mejoró en 83% en las áreas tratadas con PRP y las pacientes reportaron una alta satisfacción general, con una calificación media de 7.0 de 10.[29]

PRP como tratamiento auxiliar para la alopecia androgénica

Dado el beneficio del PRP como monoterapia en el tratamiento de la AGA, varios estudios se han enfocado en la utilidad del PRP en conjunción con opciones de tratamiento existentes, como minoxidil o finasterida. Es importante que muchos pacientes con AGA fracasaron en estos tratamientos de primera línea, y PRP puede ser un valioso auxiliar en esta población.

TABLA 6.3   Contraindicaciones para el PRP

Contraindicación absoluta	Contraindicación relativa
• Trombocitopenia crítica • Disfunción plaquetaria • Inestabilidad hemodinámica • Septicemia • Infección local en el sitio de administración del PRP • El paciente no está dispuesto a aceptar el riesgo	• Uso de AINE en las siguientes 48 horas • Inyección de glucocorticoides en el sitio de tratamiento en el siguiente mes • Uso de glucocorticoides sistémicos en las siguientes 2 semanas • Consumo de tabaco • Enfermedad o fiebre recientes • Cáncer, en especial óseo o hematolinfoide • Anemia a la hemoglobina < 10 gm/dL • Trombocitopenia a < 105 plaquetas/μL

Alves y Grimalt (2017) realizaron un estudio aleatorizado, doble ciego, controlado con placebo, de cuero cabelludo dividido en 24 sujetos (11 hombres; 13 mujeres) que recibieron tres tratamientos mensuales de PRP-NA intralesión en una mitad del cuero cabelludo y solución salina en la otra mitad. Estos pacientes se aleatorizaron como tratamientos concomitantes a minoxidil al 5% tópico dos veces al día o bien finasterida, 1 mg diario. A los 6 meses se documentaron aumentos mucho mayores en el conteo capilar medio, la densidad del cabello y la densidad del cabello terminal con PRP comparado con solución salina. De manera notable, la combinación PRP/minoxidil produjo mejoras mucho mayores en el conteo capilar medio, densidad capilar, porcentajes anágeno a telógeno, una razón media anágeno/telógeno comparado con la terapia de combinación con PRP/finisterida.[30]

Protocolo de tratamiento propuesto para la alopecia androgénica

La evidencia actual de PRP para el tratamiento de la AGA es promisoria. Numerosos estudios han notado beneficios utilizando un amplio rango de medición de resultados (fotografías, conteo y densidad capilar medios, razón anágeno a telógeno, prueba de jalar el cabello y encuestas de satisfacción del paciente). Aunque PRP puede utilizarse como monoterapia, su eficacia óptima está en su combinación con otras terapias de primera línea como minoxidil y/o finasterida.

En la literatura actual existe una amplia variabilidad en la preparación del PRP, utilizando técnicas comerciales *versus* manuales, centrifugaciones de uno contra dos giros, PRP-AA *versus* PRP-NA, concentraciones plaquetarias variables, volúmenes de inyección que van de 2 a 12 mL y variabilidad en la profundidad de la inyección (dérmica *versus* subdérmica). Con base en una revisión de la literatura actual, los estudios más positivos utilizan concentraciones plaquetarias medias de tres a seis veces la concentración plaquetaria media de la sangre entera con sesiones mensuales de tratamiento durante 3 a 4 meses. Si bien se notan resultados tanto con las inyecciones dérmicas como con las subdérmicas, hay menos dolor con estas últimas, así como un aumento en la difusión, lo que tal vez minimiza el número de inyecciones requeridas por área de tratamiento. Aunque la mayoría de los estudios no hace un seguimiento del curso clínico de los pacientes más allá de 6 meses, Gkini y cols. (2014) notaron una reducción en la densidad capilar a 6 y 12 meses. Además, Gentile y cols. (2015) notaron una recaída a 16 meses. Esto es congruente con la práctica clínica actual de administrar inyecciones de mantenimiento 3 a 6 meses después de la serie inicial de 3 a 4 tratamientos mensuales. Deben realizarse tratamientos subsecuentes en casos individuales debido a la falta de datos clínicos actuales. El PRP es bien tolerado, con solo un eritema transitorio o dolor que se aprecian en el momento de la inyección y que se resuelven en las 24 horas siguientes.

▶ TRASPLANTE DE CABELLO

El trasplante de cabello es una opción de tratamiento quirúrgico ambulatorio, con anestesia local para hombres y mujeres a quienes se les está adelgazando el cabello. Con los adelantos que han surgido en las pasadas dos décadas, los pacientes pueden esperar una apariencia consistentemente natural del cabello trasplantado comparado con la del pasado (figura 6.5).

Esto es debido a una evolución en la técnica, desde los "tapones" o unidades foliculares que contienen 10 a 20 folículos pilosos extraídos de la región donante en el cuero cabelludo occipital hasta utilizar solo 1 a 4 unidades foliculares que crecen en el cuero cabelludo, obtenidas mediante una elipse del donante o la extracción de unidad folicular (FUE, por sus siglas en inglés) (figura 6.6).

La selección de candidatos y la técnica quirúrgica son vitales para el éxito del procedimiento.

Selección de candidatos

La selección del candidato es clave para el trasplante de cabello. Los pacientes deben tener una densidad donante adecuada en su cuero cabelludo posterior para llenar las áreas que se han adelgazado en su cuero cabelludo frontal. Mientras más alta sea la densidad de la región donante (unidades foliculares por cm^2), más cabello habrá para trasplantar. Si un paciente tiene mala densidad donante, obtendrá un impacto mínimo del trasplante.

FIGURA 6.5   (A) Pre y (B) postrasplante de cabello utilizando unidades foliculares para restaurar una apariencia natural de la línea del cabello.

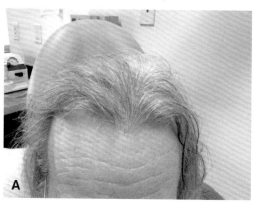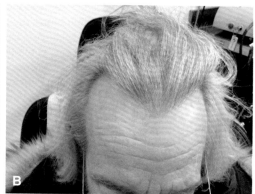

Para todos los pacientes se revisa tanto la cosecha elíptica de donante como la FUE (robótica o no robótica). Ambas modalidades siguen siendo las técnicas de vanguardia para cosechar de un área donante y deben discutirse con los pacientes como opciones. Ambas crean unidades foliculares individuales que cuando se colocan en el área receptora crearán un cabello trasplantado de apariencia natural. Para la FUE, el cabello donado del paciente debe recortarse a 1 mm para la cosecha, ya sea manual o robótica. Para muchos hombres con estilos de cabello más cortos, esto es una inconveniencia menor. Estos pacientes eligen la FUE robótica en forma abrumadora, para evitar una cicatriz lineal que puede ser visible con un estilo más corto, y debido a la naturaleza mínimamente invasiva de esta técnica, donde no se necesitan suturas. Para la mayoría de las mujeres y para algunos hombres, cortarse el cabello a 1 mm es una limitante práctica mayor para elegir la FUE. Optan por la cosecha elíptica, que deja una cicatriz lineal y se esconderá con el cabello.

El PMPC y el PFPC son condiciones crónicas con una continua pérdida del cabello a lo largo de la vida. El rango y extensión de la pérdida capilar varía de persona a persona, pero

FIGURA 6.6   Imagen aumentada que muestra el trasplante de unidades foliculares naturales que van de uno a cuatro cabellos.

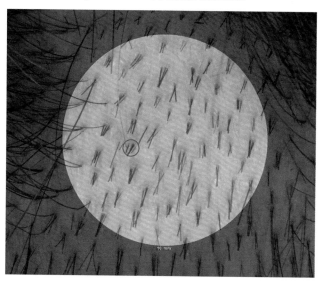

continúan siempre. Este es un concepto vital que debe revisarse con todos los pacientes. El médico debe planear resultados cosméticos óptimos a corto y a largo plazos. Se realiza una discusión con todos los pacientes sobre la terapia médica para conservar el cabello existente. Es claro que minimizar la pérdida futura mediante terapia médica permite que haya un máximo impacto cosmético en un trasplante de cabello. Una combinación de terapia médica exitosa y cirugía crearán la densidad más percibida con un procedimiento. El médico siempre debe planear el procedimiento asumiendo que el paciente *puede* querer suspender la terapia médica en el futuro, y debe considerar en qué forma eso afectará la apariencia cosmética del trasplante. Para hombres y mujeres, el cuero cabelludo frontal tiene el mayor impacto cosmético con el menor riesgo a largo plazo para la mayoría de los pacientes.

Se deben revisar con el paciente el cuidado de la herida y las actividades antes y después de la operación (tabla 6.4).

Los pacientes deben entender la cantidad finita de cabello donado, la naturaleza continua del PMPC y del PFPC, y cómo eso impactará la densidad y la apariencia cosmética de su cabello con el tiempo. La capacidad de colocar cabello donde se verá natural a corto y a largo plazos es esencial cuando se determina si un paciente es candidato para trasplante de cabello. Como con todos los procedimientos programados, si un paciente no entiende las limitaciones de un procedimiento, este no debe realizarse.

Técnica quirúrgica

Cosecha elíptica de la zona donante

La zona donante óptima es el cuero cabelludo occipital medio, tanto para hombres como para mujeres. Esta región tiene tanto la densidad más alta como la menor probabilidad de adelgazarse de forma natural en el futuro. La región donante se recorta a 1 mm. El cabello arriba de ella se levanta y se sujeta para que cubra las suturas después del procedimiento.

El paciente se coloca en pronación y se anestesia con lidocaína con epinefrina. El largo y el ancho dependen del número de folículos necesarios para trasplantarlos en el cuero cabelludo frontal. Una vez removida la elipse, se cierra la herida con una sola capa de grapas o suturas, que se retiran 7 a 10 días después de la operación.

Técnica robótica quirúrgica para la extracción de unidades foliculares

En el trasplante capilar robótico es obligatorio que el cabello de la zona donante se recorte a 1 mm antes de realizar el procedimiento. Un asistente quirúrgico recorta el cabello a 1 mm usando un cortador de bigote (figura 6.7).

TABLA 6.4   Instrucciones preoperatorias y posoperatorias

Instrucciones preoperatorias	Instrucciones posoperatorias
• Revisar el consentimiento y las instrucciones escritas enviados al paciente antes del procedimiento. Ante cualquier duda, llamar al consultorio. • El día del procedimiento, comer y beber de manera normal. • Se revisan el consentimiento escrito y las instrucciones posoperatorias. • El área a ser trasplantada se marca y se fotografía. • El médico revisa el procedimiento con el paciente.	• Reanudar de inmediato las actividades regulares. • Evitar el ejercicio pesado 5-7 días después de la operación. • Prednisona, 40 mg diarios por 3 días. • Analgésicos las primeras 12-24 horas. • El vendaje de la noche se retira al día siguiente. • Ducharse el día después de la cirugía. Evitar quitarse las costras. Dejar que el tiempo o la ducha hagan caer las costras a los 5-8 días. • Emolientes para la zona donante dos veces al día por 5-10 días. • El cabello trasplantado comienza a crecer en 3-6 meses. • Crecimiento capilar completo a los 9-18 meses.

El pelo más largo evitará que el robot trabaje con máxima eficiencia. El escáner óptico del robot que se usa para identificar y cosechar las unidades foliculares debe ver pigmento en los folículos pilosos para funcionar. Los asistentes teñirán de negro los folículos pilosos de los pacientes con cabello gris, rubio o rojo después del corte. No hay un impacto cosmético práctico, ya que el cabello solo mide 1 mm de largo. El paciente estará en pronación mientras se anestesia la zona donante. Una vez completado esto, el paciente se mueve al robot para la cosecha de unidades foliculares. El paciente se sienta en una silla diseñada para el robot, con la cabeza inclinada hacia adelante y tocando con el mentón la parte superior del pecho. Esto permite que el robot vea y coseche los injertos de manera óptima. Se coloca una rejilla de 3 × 3 cm en el área anestesiada en el cuero cabelludo posterior. Esta rejilla tiene marcadores de referencia para guiar al robot a que coseche las unidades foliculares dentro de la rejilla. El robot calibra y retira 90 a 110 unidades foliculares de cada rejilla (figura 6.8).

Según el número de unidades foliculares necesario, se usan 5 a 20 rejillas por procedimiento. El robot usa dos golpes –uno afilado para cortar a través de la dermis, seguido por un golpe "romo" que dispara a más profundidad en el tejido subcutáneo superficial para liberar una unidad folicular individual de la piel–. El robot tiene un algoritmo que no le permitirá vaciar una región del cuero cabelludo; no cosechará injertos que estén a menos de 1.6 mm entre unidades foliculares.

Una vez que el robot ha creado los injertos, un asistente quirúrgico retira las unidades foliculares y las coloca en una solución hasta que se coloquen en la zona receptora (figura 6.9).

Es vital que los cabellos no se deshidraten. Si se deshidratan, no crecerán.

Cuando se han retirado las últimas unidades foliculares de la zona donante, se aplica un vendaje compresivo temporal en el cuero cabelludo. El paciente puede levantarse, estirarse y tomar un descanso, quizá revisando sus mensajes o comiendo algún refrigerio. Pasado el descanso, el paciente regresa al cuarto para la colocación de los injertos en la zona receptora.

FIGURA 6.7   **El área donante se recorta a 1 mm cuando se utiliza la técnica de extracción de la unidad folicular.**

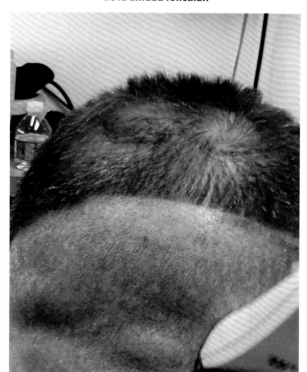

FIGURA 6.8   Una rejilla de 3 × 3 cm sirve como marcador de referencia para guiar la cosecha robótica de las unidades foliculares dentro de esa rejilla.

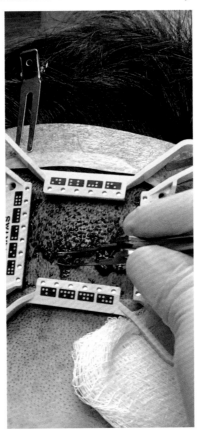

Creación de zonas receptoras y colocación de los injertos

El robot es capaz de crear zonas receptoras y colocar los injertos además de cosechar unidades foliculares de la región donante. Existen varios impedimentos prácticos que hacen que crear las zonas donantes y colocar los injertos con un robot sea menos popular que la cosecha de donante. Estos incluyen:

1. Necesidad de cortar el cabello en el cuero cabelludo frontal a 1 mm para crear zonas receptoras y colocar los injertos.
2. Velocidad más lenta que un personal médico colocando los injertos.
3. Menos flexibilidad para crear líneas de cabello personalizadas que con una aguja calibre 19-21 tradicional.

Muchos hombres se cortarán el cabello del cuero cabelludo posterior para la FUE, pero otros podrán resistirse a cortar todo el cuero cabelludo a 1 mm para la cosecha, la creación de sitios y la colocación de los injertos. Si hay una clara ventaja en la calidad o en la velocidad, algunos estarán dispuestos, pero no existe una clara ventaja sobre un médico entrenado y un equipo quirúrgico en crear los sitios y colocar los injertos de forma manual con la tecnología actual. Para los médicos que no tengan experiencia en crear los sitios o sin un equipo quirúrgico experimentado, el robot puede resultar útil, pero no hay una ventaja definida para sus pacientes.

Las zonas receptoras creadas de forma manual se hacen con una variedad de agujas diferentes, que van de un calibre 19 a uno 21. Los sitios se crean en ángulos de 30 a 40° paralelos a los folículos pilosos existentes. Muchos médicos usan luces LED polarizadas magnificadas

FIGURA 6.9   **Después de que el robot ha creado los injertos, un asistente quirúrgico retira las unidades foliculares y las coloca en una solución para evitar que se deshidraten.**

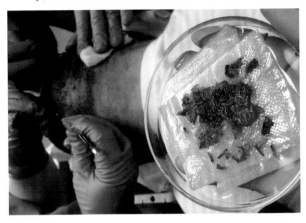

para ver con más claridad y asistir en la creación de zonas receptores sin cortar de modo transversal contra los folículos pilosos (figura 6.10).

Entonces, el equipo quirúrgico coloca los injertos usando fórceps microvasculares.

Cuidado posquirúrgico de la herida

Una vez que el último injerto ha sido colocado por el robot o por el equipo quirúrgico, se pone un vendaje que sirve para proteger los injertos mientras se curan en el transcurso de la noche. Los pacientes pueden reanudar de inmediato sus actividades regulares, pero se les advierte que eviten el ejercicio extenuante por 7 días. Reciben un curso corto de esteroides orales para prevenir el edema frontal y algunos comprimidos o píldoras de un analgésico suave. A menos que estén indicados médicamente, no se prescriben antibióticos. El día posterior al procedimiento, el paciente se retira el vendaje y puede tomar una ducha. Se le instruye para que aplique emolientes en la región donante por 5 a 7 días. Los pacientes pueden reanudar los deportes y las actividades físicas extenuantes 1 semana después del procedimiento. Las costras hemorrágicas perifoliculares posquirúrgicas se disipan en los siguientes 6 a 8 días con el baño diario. El cabello trasplantado entra en una fase telógena de reposo durante 3 a 6 meses después de la cirugía. Los folículos pilosos comienzan a crecer 3 a 9 meses poscirugía y tienen un impacto cosmético para los pacientes 9 a 14 meses después del procedimiento.

Técnicas robóticas versus técnicas manuales

Durante las pasadas dos décadas, los hombres y las mujeres han podido esperar un cabello trasplantado de apariencia consistentemente natural. Esto se debe al uso de unidades foliculares individuales, opuesto a los injertos más grandes que se usaban antes. El reto para los médicos que realizan cirugía de trasplante capilar contemporánea es tener la habilidad de cosechar y colocar cientos a miles de folículos pilosos durante un solo procedimiento. Para lograrlo, se requiere un equipo de asistentes quirúrgicos entrenados para realizar la operación con eficiencia. La cosecha de donante elíptica y la FUE, realizadas en forma robótica o no robótica, son las técnicas de vanguardia para la cosecha de donante. Para los médicos que no realicen con frecuencia el trasplante capilar, crear cientos o miles de unidades foliculares a partir de una elipse es algo desafiante. El robot puede realizar gran parte del trabajo que un equipo quirúrgico entrenado hubiera hecho en el pasado. Para algunos médicos, esta ha sido una nueva y revolucionaria herramienta. Los desafíos que prevalecen incluyen la selección del candidato apropiado, las expectativas realistas, la terapia médica exitosa para preservar el cabello existente, y planear un procedimiento para una pérdida de cabello potencial futura a corto y largo plazos. Aún más, el robot es un instrumento de vanguardia, pero no tiene el juicio ni la capacidad artística de un cirujano experimentado de trasplante de cabello.

FIGURA 6.10   **Los sitios receptores se crean de modo manual bajo magnificación, en ángulos paralelos a los folículos pilosos existentes.**

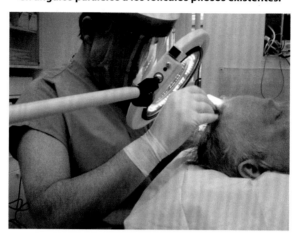

PRP y trasplante de cabello

Recién se realizaron dos estudios que exploraron la utilidad del PRP en combinación con la FUE en la cirugía de trasplante capilar. Los factores de crecimiento del PRP pueden servir como una solución óptima para preservar el injerto folicular como un estimulante del área receptora antes del implante de los folículos.

Suruchi Garg (2016) realizó un estudio aleatorizado, prospectivo y ciego en 40 pacientes que se sometieron a FUE. Se inyectó un PRP no activado y rico en leucocitos (PRP-L-NA) en la dermis y el cuero cabelludo subcutáneo en pacientes en el grupo de PRP, justo después de la creación de las ranuras en el área receptora. A los grupos de control se les inyectó solución salina normal. Se realizó una evaluación a 2, 4 y 8 semanas, así como a los 3 y 6 meses. A los 6 meses, los 20 sujetos del grupo de PRP tenían > 75% de crecimiento de cabello, comparados con solo cuatro pacientes en el grupo de control. En comparación con los controles, el grupo de PRP exhibió un tiempo más rápido para alcanzar una alta densidad capilar, pérdida catágena reducida de cabellos trasplantados, una curación posquirúrgica más rápida y activación de folículos latentes. Los pacientes en el grupo de PRP también notaron largos de cabello aumentados comparados con el grupo de control.[31]

En fechas más recientes, Navarro y cols. (2018) evaluaron a 30 pacientes de trasplante capilar (19 hombres, 11 mujeres), donde 15 recibieron cirugía FUE combinada con PRP, comparada con solo la cirugía FUE convencional. El grupo de combinación recibió tratamiento de las zonas receptoras con inyecciones de 3 a 4 cm^3 de PRP activado puro (PRP-AA-P). Además, durante la fase de cosecha, las unidades foliculares de transferencia fueron sumergidas en PRP-AA-P, con la formación de un coágulo de fibrina alrededor de los injertos como biomaterial de preservación por 3 horas antes del implante. Estos pacientes mostraron una curación de costras posquirúrgicas y fijación capilar más rápidas *versus* el grupo de control (9 ± 1 días contra 18 ± 5 días, respectivamente). El grupo tratado con PRP mostró una reducción en la pérdida folicular posquirúrgica comparado con los controles. Además, el periodo de inflamación posquirúrgica también se redujo de forma significativa, incluyendo el dolor, la picazón y el enrojecimiento del cuero cabelludo, lo que aceleró el periodo de recuperación posoperatoria. Es importante notar que no se presentaron efectos adversos en ninguno de los grupos.[32]

▶ RESUMEN

Se han dado avances significativos en el tratamiento de la AGA en las décadas pasadas. El trasplante de cabello aún es el tratamiento más definitivo para la pérdida de cabello androgénica. Con los nuevos tratamientos emergentes o, como el PRP y la fotobiomodulación, es probable que el tratamiento de combinación se convierta en la piedra angular de la terapia para los patrones de pérdida capilar.

REFERENCIAS

1. Cash TF. The psychological effects of androgenetic alopecia in men. *J Am Acad Dermatol.* 1993;26(6):926-931.
2. Cash TF, Price VH, Savin RC. Psychological effects of androgenetic alopecia on women: comparisons with balding men and with female control subjects. *J Am Acad Dermatol.* 1993;29(4):568-575.
3. Drupa Shankar DS, Chakravarthi M, Shilpakar R. Male androgenetic alopecia: population-based study in 1005 subjects. *Int J Trichology.* 2009;1(2):131-133.
4. Braun-Falco O, Plewig G, Wolff HH, Landthaler M. *Braun-Falco's Dermatology.* 3rd ed. Berlin, Heidelberg: Springer-Verlag Berlin Heidelberg; 2009.
5. Batrinos ML. The endocrinology of baldness. *Hormones (Athens).* 2014;13:197-212.
6. Sawaya ME, Price VH. Different levels of 5α-reductase type I and II, aromatase, and androgen receptor in hair follicles of women and men with androgenetic alopecia. *J Invest Dermatol.* 1997;109:296-300.
7. Heilmann S, Kiefer AK, Fricker N, et al. Androgenetic alopecia: identification of four genetic risk loci and evidence for the contribution of WNT signaling to its etiology. *J Invest Dermatol.* 2013;133:1489-1496.
8. Hagenaars SP, Hill WD, Harris SE, et al. Genetic prediction of male pattern baldness. *Plos Genet.* 2017;13:e1006594.
9. Cobb JE, Zaloumis SG, Scurrah KJ, et al. Evidence for two independent functional variants for androgenetic alopecia around the androgen receptor gene. *Exp Dermatol.* 2010;19:1026-1028.
10. Birch MP, Lalla SC, Messenger AG. Female pattern hair loss. *Clin Exp Dermatol.* 2002;27:383-388.
11. Herskovitz I, Tosti A. Female pattern hair loss. *Int J Endocrinol Metab.* 2013;11(4):e9860.
12. Redler S, Messenger AG, Betz RC. Genetics and other factors in the aetiology of female pattern hair loss. *Exp Dermatol.* 2017;26:510-517.
13. Orme S, Cullen DR, Messenger AG. Diffuse female hair loss: are androgens necessary? *Br J Dermatol.* 1999;141:521-523.
14. Ramos PM, Miot HA. Female pattern hair loss: a clinical and pathophysiological review. *Bras Dermatol.* 2015;90(4):529-543.
15. El Sayed MH, Abdallah MA, Aly DG, Khater NH. Association of metabolic syndrome with female pattern hair loss in women: a case-control study. *Int J Dermatol.* 2016;55:1131-1137.
16. Adil A, Godwin M. The effectiveness of treatments for androgenetic alopecia: a systematic review and meta-analysis. *J Am Acad Dermatol.* 2017;7(1):136-141.
17. Kaufman KD. Long-term (5-year) multinational experience with finasteride 1 mg in the treatment of men with androgenetic alopecia. *Eur J Dermatol.* 2002;12:38-49.
18. Shum KW, Cullen DR, Messenger AG. Hair loss in women with hyperandrogenism: four cases responding to finasteride. *J Am Acad Dermatol.* 2002;47:733-739.
19. Price VH, Roberts JL, Hordinsky M, Olsen EA, Savin R, Bergfeld W. Lack of efficacy of finasteride in post-menopausal women with androgenetic alopecia. *J Am Acad Dermatol.* 2000;43:768-776.
20. D'Amico AV, Roehrborn CG. Effect of 1 mg/day finasteride on concentrations of serum prostate-specific antigen in men with androgenic alopecia: a randomised controlled trial. *Lancet Oncol.* 2007;8:21-25.
21. Guess HA, Gormley GJ, Stoner E, Oeserling JE. The effect of finasteride on prostate specific antigen: review of available data. *J Urol.* 1992;155:3-9.
22. Motofei IG, Rowland DL, Tampa M, et al. Finasteride and androgenetic alopecia; from therapeutic options to medical implications. *J Dermatol Treat.* 2020;31:415-421. doi:10.1080/09546634.2019.1595507.
23. Mester E, Szende B, Tota JG. Effect of laser on hair growth of mice. *Kiserl Orvostud.* 1967;19:628-631.
24. Dodd EM, Winter MA, Hordinsky MK, Sadick NS, Farah RS. Photobiomodulation therapy for androgenetic alopecia: a clinician's guide to home-use devices cleared by the Federal. *Drug Adm.* 2018;20(3):159-167.
25. Magalon J, Chateau AL, Betrand B, et al. DEPA classification: a proposal for standardizing PRP use and a retrospective application of available devices. *BMJ Open Sport Exerc Med.* 2016;2(1):e000060.
26. Kachhawa D, Vats G, Sonare D, Rao P, Khuraiya S, Kataiya R. A spilt head study of efficacy of placebo versus platelet-rich plasma injections in the treatment of androgenic alopecia. *J Cutan Aesthet Surg.* 2017;10:86-89.
27. Gentile P, Garcovich S, Bielli A, Scioli MG, Orlandi A, Cervellia V. The effect of platelet-rich plasma in hair regrowth: a randomized placebo controlled trial. *Stem Cell Transl Med.* 2015;4:1317-1323.
28. Alves R, Grimalt R. Randomized placebo-controlled, double-blind, half-head study to assess the efficacy of platelet-rich plasma on the treatment of androgenetic alopecia. *Dermatol Surg.* 2016;42:491-497.
29. Tawfik AA, Osman MAR. The effect of autologous activated platelet-rich plasma injection on female pattern hair loss: a randomized placebo-controlled study. *J Cosmet Dermatol.* 2018;17:47-53.
30. Alves R, Grimalt R. Platelet-rich plasma in combination with 5% minoxidil topical solution and 1 mg oral finasteride for the treatment of androgenetic alopecia. *Dermatol Surg.* 2017;44:1.
31. Garg S. Outcome of intra-operative injected platelet-rich plasma therapy during follicular unit extraction hair transplant: a prospective randomized study in forty patients. *J Cutan Aesthet Surg.* 2016;9(3):157-164.
32. Navarro RM, Pino A, Martinez-Andres A, et al. The effect of plasma rich in growth factors combined with follicular unit extraction surgery for the treatment of hair loss: a pilot study. *J Cosmet Dermatol.* 2018;17(5):862-873.

Tratamiento del exceso de grasa

Ethan C. Levin, MD, Jessica B. Dietert, MD, y Eva A. Hurst, MD

Puntos destacados

- La liposucción tumescente ha revolucionado la capacidad de ofrecer terapia de reducción de grasa en el consultorio.
- Modificaciones adicionales, como la liposucción asistida por láser, pueden dar como resultado un aumento en la tensión de la piel y mejores resultados estéticos.
- La sensibilidad del adipocito a las bajas temperaturas causa apoptosis selectiva durante la criolipólisis.
- La radiofrecuencia y los dispositivos de ultrasonido de alta intensidad enfocados también han surgido como tecnologías no invasivas para la reducción de grasa.
- El ácido desoxicólico es una terapia inyectable para el tratamiento de la grasa submentoniana localizada.

▶ LIPOSUCCIÓN

Esta se desarrolló en Europa a finales de la década de 1970 como una técnica de remoción de grasa localizada. El otorrinolaringólogo Dr. Norman Martin la realizó por primera vez en Estados Unidos en 1982. Sin embargo, hasta ese momento, el procedimiento se realizaba usando anestesia general o sedación IV. Fue hasta 1987, cuando el dermatólogo Jeffrey Klein describió por primera vez la técnica tumescente, que la liposucción se realizó usando solo anestesia local.[1] Este desarrollo aumentó en gran medida la seguridad y tolerabilidad de la liposucción. En años subsecuentes, los pioneros en el campo reportaron menos complicaciones en general en miles de casos tratados con hasta 55 mg/kg de dosis total de lidocaína.[2-5]

▶ TÉCNICA TUMESCENTE PARA ANESTESIA LOCAL

El término "tumescente" describe la cualidad firme e inflamada del tejido cuando es infiltrado con grandes volúmenes de fluido. La técnica permite la administración de cantidades significativas de una solución diluida de lidocaína, epinefrina y bicarbonato de sodio en la piel y en los tejidos subcutáneos. Al diluir la concentración de anestésico, la absorción sistémica se ralentiza.[4,5] El gran volumen de fluido intersticial crea un reservorio de tejido local, que prolonga la duración de la acción y reduce la necesidad de narcóticos posoperatorios. Otro beneficio de la tumescencia es que levanta físicamente la grasa objetivo, creando un efecto de hidrodisección. Esto permite una remoción uniforme y precisa durante la aspiración.

Antes del uso de epinefrina en la solución anestésica, la cantidad de sangre entera en el aspirado de la liposucción se acercaba a la mitad del volumen. Esto se reduce a 1 a 3% cuando se usa epinefrina. Como resultado, hay menos hematomas, menos dolor posoperatorio y una necesidad muy reducida de remplazo intraoperatorio de fluidos.

Como con otros anestésicos inyectados de forma local, se añade bicarbonato de sodio para reducir la molestia durante la infiltración. La lidocaína no amortiguada tiene un pH de 3.5 a 5.5, que causa ardor y picazón significativos cuando se infunde en la piel. Al añadir bicarbonato se eleva el pH a un rango fisiológico, minimizando estos efectos colaterales.

Si bien los principios de la tumescencia pueden aplicarse a muchos anestésicos, la lidocaína es la más usada y tiene el mayor récord de seguridad.[4,6-10] De acuerdo con la información de prescripción, la dosis máxima recomendada de lidocaína es de 7 mg/kg en adultos. En general, no debe excederse una dosis total de 500 mg.[11] Sin embargo, se pueden usar con seguridad hasta 35 a 55 mg/kg en la anestesia tumescente.[4,5] El efecto del gradiente de concentración en la tasa de difusión puede explicar la farmacocinética.

La lidocaína es una molécula hidrofóbica que se difunde con rapidez a través de las membranas celulares. Los niveles sanguíneos se correlacionan con signos de toxicidad sistémica. La cantidad de lidocaína que se mueve del tejido infiltrado al espacio vascular es proporcional al gradiente de concentración. En otras palabras, las altas concentraciones de lidocaína provocan niveles sanguíneos más elevados y aumentan el riesgo de toxicidad. En un estudio de casi 10 000 bloqueos nerviosos, los ocho eventos de toxicidad se atribuyeron a inyección intravascular inadvertida.[12] En estudios con ratones, mientras más alta era la concentración inyectada por vía subcutánea, menor era la dosis letal (tabla 7.1).[13] Así, las concentraciones diluidas permiten el uso de una dosis total más alta de lidocaína.

La lidocaína es metabolizada en el hígado mediante el sistema citocromo P450. Los pacientes con antecedentes de hepatopatía o función hepática anormal pueden estar en un riesgo aumentado de toxicidad por lidocaína. Deben revisarse las medicaciones conocidas por inhibir el sistema citocromo P450. Si estas medicaciones no pueden descontinuarse con seguridad, deberá ajustarse la dosis máxima de lidocaína. Las manifestaciones iniciales de toxicidad por lidocaína incluyen parestesias circumorales, mareo y euforia. A medida que aumentan los niveles de lidocaína, los síntomas progresan para incluir náusea, vómito, visión borrosa, convulsiones y depresión cardiaca y respiratoria (tabla 7.2).

En la anestesia tumescente, la concentración de lidocaína oscila entre 0.05 y 0.15%. La más baja, 0.05%, provoca la mayor tumescencia y es la dosis recomendada en el estudio original de Klein.[4] Sin embargo, algunos autores señalan que las altas concentraciones de 0.1 o 0.15% proveen una mejor anestesia para sitios sensibles como la parte interna de los muslos, el estómago, los flancos y los senos. Una estrategia para maximizar la eficiencia de cada tratamiento es infiltrar con una solución de lidocaína al 0.05% y tener a la mano la solución de 0.1% durante la sesión para áreas que requieran anestésico adicional para comodidad del paciente. La receta de la solución de lidocaína tumescente, volúmenes de dosificación de la muestra y un cálculo de la dosis máxima se muestran en las tablas 7.3, 7.4 y 7.5, respectivamente.

TABLA 7.1   Efecto de la dilución de la lidocaína en la toxicidad fatal en ratones después de una inyección subcutánea[13]

Concentración de lidocaína (%)	LD_{50} de lidocaína en ratones (gm/kg)
0.5	1.07
1.0	0.72
2.0	0.59
4.0	0.42

TABLA 7.2   Niveles de lidocaína y toxicidad[4]

3.6 µg/mL	Toxicidad subjetiva • Mareo, euforia • Parestesias digital y circumoral • Inquietud, somnolencia
5-9	Toxicidad objetiva • Náusea, vómito, temblores, visión borrosa • Acúfenos, confusión, excitación, psicosis • Fasciculaciones
8-12	Convulsiones, depresión cardiorrespiratoria
12	Coma
20	Paro respiratorio
26	Paro cardiaco

TABLA 7.3   Receta para la solución de lidocaína tumescente (lidocaína 0.05%, epinefrina 1:1 000 000)[4]

Lidocaína	500 mg (50 mL de solución de lidocaína al 1%)
Epinefrina	1 mg (1 mg de solución de epinefrina 1:1 000)
Bicarbonato de sodio	12.5 mEq (12.5 mL de solución de NaH_2CO_3 al 8.4%)
Salina normal	1 000 mL de solución NaCl al 0.9%

La solución resultante es lidocaína (0.047%), epinefrina (1:1 063 500), y bicarbonato de sodio, 11.8 mEq/L en 1 063.6 mL de salina al 0.84%.

TABLA 7.4   Volúmenes aproximados de solución de lidocaína tumescente por sitio anatómico[4]

Abdomen, alto y bajo	500-2 000 mL
Cadera	400-1 000
Muslo, lateral y medio	600-1 200
Rodilla	200-500
Seno masculino	400-1 200
Barbilla submentoniana (papada)	100-200
Brazos	500-1 200

TABLA 7.5   Cálculo de la dosificación máxima para una solución de lidocaína tumescente al 0.05% en un paciente que pesa 70 kg

(55 mg/kg) (70 kg) = 3 850 mg
(3 850 mg)/(0.5 mg/mL[a]) = 7 700 mL

[a] La solución de lidocaína al 1% son 10 mg/mL; la solución de lidocaína al 0.05% son 0.5 mg/mL.

La dosificación anestésica máxima limita la cantidad de liposucción que puede realizarse en una sesión de tratamiento tumescente. Cuando se necesita más de una sesión de tratamiento, se recomienda un intervalo de 1 mes entre tratamientos para mantener niveles seguros de dosificación. Sin embargo, algunos cirujanos tratan sitios adicionales en un plazo de varios días. Para maximizar la eficiencia de cada tratamiento, es importante aspirar en los 10 a 30 minutos siguientes a la infiltración. Aunque el inicio de la lidocaína es casi instantáneo, la epinefrina tarda más en alcanzar el umbral terapéutico. El blanqueamiento de la piel suprayacente es una pista visible de que ha ocurrido la vasoconstricción. Esperar demasiado después de la infiltración disminuye la eficacia de la lidocaína y aumenta la posibilidad de necesitar más anestésico.

La prilocaína no tiene indicación para anestesia tumescente en Estados Unidos, pero se usa en Alemania y en otros países europeos. Los datos clínicos limitados muestran que es efectiva y bien tolerada.[14-16] En comparación con la lidocaína, la prilocaína tiene menos cardiotoxicidad y una excreción más rápida. Algunos cirujanos defienden el uso de una combinación de lidocaína y prilocaína cuando se necesitan grandes volúmenes de anestesia tumescente para reducir el riesgo de efectos adversos.[14] Una desventaja de la prilocaína es que causa la formación dependiente de la dosis de metahemoglobina. No obstante, esto no ha probado tener significancia clínica para causar ningún evento adverso cuando se usa en la liposucción tumescente.[16] No hay datos para otros anestésicos, incluyendo bupivacaína, para el uso de anestesia tumescente para la liposucción.

Selección de pacientes y asesoría preoperatoria

Los candidatos quirúrgicos apropiados para la liposucción suelen tener buena salud y estar en su peso corporal ideal o cerca de él. Las áreas localizadas de depósitos grasos excesivos pueden ser el objetivo. Los pacientes deben entender que la liposucción no es un tratamiento apropiado para la obesidad generalizada.

Se obtiene una minuciosa historia médica, con particular atención en antecedentes de trastornos de la coagulación, hepatopatía y alergia a la lidocaína. Se revisan los medicamentos y se hacen ajustes en aquellos que inhiben el citocromo P450.

Se realiza una exploración física. En este momento, el médico formulará un plan con el paciente, con base en las áreas prioritarias a tratar y el volumen anticipado de anestesia tumescente. Se obtienen fotografías preoperatorias. Si está indicado por los antecedentes, la revisión de sistemas, o la extensión del tratamiento planeado, pueden realizarse estudios preoperatorios, incluyendo conteo sanguíneo completo con diferencial, panel metabólico básico, pruebas de función hepática y tiempo parcial de tromboplastina. También deben hacerse pruebas para hepatitis y VIH.

Una vez que el plan de tratamiento ha sido acordado con el paciente, se revisan las expectativas para el tratamiento y el periodo posoperatorio. Se instruye a los pacientes a usar ropa oscura y holgada. El día de la cirugía pueden desayunar y tomar sus medicamentos normales. Deben suspenderse los suplementos que aumentan el riesgo de sangrado o que inhiben el metabolismo de la lidocaína. Aunque no existen datos que apoyen esta recomendación, la mayoría de los cirujanos prescribe antibióticos comenzando la noche anterior al procedimiento y durante 5 a 7 días posteriores. Los autores prefieren la cefalosporina de primera generación. Trimetroprim/sulfametoxazol o doxiciclina son sustitutos adecuados si hay alguna contraindicación o antecedentes de *Staphylococcus aureus* resistente a la meticilina. Para ayudar con el control del dolor y la comodidad del paciente, puede administrarse lorazepam antes del procedimiento.

Equipo quirúrgico

Existen tres tipos de dispositivos que se usan para administrar anestesia tumescente: bombas de infusión, jeringas y mangos. Las bombas de infusión constituyen la forma más práctica de administrar altos volúmenes de solución (figura 7.1). Pueden preferirse las jeringas para áreas

FIGURA 7.1   **Bomba eléctrica (Wells Johnson Company, Tucscon, AZ) con mangueras y una aguja espinal calibre 22 para administrar anestesia tumescente.**

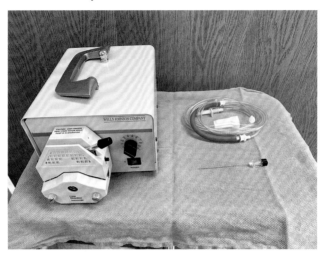

pequeñas que requieren más control. Los mangos de presión son una tercera opción; son económicos y no necesitan electricidad para operar.

Todos estos dispositivos se conectan a agujas o cánulas para administrar la solución anestésica a los tejidos. Aunque las cánulas permiten un tiempo más rápido de infusión, las agujas se prefieren para áreas fibrosas o duras. Las agujas espinales calibres 20 o 22 de 3.5 pulgadas son una buena elección por su longitud y flexibilidad (figura 7.2). Debido a sus puntas romas, las cánulas son más confortables para los pacientes durante el cambio de posición. A menudo tienen múltiples orificios en el extremo distal, lo cual permite la infiltración de un área más grande y disminuyen la necesidad de cambiar de posición. Al retirar la cánula, los eventos de contrapresión pueden causar que la solución anestésica se dispare por los orificios que ya no están dentro del paciente. Para evitar esto se usa una válvula o se retuerce el extremo distal de la manguera de infusión antes de retirar la cánula.

Cuando las áreas de tratamiento han sido entumecidas de forma adecuada con anestesia, se realiza la aspiración con aspiradores mecánicos o succionando con jeringa para áreas pequeñas. Existe todo un surtido de aspiradores eléctricos disponibles a nivel comercial. Muchas máquinas tienen un sistema de vacío que genera una atmósfera de presión negativa. También se usan diales de control para disminuir la presión en áreas sensibles.

FIGURA 7.2   **Aguja espinal calibre 22, de 3.5 pulgadas.**

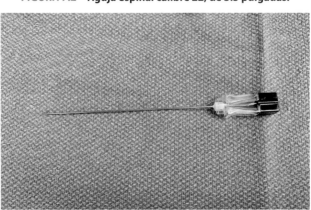

FIGURA 7.3   Jeringa de Toomey de 60 mL.

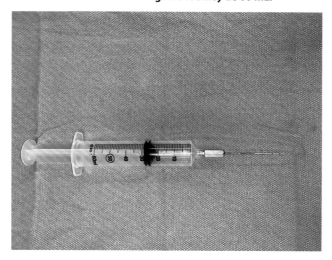

Las jeringas son la forma más sencilla de lograr la aspiración. Crean presión negativa al retirar de forma manual el émbolo en una jeringa de gran volumen. Por lo regular se usa una jeringa de Toomey de 60 mL (figura 7.3). Se coloca un seguro en el émbolo retirado para mantener el vacío durante la aspiración.

Las cánulas para liposucción vienen en varios tamaños, formas de puntas, diámetros y configuraciones del orificio (figura 7.4). De acuerdo con el sitio de tratamiento, los tamaños típicos van de 10 a 25 cm de largo y de 2 a 4 mm de diámetro. Las puntas pueden ser romas, de balón, espátula o en forma de "V". El tratamiento menos agresivo comienza con cánulas de pequeño diámetro con puntas romas y un solo orificio distal. A medida que se aumentan el diámetro de la cánula, el número de orificios, o se cambia la forma de la punta, el tratamiento va siendo más agresivo.

Hay cánulas eléctricas disponibles para ayudar al cirujano con el movimiento hacia atrás y hacia delante de la aspiración. Un beneficio es que estos dispositivos permiten que se usen cánulas de menor diámetro (p. ej., 2 mm) para todo el procedimiento.

FIGURA 7.4   Ejemplos de distintas cánulas y mangos para la liposucción tumescente.

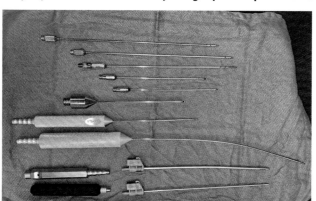

Enfoque procedimental

Es útil marcar de manera cuidadosa con el paciente de pie, con un marcador indeleble para delinear las áreas de tratamiento de difuminación periférica (figura 7.5). Esto es importante para establecer con claridad las expectativas del paciente sobre las áreas de tratamiento y marcar cualquier asimetría y las áreas exactas deseadas de tejido adiposo antes de que ocurra la inflamación por la anestesia tumescente.

Para acceder al tejido adiposo subcutáneo, se hacen incisiones en la piel con un bisturí número 15, 11 o una herramienta de biopsia por punción. Estos deben corresponder al tamaño de la cánula. Por ejemplo, si se usa una cánula de 2 mm, se usa una herramienta de punción de 2 mm. Se pueden anestesiar los puntos de entrada con la misma solución tumescente usada para el compartimento de grasa, pero algunos usan una inyección de 0.5 a 1 mL de lidocaína al 1% con 1:100 000 de epinefrina. Se puede socavar un poco el tejido para facilitar la entrada de la cánula. El número de incisiones depende del área tratada y el alcance de la cánula. Deben estar orientadas de forma que permitan que la cánula viaje por el eje largo del sitio y permitir la sobreimposición del tratamiento en un patrón entrecruzado. Después de la cirugía, algunos cirujanos suturan los puntos de entrada, pero estas heridas a menudo se dejan abiertas para que sanen por segunda intención, y para facilitar el drenaje.

Hechos los puntos de entrada, se infunde solución anestésica en el compartimento graso. Se coloca una mano en el área objetivo para sentir la tumescencia del tejido. Se logra el punto terminal cuando se ha infundido el máximo volumen de anestesia o se aprecia que el tejido está tumefacto, con blanqueamiento y una apariencia de piel de naranja granulada de la piel. Para maximizar la comodidad del paciente, se comienza a infundir con lentitud (p. ej., 1 mL/min) y se aumenta según tolerancia. Se anestesia toda el área de tratamiento en un patrón que minimice los cambios de posición de la aguja. La anestesia debe infundirse algunos centímetros más allá del borde del área tratada.

Cuando se ha completado la infiltración, hay que esperar al menos 10 minutos antes de la aspiración, o comenzar con la primera área anestesiada. Esto permite el inicio completo del efecto vasoconstrictor de la epinefrina. La aspiración de la grasa sigue un patrón similar al de la anestesia, a menudo en un patrón de superposición en abanico. Para asegurar resultados uniformes, se realizan túneles cruzados a distintas profundidades en la grasa. A menudo esto requiere múltiples pases sobre el área de tratamiento desde cada punto de acceso con cánulas progresivamente más grandes.

FIGURA 7.5   Marcaje previo a la liposucción del costado/espalda baja. Los círculos indican áreas de tejido adiposo, con las áreas más llenas marcadas con una "x", y líneas rectas para indicar las áreas a difuminar durante el tratamiento.

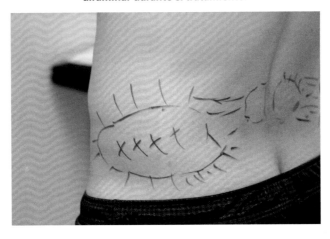

Cuando se maneja la cánula, la mano dominante más cercana se usa para moverla hacia atrás y hacia delante y la mano "segura" lejana se coloca por encima del área del tratamiento para medir la posición y la profundidad. Agarrar la grasa con la mano lejana puede ayudar a mover la cánula a través de distintas áreas. La cánula se recoloca de manera continua a ángulos un poco diferentes en los planos radial y axial para formar pequeños túneles por toda el área de tratamiento; se difumina en los tejidos adyacentes para asegurar una incorporación suficiente. Se logra el punto final cuando se obtiene el volumen planeado de aspirado. Se puede pellizcar la piel suavemente con el pulgar y el índice para medir si se removió la grasa adecuada. Los autores recomiendan poner de pie al paciente con cuidado una o dos veces durante la sesión de tratamiento para valorar la simetría con la ayuda de las marcas trazadas al inicio.

Cuidados y recuperación posprocedimiento

Completado el procedimiento, se cubren las heridas con un vendaje compresivo estéril, el cual está compuesto por una almohadilla absorbente, una malla y una envoltura o pieza compresiva. El paciente puede esperar tener un drenaje activo el primer día, que disminuirá en los siguientes días. Deberá lavar los puntos de entrada con un jabón antimicrobiano y remplazar los vendajes cuando se saturen, quizá varias veces al día las primeras 48 horas después del tratamiento. Se puede usar la compresión por varios días, y es benéfico por hasta 2 semanas.

Los efectos laterales más reportados de la liposucción incluyen inflamación, hematomas, prurito y entumecimiento del área tratada. Estos suelen remitir en 1 a 2 semanas. Algunos pacientes cursan con áreas localizadas de entumecimiento persistente, así como abultamiento palpable o nódulos en la grasa, que pueden masajear y tratar con compresas tibias. No hay reportes de muerte entre pacientes que reciben liposucción de dermatólogos que usan anestesia local tumescente. La tasa total de eventos adversos graves (por caso) oscila de 0 a 0.16%.[2,3,7,17-20] Los eventos reportados incluyen infección, tromboembolia venosa, formación de hematomas/seromas y reacciones alérgicas a los antibióticos o vendajes. Un metaanálisis de 24 estudios de liposucción mostró que la anestesia tumescente sola tenía la tasa más baja de eventos adversos graves comparada con otros métodos que incorporaron anestesia sistémica.[21]

Liposucción asistida con láser

La liposucción asistida con láser (LAL) aumenta la aspiración manual al usar fototermólisis selectiva para dirigirse a la grasa y promover la contracción del colágeno.[22] Esto puede realizarse durante la liposucción, o antes de ella como un procedimiento separado. Los láseres que se utilizan son el diodo de 980 nm, el láser neodimio:itrio-aluminio-granate (Nd:YAG, por sus siglas en inglés) de 1 064 nm, el Nd:YAG de 1 064/1 320 nm y el de 1 440 nm. Hay varios dispositivos disponibles a nivel comercial. Muchos usan una combinación de longitudes de onda para dirigirse a la vasculatura dentro del tejido adiposo y estimular la formación de colágeno y la tensión de la piel. Las cánulas láser son pequeñas y mínimamente invasivas. Estas "microcánulas" tienen un diámetro de ~1 mm y contienen una pequeña fibra de láser.

Un reciente metaanálisis que comparó la LAL con la liposucción tradicional encontró que la LAL ofrece mayor reducción de la grasa, tensión de la piel y satisfacción del paciente.[23] Sin embargo, muchos de los estudios incluidos tenían un alto riesgo de sesgo. La tasa de complicaciones y gravedad de la LAL no difieren de manera significativa de la liposucción tradicional.[19]

▶ CRIOLIPÓLISIS

Antecedentes y desarrollo clínico

Si bien la liposucción tumescente sigue siendo una opción popular para la remoción de grasa no deseada, es un procedimiento quirúrgico invasivo. En años recientes se han dado avances significativos en la tecnología para el contorno corporal no invasivo. Esto incluye la criolipólisis, la radiofrecuencia y los dispositivos de ultrasonido. Estos dispositivos se dirigen a las propiedades físicas inherentes a la grasa. Prometen la disminución del riesgo de efectos secundarios y una recuperación más rápida.

La criolipólisis es la adición más nueva y popular al arsenal de los tratamientos no invasivos de pérdida de grasa. El advenimiento de la criolipólisis se deriva de la observación de la paniculitis inducida por frío.[24-26] También conocida como "paniculitis de paleta de helado", se reportó por primera vez en un niño que se presentó con una placa indurada aislada en la mejilla seguida de atrofia transitoria de los tejidos subcutáneos después de comerse una paleta de helado. Esto llevó al descubrimiento de que los adipocitos son más sensibles a la lesión por frío que los tejidos circundantes. En 2007, Anderson y cols. introdujeron el primer dispositivo dirigido a la reducción de grasa a través de una apoptosis inducida por frío.[27] Conocida como criolipólisis, esta técnica implica la colocación de un aplicador frío a una temperatura y un tiempo establecidos en un área objetivo, que causa una lesión adipocítica selectiva. Esto desencadena una respuesta inflamatoria y pérdida de adipocitos mediada por apoptosis.[27]

La criolipólisis (CoolSculpting™; Zeltiq, Pleasanton, CA) está liberada por la Food and Drug Administration (FDA) para el tratamiento del abdomen, flancos, muslos, brazos superiores y región submentoniana en personas con un IMC de 30 o menos. Otras áreas tratadas incluyen la espalda baja y los pliegues inframamarios. Los candidatos para criolipólisis son personas que necesitan reducciones de grasa pequeñas a moderadas. Los estudios clínicos realizados a la fecha reportan una reducción de 10 a 30% en el volumen de grasa en el transcurso de 2 a 6 meses de seguimiento.[28-37] El método más común de cuantificar la pérdida de grasa es usando ultrasonido o calibradores. Aunque el cambio mayor en el volumen de grasa se aprecia después del primer tratamiento, el segundo puede resultar en cerca de la mitad de la pérdida apreciada en el primer tratamiento.[34-36] Algunos pacientes pueden beneficiarse de más de dos sesiones de tratamiento, según la respuesta y la tolerabilidad. Los tratamientos deben espaciarse al menos 6 semanas.

Enfoque procedimental

El CoolSculpting™ System está compuesto por un aplicador que se aplica en la superficie objetivo y es mantenido en su lugar con una succión al vacío. Los aplicadores vienen en distintos tamaños, dependiendo del área de tratamiento (tabla 7.6). Se aplica un gel lubricante antes de colocar el aplicador a la piel. Se utiliza una membrana desechable como trampa para evitar que el gel sea succionado en el vacío. Una vez colocado el aplicador, se enciende la succión al vacío y comienza la sesión de tratamiento. El dispositivo mantiene una temperatura enfriadora preestablecida durante todo el tratamiento. Se sujetan unas tiras de la cabeza de vacío a una almohada para asegurar el aplicador en su lugar y aumentar la comodidad del paciente. La temperatura y duración del tratamiento varían según el sitio anatómico y el aplicador utilizado.

La máquina tiene un "Factor de Intensidad de Enfriamiento" (CIF, por sus siglas en inglés), que es una medida de la tasa de calor que se retira del tejido corporal. Los estudios clínicos reportan el uso de un CIF de 34 o 42, que corresponden a una temperatura de la grasa de –5 y –10 °C, respectivamente. La duración del tratamiento es de entre 30 y 60 minutos. Los aplicadores más nuevos, CoolAdvantage Plus y CoolAdvantage Petite, reportan un perfil de tratamiento de –11 °C por 45 y 35 minutos, respectivamente.[38]

Cuidados y recuperación posprocedimiento

Una vez que se completa el tratamiento y se retira el aplicador, el tejido es firme y frío al tacto. Se espera una deformidad en forma de "barra de mantequilla" de tejido elevado y edematoso, que se resuelve en 6 minutos[30] (figura 7.6). Los cambios inmediatos postratamiento en la piel incluyen eritema, edema y púrpura. De 2 a 5 minutos de masaje después del tratamiento pueden mejorar la pérdida de grasa.[35] Los autores del estudio sugieren que el masaje puede mejorar la lesión por perfusión a los adipocitos.

TABLA 7.6 Dispositivo (A) y aplicadores (B) de crioescultura		
A 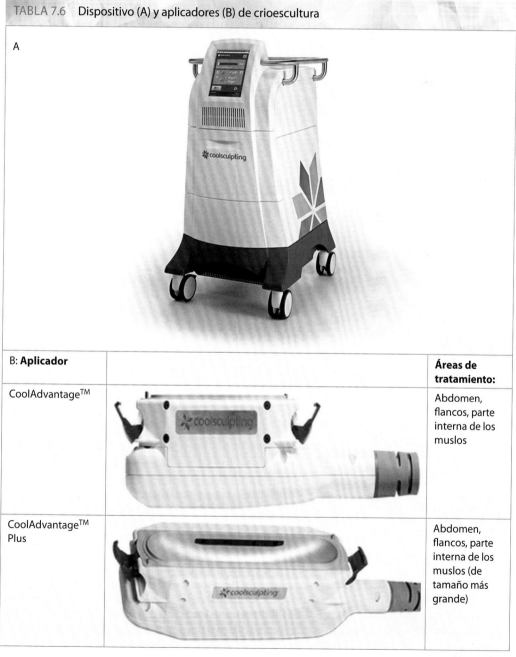		
B: **Aplicador**		**Áreas de tratamiento:**
CoolAdvantage™		Abdomen, flancos, parte interna de los muslos
CoolAdvantage™ Plus		Abdomen, flancos, parte interna de los muslos (de tamaño más grande)

(Continúa)

TABLA 7.6   Dispositivo (A) y aplicadores (B) de crioescultura   (Continuación)

CoolMini™		Región submentoniana
CoolSmooth PRO™		Grasa no pellizcable (p. ej., parte externa de los muslos)
CoolAdvantage Petite™		Brazos

(Copyright © 2020 Allergan. Usado con permiso.)

Después del tratamiento, la mayoría de los pacientes experimenta edema, eritema y púrpura, que se resuelven en el plazo de 1 a 2 semanas. De los 60 pacientes tratados en el estudio piloto original, solo tres cursaron con inflamación ligera 1 semana después del tratamiento. En ese tiempo, la mitad de los pacientes reportó entumecimiento y 20%, hormigueo. Estos síntomas se resolvieron en todos ellos para la visita de seguimiento de 12 semanas. Un estudio realizó un análisis histológico para examinar este efecto secundario reportado. Las biopsias pre y postratamiento no revelaron cambios cuantitativos o cualitativos en los nervios periféricos.[29]

FIGURA 7.6   A, deformidad en "barra de mantequilla" de tejido edematoso elevado justo después de la criolipólisis, seguida por la resolución en 2 (B), 4 (C) y 6 (D) minutos.

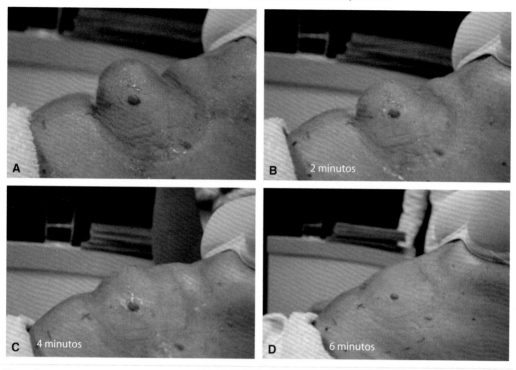

(Tomada con permiso de Dierickx CC, Mazer JM, Sand M, et al. Safety, tolerance, and patient satisfaction with noninvasive cryolipolysis. *Dermatol Surg.* 2013;39(8):1209-1216.)

Otros efectos adversos menos comunes incluyeron sensibilidad temporal, comezón y dolor a la palpación. Un paciente desarrolló hiperpigmentación transitoria que se resolvió después de 1 mes.[39] Existió un solo reporte de lesión del nervio mandibular marginal (NMM) después del tratamiento de la región submentoniana, que causó sonrisa asimétrica.[40] Los síntomas se resolvieron por completo 8 semanas después del tratamiento. Múltiples estudios han examinado el efecto del tratamiento en los niveles de lípidos y transaminasa. No hubo efecto en el colesterol, los triglicéridos o las pruebas de función hepática.[31-33]

Otro efecto secundario raro descrito es la hiperplasia adiposa paradójica (HAP). El reporte inicial estimó una incidencia de 0.0051%.[41] No obstante, esto puede reflejar una falta de reportes, porque otros autores han experimentado tasas de incidencia mucho más altas (0.47-0.78%).[41-46] A pesar de la respuesta inicial, estos pacientes se presentan 2 a 3 meses después del tratamiento con una masa adiposa no sensitiva en el área tratada. Esto plantea un reto de manejo, porque se exacerba con subsecuentes tratamientos de criolipólisis y no remite con el tiempo. A menudo los pacientes requieren liposucción correctiva si desean mejorar. La incidencia parece ser más alta en hombres y en pacientes con ascendencia hispánica; se desconoce la patogénesis. Las hipótesis incluyen activación de los adipocitos preexistentes por parte de las células madre o una hiperplasia tisular de rebote inducida por hipoxia. Karcher y cols. se pronuncian en contra de tratar el abdomen bajo de los hombres, y cuando se trate el área en las mujeres, usar dos aplicadores pequeños en vez de uno grande.[42] No existen datos publicados que sustenten estas recomendaciones. Se requieren grandes estudios multicéntricos para establecer la incidencia de este efecto secundario tan difícil de manejar, y para desarrollar estrategias que minimicen su ocurrencia.

Riesgos potenciales, beneficios y limitaciones

La criolipólisis proporciona una alternativa segura y no invasiva para la reducción de grasa, sin tiempo de inactividad significativo. Todos los efectos secundarios reportados fueron temporales, con excepción de la HAP. No se han reportado eventos adversos graves o sistémicos a largo plazo.

Una desventaja potencial durante el tratamiento es la interferencia del dispositivo, que ocurre cuando los sensores de vacío detectan un cambio inesperado de temperatura, haciendo que el dispositivo suspenda el ciclo de tratamiento. Los posibles disparadores incluyen movimiento del paciente, ruido eléctrico o condensación.[39] Si la sesión de tratamiento se detiene de forma prematura y se deshabilita la succión al vacío, debe usarse una nueva membrana desechable de gel para reiniciar la succión, lo cual aumenta mucho los costos. Para minimizar la posibilidad de interferencia, el paciente debe mantenerse inmóvil y no hablar durante el ciclo de tratamiento. La correa que asegura el aplicador de vacío proporciona estabilidad. Antes de iniciar el tratamiento es necesario cerciorarse de que el paciente esté cómodo.

En general, el dispositivo es fácil de operar y requiere un mínimo de tiempo presencial del médico durante el tratamiento. En contraste con otros tratamientos inyectables o quirúrgicos, esto ofrece al proveedor la ventaja de realizar otros deberes mientras utiliza de manera simultánea esta terapia. Es importante considerar que el área de tratamiento está limitada por el tamaño del aplicador y las alternativas inyectables a veces pueden ofrecer más control y personalización de la dosificación y del área de tratamiento.

▶ OTROS DISPOSITIVOS

Radiofrecuencia

Es una rápida corriente alterna que emite calor al tejido con base en la cantidad de corriente aplicada y la resistencia del objetivo. El tratamiento se administra a través de uno o más electrodos, sostenidos a cerca de 1 cm de la piel. El calentamiento del tejido dérmico y subcutáneo puede causar la desnaturalización del colágeno y la formación de nuevo colágeno. Esto da como resultado un efecto tensor, pero no causa de forma directa pérdida de grasa.[47,48] Uno de esos dispositivos, Thermacool TC (Thermage, Hayward, CA), está liberado para el tratamiento no invasivo de ritides faciales y no faciales.[49]

Los dispositivos de radiofrecuencia se han utilizado también para tratar los muslos y los glúteos. Debido al bajo contenido de agua de la grasa comparada con el tejido circundante, actúa como un aislante. A medida que la energía viaja a través del tejido graso, los septos fibrosos transportan más corriente debido a su baja resistencia. La tensión en estas áreas tiene una eficacia variable.[49]

Ultrasonido

El tratamiento con ultrasonido para tensar la piel (Ulthera, Inc., Mesa, AZ) utiliza ultrasonido microenfocado con visualización. Esta tecnología penetra a una profundidad de hasta 5 mm para inducir la formación de nuevo colágeno dentro de la dermis y el sistema musculoaponeurótico superficial.[50] Al igual que la radiofrecuencia, este tipo de tratamiento con ultrasonido no causa pérdida de grasa.

Sin embargo, los dispositivos de ultrasonido enfocado de alta intensidad se usan para tratar tejido adiposo no deseado en los flancos y el abdomen. Estos dispositivos calientan de modo selectivo la grasa subcutánea y causan necrosis coagulativa.[51,52] Un método alternativo de ultrasonido enfocado no térmico (UltraShape; Syneron Medical Ltd, Yokneam, Israel) utiliza energía mecánica para provocar cavitación y lisis de la célula adiposa. Esto permite una destrucción más selectiva que el calentamiento del tejido, que conlleva el riesgo de dañar las estructuras adyacentes, incluyendo los vasos sanguíneos, los vasos linfáticos, el tejido conectivo, los nervios y el músculo.[53] Los datos clínicos para esta modalidad se limitan a sitios del cuello y que no están en la cabeza.

▶ ÁCIDO DESOXICÓLICO

Antecedentes

El exceso de grasa submentoniana (papada) es una queja común entre los pacientes cosméticos. Un cuello juvenil y estéticamente agradable tiene un borde mandibular bien definido, un ángulo cervicomentoniano de 105 a 120°, y puntos de referencia visibles, incluyendo el borde anterior del esternocleidomastoideo, el cartílago tiroideo y la depresión subhioidea.[54] La acumulación de la grasa submentoniana oscurece la línea mandibular y contribuye a una apariencia envejecida y pasada de peso. Esto puede ser un área persistente de depósito de grasa, que suele no responder a la dieta y el ejercicio. La predisposición genética de acumulación de tejido adiposo submentoniano, así como el envejecimiento normal, pueden crear una discordancia entre el volumen submentoniano y el índice de masa corporal en general. La reducción puede mejorar en forma significativa la satisfacción del paciente con su apariencia.[55] El tratamiento del exceso de grasa submentoniana con ácido desoxicólico (ADC) se dirige al tejido adiposo excedente en el compartimento preplatísmico. Si la acumulación de grasa está por debajo del platisma, a menudo se requiere un abordaje quirúrgico incluyendo lipectomía con o sin submentoplastia.[55-57]

El ADC endógeno es un ácido biliar importante en la solubilización, rotura y absorción de las grasas dietarias en el tracto gastrointestinal. La molécula ATX-101 (Kybella™ [Estados Unidos], Allergan, Inc.) es una forma inyectable de ADC sintético aprobada por la FDA en 2015 para el tratamiento de la acumulación moderada a grave de grasa en el compartimento submentoniano. El tratamiento no oficial se ha extendido al cuello lateral y los carrillos, o parte inferior de las mejillas. Cuando se inyecta en la grasa subcutánea, el ADC sintético causa lisis adipocítica al romper la membrana celular. Entonces se activan los macrófagos y fibroblastos tisulares para eliminar los residuos celulares y estimular la fibrosis[54] (figura 7.7). Dada la destrucción de adipocitos después del tratamiento, los resultados son de larga duración. En ensayos clínicos de fase III, se demostró una reducción en el depósito de grasa submentoniana en todas las mediciones de resultados, incluyendo evaluaciones reportadas por el paciente, mediciones de calibradores e imágenes de resonancia magnética.[58-62]

Selección de pacientes y asesoría preoperatoria

Los pacientes con una papada moderada y mayor debido a acumulación de grasa preplatísmica son candidatos apropiados para el ADC. Esto se puede evaluar pidiendo al paciente que flexione el músculo platisma mientras se palpa la almohadilla adiposa preplatísmica en la región submentoniana.

Deben evitarse las inyecciones de ADC en pacientes con papada debida a laxitud más que a depósito de grasa. Los pacientes con una laxitud cutánea significativa pueden ser más adecuados para dispositivos tensores no quirúrgicos o para una intervención quirúrgica. Los pacientes con antecedentes de cirugía submentoniana/cervical anterior, o de parálisis del nervio facial o disfagia no son candidatos óptimos para una inyección de ADC. Asimismo, los médicos deben evitar inyectarlo en tejido activamente inflamado o indurado.

Antes del tratamiento se debe examinar a los pacientes por si hay presencia de bandas platísmicas prominentes, que pueden acentuarse después de la reducción de la grasa preplatísmica y pueden abordarse con neuromoduladores o con intervención quirúrgica (es decir, platismaplastia).[63]

Al examinar a un paciente para una inyección de ADC, la región submentoniana se inspecciona con cuidado para descartar otras causas de la papada, como tiromegalia, agrandamiento de la glándula salival o linfadenopatía. Se explora al paciente en posiciones recta y supina para valorar el depósito de grasa cervical. Antes del tratamiento, se valora la deglución para descartar disfagia y se aprecia la simetría de la sonrisa. La asimetría puede indicar una disfunción del NMM.[64]

Es necesario discutir con el paciente las expectativas razonables respecto al tratamiento. Pueden requerirse entre uno y seis tratamientos para lograr resultados satisfactorios, y la mayoría de los pacientes necesita cuando menos dos. El número de sesiones de tratamiento

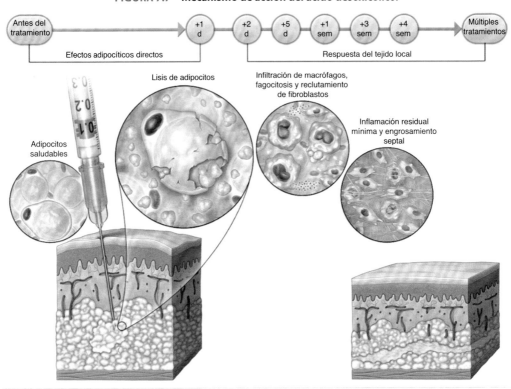

FIGURA 7.7   Mecanismo de acción del ácido desoxicólico.

(Tomada con permiso de Dayan SH, Humphrey S, Jones DH, et al. Overview of ATX-101 (deoxycholic acid injection): a nonsurgical approach for reduction of submental fat. *Dermatol Surg.* 2016;42:S263-S270.)

se basa en la gravedad de la papada antes del inicio del tratamiento. El exceso de grasa submentoniana puede valorarse de forma cuantitativa con la puntuación de la Clinician-Reported Submental Fat Rating Scale[61] (figura 7.8). La mayoría de los pacientes notará una diferencia evidente con dos a cuatro tratamientos.[54]

Las sesiones de tratamiento se espacian 1 mes o más, siendo 6 semanas el intervalo óptimo en la experiencia de los autores. Se revisan con el paciente los efectos adversos más comunes, que se discuten más adelante. Los tratamientos con ADC pueden costar de mil a dos mil dólares por tratamiento, y si se requieren múltiples tratamientos, el costo puede ser prohibitivo para algunos pacientes.

Enfoque procedimental

Es esencial conocer la anatomía relevante para realizar un tratamiento adecuado. El NMM es susceptible de lesión después de la inyección de ADC. Este nervio inerva músculos que deprimen el labio inferior, incluyendo el depresor del ángulo de la boca, el depresor del labio inferior, el del ángulo orbicular y el mentoniano. El NMM sale de abajo del músculo masetero en la escotadura antegonial, curvándose un poco por debajo del borde mandibular antes de seguir hacia arriba para inervar los músculos faciales inferiores (figura 7.9). El nervio pasa por encima de la mandíbula con la arteria y la vena faciales en la escotadura antegonial, que puede palparse en el borde anterior del músculo masetero apretado a lo largo de la línea media de la mandíbula. A medida que uno envejece, el NMM puede caer por debajo del borde mandibular, lo que lo hace más susceptible a las lesiones. Debe evitarse la inyección directa del fármaco activo dentro del trayecto de este nervio. El daño causará una incapacidad temporal para deprimir el labio inferior en el lado ipsolateral de la lesión y asimetría de la sonrisa.[65]

FIGURA 7.8   La puntuación de la validada Clinician-Reported Submental Fat Rating Scale.

Escala	0	1	2	3	4
Convexidad submentoniana	Ausente	Ligera	Moderada	Grave	Extrema
Descripción	Sin evidencia de grasa submentoniana localizada	Grasa submentoniana localizada mínima	Grasa submentoniana localizada prominente	Grasa submentoniana localizada marcada	Extrema convexidad submentoniana
Fotografías representativas					

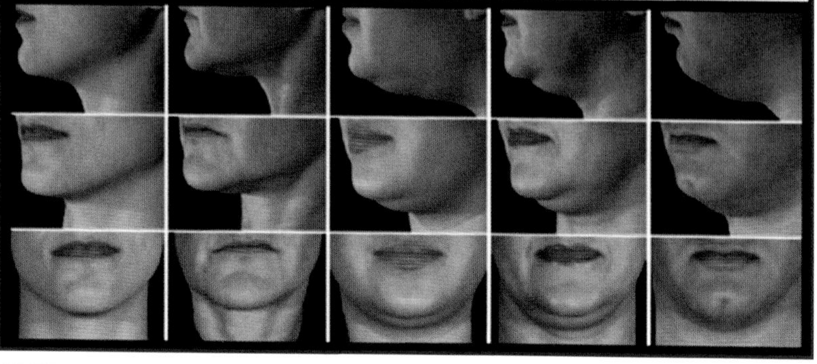

(Reproducida de McDiarmid J, Ruiz JB, Lee D, et al. Results from a pooled analysis of two European, randomized, placebo-controlled, phase 3 studies of ATX- 101 for the pharmacologic reduction of excess submental fat. *Aesthet Plast Surg.* 2014;38:849-860. Copyright © 2014 The Author(s). Este artículo está publicado con acceso abierto en Springerlink.com.)

Preparación y colocación del paciente

1. El paciente se coloca de manera confortable en una posición semierecta, con la cabeza un poco reclinada y descansando contra una cabecera.
2. Se limpia muy bien la piel con una solución antiséptica.
3. Los límites anatómicos de la grasa preplatísmica se marcan con un bolígrafo quirúrgico (figura 7.10):
   - Límite superior: borde mandibular inferior y hendidura submentoniana.
     - Una línea a 1 a 1.5 cm por debajo del borde mandibular delinea una zona a evitar donde puede pasar el NMM debajo de la mandíbula al cruzar por la escotadura antegonial.
   - Límite inferior: hueso hioides.
   - Límite lateral: continuación inferior del pliegue labiomandibular.

La concentración ideal por área de tratamiento es de 2 mg/cm^2. Una concentración mayor de 4 mg/cm^2 tiene un riesgo mayor de eventos adversos sin mayor eficacia. Kybella^{TM} viene en viales de 10 mg/mL. Se inyecta en alícuotas de 0.2 mL a intervalos de 1 cm, para una concentración de 2 mg/cm^2. Se sobrepone una rejilla tatuada temporal de puntos dentro de los límites trazados de tratamiento entre 5. Por ejemplo, si hay 20 puntos de inyección, se requieren 4 mL de ADC. Se sugiere la administración mediante jeringas de 1 mL con una aguja calibre 30 de media pulgada.[64] Las medidas para reducir el dolor se mencionan en la sección *Rehabilitación y recuperación*.

FIGURA 7.9   Anatomía del cuello anterior con importantes puntos de referencia anatómicos. El nervio mandibular marginal se muestra en amarillo. La arteria y vena faciales se muestran en rojo y azul, respectivamente.

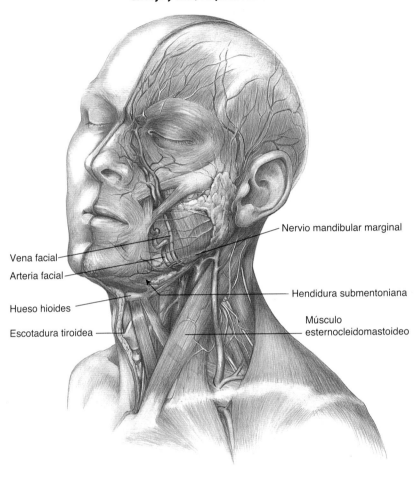

Nervio mandibular marginal

Vena facial

Arteria facial

Hendidura submentoniana

Hueso hioides

Músculo esternocleidomastoideo

Escotadura tiroidea

(Reimpresa con permiso de la Anatomical Charts Company.)

Técnica de inyección

1. Prepare al paciente como se indica con marcas anatómicas y la rejilla tatuada temporal para el espacio entre inyecciones (figura 7.11).
2. Comience en el punto más lateral de la fila inferior. Pellizque la grasa preplatísmica entre dos dedos, inserte la aguja perpendicular a la piel en la grasa media subcutánea. Evite pellizcar o inyectar la piel demasiado superficialmente, porque puede causar necrosis cutánea. Inyecte la primera alícuota de 0.2 mL en el primer sitio de inyección.
3. Continúe inyectando alícuotas de 0.2 mL en cada punto de inyección, moviéndose de forma horizontal a lo largo de la fila inferior.
4. Completada la fila inferior, muévase hacia arriba, fila por fila, hasta terminar con todos los sitios de inyección. Las inyecciones deben terminar en el borde lateral de la fila superior.
5. El volumen máximo de inyección recomendado es de 10 mL por sesión de tratamiento.[54,56]
6. Repita las sesiones de tratamiento a intervalos mínimos de 28 días. Para ese momento se ha resuelto la inflamación histopatológica.[54]

FIGURA 7.10   Límites anatómicos de la grasa preplatísmica, marcados antes de la inyección con ácido desoxicólico. Los márgenes incluyen la hendidura submentoniana arriba, la continuación caudal de los pliegues labiomandibulares a los lados, y el hueso hioides abajo. No se debe administrar tratamiento en la brecha entre el borde mandibular inferior y la hendidura submentoniana, porque el riesgo de lesionar el nervio mandibular marginal es mayor en esta región.

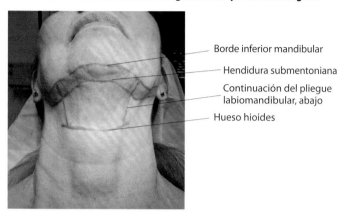

Borde inferior mandibular

Hendidura submentoniana

Continuación del pliegue labiomandibular, abajo

Hueso hioides

Cuidados posprocedimiento y recuperación

Las reacciones comunes al tratamiento después de la inyección de ADC incluyen dolor, inflamación, hematoma, eritema, entumecimiento e induración.[59,60] Las reacciones adversas que ocurren en 2% o más de los pacientes que reciben ADC y a una mayor incidencia que con el placebo se muestran en la tabla 7.7.[67] Puede haber persistencia de un edema ligero e induración por hasta 4 semanas. Los pacientes deben contactar al consultorio si experimentan sonrisa asimétrica o dificultad para deglutir.

El dolor puede ir de una intensidad ligera a grave. Las medidas para reducirlo incluyen compresas frías, anestésico tópico o inyectable, analgésicos orales, antihistamínicos orales y la aplicación de un barbiquejo postratamiento. En un estudio de 83 pacientes, el uso de anestésicos tópicos e inyectables disminuyó el máximo dolor en 17% comparado con solo las compresas. Al agregar ibuprofeno y loratadina orales antes del tratamiento, además del anestésico tópico e inyectable, disminuyó aún más el dolor máximo en 40%.[64] En la tabla 7.8 se mencionan las medidas para reducir el dolor.[66]

FIGURA 7.11   Marcas de rejilla tatuada temporal en el área de tratamiento con una inyección de ácido desoxicólico antes, durante y justo después de la inyección.

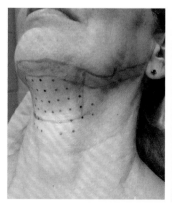

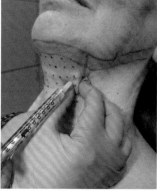

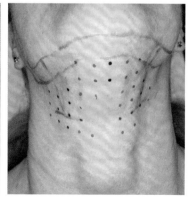

TABLA 7.7   Reacciones adversas en los ensayos agrupados 1 y 2[67,a]

Reacción adversa	Kybella® (N = 513) n (%)	Placebo (N = 506) N (%)
Reacciones en el sitio de inyección	492 (96%)	411 (81%)
Edema/inflamación	448 (87)	218 (43)
Hematoma/moretones	368 (72)	353 (70)
Dolor	356 (70)	160 (32)
Entumecimiento	341 (66)	29 (6)
Eritema	136 (27)	91 (18)
Induración	120 (23)	13 (3)
Parestesia	70 (14)	20 (4)
Nódulo	68 (13)	14 (3)
Prurito	64 (12)	30 (6)
Tensión cutánea	24 (5)	6 (1)
Calor en el sitio	22 (4)	8 (2)
Lesión nerviosa[b]	20 (4)	1 (< 1)
Cefalea	41 (8)	20 (4)
Dolor orofaríngeo	15 (3)	7 (1)
Hipertensión	13 (3)	7 (1)
Náusea	12 (2)	3 (1)
Disfagia	10 (2)	1 (< 1)

[a] Reacciones adversas que ocurrieron en ≥ 2% de los sujetos tratados con Kybella® y con una mayor incidencia que con el placebo.
[b] Paresia del nervio mandibular marginal.

Ocurrieron hematomas en la mayoría de los pacientes. Deben suspenderse los agentes orales que aumenten el riesgo de sangrado 7 a 10 días antes de la inyección.[68] Los autores no recomiendan la suspensión de adelgazadores sanguíneos médicamente necesarios en pacientes que han tenido eventos cardiovasculares o de coágulos. El efecto vasoconstrictor del anestésico inyectado con epinefrina puede reducir el riesgo de una formación importante de púrpura. Los molestos hematomas pueden manejarse en el periodo postratamiento con láser de coloración pulsada.

TABLA 7.8   Medidas para reducir el dolor postratamiento después de una inyección de ácido desoxicólico[66]

Tratamiento	Comentarios
Compresas frías	• Aplicadas 10-15 min pretratamiento y postratamiento
Anestésico tópico	• Crema de lidocaína al 4% aplicada bajo la oclusión 45 min antes
Anestésico inyectable	• Lidocaína al 1% con epinefrina (1:100 000) en el área de tratamiento 15-30 min antes • Inyección directa en la grasa subcutánea o infiltración con cánula
Antihistamínico oral	• Loratadina, 10 mg oral una vez al día por 7 días pretratamiento y postratamiento
Analgésico oral	• Ibuprofeno, 600 mg, 1 hora antes; continuar tres veces al día por 3 días postratamiento • Paracetamol, 650 mg oral 1 hora antes del tratamiento
Barbiquejo	• Colocarlo 15 min postratamiento y usarlo cuando menos 24 horas

TABLA 7.9   Panorama de ensayos clínicos fase III para ATX-101[57]

Estudio	Autores	Núm. de sujetos	Concentración de ATX-101, mg/cm^2	% con una mejora de uno o más en una escala de 5 puntos	P
Europeo Fase III	Ascher y cols.[58]	119 121	1 2	59.2 65.3	< 0.001 < 0.001
Europeo Fase III	Rzany y cols.[62]	121 122	1 2	58.2 68.3	< 0.001 < 0.001
EU/ Canadiense Fase III (REFINE-1)	Jones y cols.[60]	256	2	70.0	< 0.001
EU/ Canadiense Fase III (REFINE-2)	Humprhey y cols.[59]	258	2	66.5	< 0.001

Resultados clínicos

Se han estudiado la seguridad y eficacia de ATX-101 en más de 15 ensayos clínicos, incluidos cuatro estudios de fase III, controlados con placebo, doble ciego, aleatorizados en Europa, Estados Unidos y Canadá.[58-62,69-71] Los pacientes en los estudios fase III debían tener una "papada moderada a grave" (figura 7.2) para ser considerados para su inclusión. En general, 52% de los sujetos logró una mejora grado 1 o más en el exceso de grasa submentoniana después del segundo tratamiento con ADC. Este número aumentó a 72% de los sujetos después del cuarto tratamiento. En dos ensayos fase III, REFINE-1 y 2, las imágenes de RM mostraron una reducción significativa en la grasa submentoniana (46.3 y 40.2%; $P < 0.001$ para ambos).[59,60] Esto correspondió a una reducción en el grosor de la grasa submentoniana desde la base a una media de 21.9 y 17.8 mm ($P < 0.001$). En la tabla 7.9 se presenta un panorama de los ensayos clínicos de fase III. Los resultados representativos se muestran en la figura 7.12.

Están en curso estudios fase IIIb para ATX-101, en donde se está haciendo un seguimiento de la respuesta parcial y completa a 12 semanas postratamiento para monitorear la respuesta sostenida. La mayoría de los pacientes ha mostrado mantener una respuesta parcial (87.5-95.4%) o completa (87.4-90.4%) a intervalos de seguimiento a 1 y 2 años.[72] Considerando los resultados con ADC en la muerte de adipocitos, es razonable proponer que se sustentará la reducción de grasa después del tratamiento.

Riesgos potenciales, beneficios y limitaciones

El efecto secundario más común de ADC es el dolor postratamiento, que puede ser de intensidad moderada a grave. Esto suele limitarse a 1 día o más y puede reducirse con las medidas mencionadas en la tabla 7.8.[64,68]

La parálisis del NMM es un conocido factor de riesgo con la inyección ADC y ocurrió en 4% (11/258) de los pacientes tratados con ATX-101 en los ensayos de fase III REFINE.[59,60] Todas las incidencias se describieron como de gravedad ligera a moderada. El tiempo de recuperación varió de manera amplia, oscilando entre 7 a 60 días. Ocurrió un caso grave de parálisis del NMM y se resolvió a los 85 días postratamiento. Un paciente desarrolló úlceras en la piel, debido tal vez a una inyección dérmica más que a una subcutánea, y 2% (6/258) desarrolló disfagia temporal debido a inflamación y dolor posinyección.

FIGURA 7.12   Resultados de tratamiento de ensayos clínicos aleatorizados de fase III.

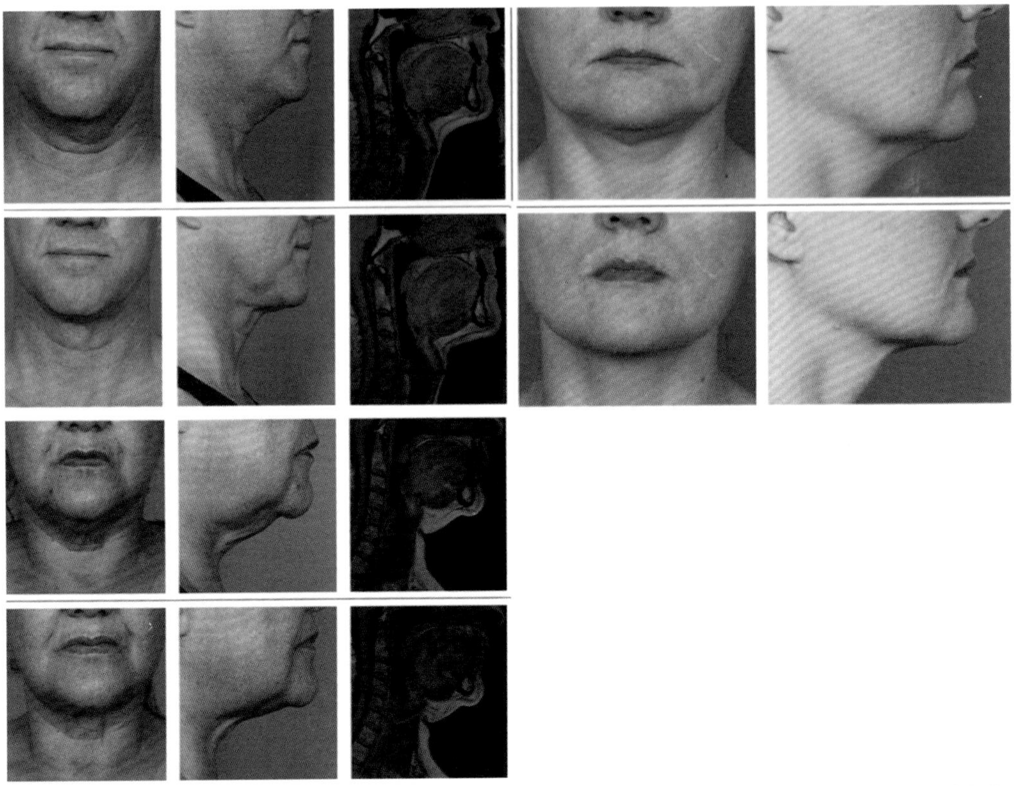

(Adaptada de Humphrey S, Sykes J, Kantor J, et al. ATX-101 for reduction of submental fat: a phase III randomized controlled trial. *J Am Acad Dermatol.* 2016;75(4):788-797.e7. Copyright © 2016 American Academy of Dermatology, Inc. Con permiso.)

A pesar de la reducción de la grasa submentoniana, no se ha observado un aumento en la laxitud de la piel. De modo paradójico, la mayoría de los pacientes (93%) en el ensayo REFINE-1 no reportó cambio o mejora en la laxitud de la piel submentoniana, debido quizá a fibrosis y nueva formación de colágeno.

Un posible efecto secundario es la alopecia en el área de tratamiento. En un estudio, esto ocurrió en ocho de 39 hombres y se había resuelto en todos los pacientes para la visita de seguimiento a las 6 semanas.[39]

No se han reportado efectos adversos sistémicos después de la inyección subcutánea de ADC, a pesar en las elevaciones transitorias en los niveles plasmáticos de ADC endógeno 12 a 24 horas después de la inyección. En dos ensayos de fase I no se observaron diferencias significativas en el ritmo cardiaco, la concentración de lípidos en plasma, o los niveles de citoquinas proinflamatorias, transaminasas hepáticas o creatinina.[69,70] Un estudio separado de fase I no demostró cambios en los intervalos QT o en otros parámetros del electrocardiograma después de la administración subcutánea de ATX-101.

▶ RESUMEN

La adición de técnicas no invasivas al arsenal de los tratamientos para la pérdida de grasa ha elevado en forma importante el número de procedimientos de este tipo realizados por los proveedores de servicios médicos. Conforme la tecnología sigue mejorando, su popularidad irá en aumento. Cuando se comparó con la liposucción y la inyección de ADC, la criolipólisis tiene menos tiempo de inactividad y posibles efectos adversos, pero requiere que el médico adquiera y dé mantenimiento al dispositivo. Así, si el tamaño del área tratada es viable para el aplicador de vacío, la criolipólisis es un buen punto de partida. Sin embargo, para áreas más extensas de acumulación de grasa, la liposucción sigue siendo la modalidad preferida, porque la criolipólisis de múltiples o grandes áreas puede llevar mucho tiempo y ser costosa. Con el uso de la técnica tumescente, esto puede ser realizado con seguridad en forma ambulatoria, sin necesidad de anestesia sistémica. Para pequeñas áreas de grasa submentoniana o hiperplasia adiposa asimétrica, las inyecciones de ADC ofrecen un enfoque de tratamiento más personalizado y dirigido. También pueden utilizarse para remover pequeñas áreas de asimetría o acumulación adiposa persistente después de la liposucción o criolipólisis submentonianas. Se deben revisar con el paciente todas las opciones disponibles para que él o ella puedan tomar una decisión informada con base en la tolerancia al riesgo y las metas del tratamiento.

REFERENCIAS

1. Klein JA. The tumescent technique for liposuction surgery. *Am J Cosmet Surg.* 1987;4:263-267.
2. Bernstein G, Hanke CW. Safety of liposuction: a review of 9478 cases performed by dermatologists. *J Dermatol Surg Oncol.* 1988;14(10):1112-1114.
3. Hanke CW, Bernstein G, Bullock S. Safety of tumescent liposuction in 15,336 patients. National survey results. *Dermatol Surg.* 1995;21(5):459-462.
4. Klein JA. Tumescent technique for regional anesthesia permits lidocaine doses of 35 mg/kg for liposuction. *J Dermatol Surg Oncol.* 1990;16(3):248-263.
5. Ostad A, Kageyama N, Moy RL. Tumescent anesthesia with a lidocaine dose of 55 mg/kg is safe for liposuction. *Dermatol Surg.* 1996;22(11):921-927.
6. Burk RW III, Guzman-Stein G, Vasconez LO. Lidocaine and epinephrine levels in tumescent technique liposuction. *Plast Reconstr Surg.* 1996;97(7):1379-1384.
7. Habbema L. Efficacy of tumescent local anesthesia with variable lidocaine concentration in 3430 consecutive cases of liposuction. *J Am Acad Dermatol.* 2010;62(6):988-994.
8. Lillis PJ. Liposuction surgery under local anesthesia: limited blood loss and minimal lidocaine absorption. *J Dermatol Surg Oncol.* 1988;14(10):1145-1148.
9. Rubin JP, Bierman C, Rosow CE, et al. The tumescent technique: the effect of high tissue pressure and dilute epinephrine on absorption of lidocaine. *Plast Reconstr Surg.* 1999;103(3):990-996; discussion 7-1002.
10. *Tumescent Local Anesthesia: Recommendations from the American Academy of Dermatology*; 2017. Disponible en https://www.aad.org/practicecenter/quality/clinical-guidelines/office-based-surgery/tumescent-local-anesthesia.
11. *Xylocaine (Lidocaine)* [inserto del empaque]. Schaumburg, IL: APP Pharmaceuticals; 2010.
12. Moore DC, Bridenbaugh LD, Thompson GE, Balfour RI, Horton WG. Factors determining dosages of amide-type local anesthetic drugs. *Anesthesiology.* 1977;47(3):263-268.
13. Gordh T. Xylocaine – a new local anesthetic. *Aneaesthesia.* 1949;4:4-9.
14. Augustin M, Maier K, Sommer B, Sattler G, Herberger K. Double-blind, randomized, intraindividual comparison study of the efficacy of prilocaine and lidocaine in tumescent local anesthesia. *Dermatology.* 2010;221(3):248-252.
15. Breuninger H, Wehner-Caroli J. Slow infusion tumescent anesthesia. *Dermatol Surg.* 1998;24(7):759-763.
16. Lindenblatt N, Belusa L, Tiefenbach B, Schareck W, Olbrisch RR. Prilocaine plasma levels and methemoglobinemia in patients undergoing tumescent liposuction involving less than 2,000 ml. *Aesthet Plast Surg.* 2004;28(6):435-440.
17. Boeni R. Safety of tumescent liposuction under local anesthesia in a series of 4,380 patients. *Dermatology.* 2011;222(3):278-281.
18. Housman TS, Lawrence N, Mellen BG, et al. The safety of liposuction: results of a national survey. *Dermatol Surg.* 2002;28(11):971-978.
19. Chia CT, Albert MG, Del Vecchio S, Theodorou SJ. 1000 consecutive cases of laser-assisted liposuction utilizing the 1440 nm wavelength Nd:YAG laser: assessing the safety and efficacy. *Aesthet Plast Surg.* 2018;42(1):9-12.
20. Hanke W, Cox SE, Kuznets N, Coleman WP III. Tumescent liposuction report performance measurement initiative: national survey results. *Dermatol Surg.* 2004;30(7):967-977; discussion 78.
21. Halk AB, Habbema L, Genders RE, Hanke CW. Safety studies in the field of liposuction: a systematic review. *Dermatol Surg.* 2019;45(2):171-182.
22. Al Dujaili Z, Karcher C, Henry M, Sadick N. Fat reduction: pathophysiology and treatment strategies. *J Am Acad Dermatol.* 2018;79(2):183-195.
23. Pereira-Netto D, Montano-Pedroso JC, Aidar A, Marson WL, Ferreira LM. Laser-assisted liposuction (LAL) versus traditional liposuction: systematic review. *Aesthet Plast Surg.* 2018;42(2):376-383.
24. Duncan WC, Freeman RG, Heaton CL. Cold panniculitis. *Arch Dermatol.* 1966;94(6):722-724.
25. Epstein EH Jr, Oren ME. Popsicle panniculitis. *N Engl J Med.* 1970;282(17):966-967.
26. Rotman H. Cold panniculitis in children. Adiponecrosis E frigore of Haxthausen. *Arch Dermatol.* 1966;94(6):720-721.

27. Manstein D, Laubach H, Watanabe K, Farinelli W, Zurakowski D, Anderson RR. Selective cryolysis: a novel method of non-invasive fat removal. *Lasers Surg Med*. 2008;40(9):595-604.

28. Boey GE, Wasilenchuk JL. Enhanced clinical outcome with manual massage following cryolipolysis treatment: a 4-month study of safety and efficacy. *Lasers Surg Med*. 2014;46(1):20-26.

29. Coleman SR, Sachdeva K, Egbert BM, Preciado J, Allison J. Clinical efficacy of noninvasive cryolipolysis and its effects on peripheral nerves. *Aesthet Plast Surg*. 2009;33(4):482-488.

30. Dierickx CC, Mazer JM, Sand M, Koenig S, Arigon V. Safety, tolerance, and patient satisfaction with noninvasive cryolipolysis. *Dermatol Surg*. 2013;39(8):1209-1216.

31. Ferraro GA, De Francesco F, Cataldo C, Rossano F, Nicoletti G, D'Andrea F. Synergistic effects of cryolipolysis and shock waves for noninvasive body contouring. *Aesthet Plast Surg*. 2012;36(3):666-679.

32. Garibyan L, Sipprell WH III, Jalian HR, Sakamoto FH, Avram M, Anderson RR. Three-dimensional volumetric quantification of fat loss following cryolipolysis. *Lasers Surg Med*. 2014;46(2):75-80.

33. Lee KR. Clinical efficacy of fat reduction on the thigh of Korean women through cryolipolysis. *J Obes Weight Loss*. 2013;3:1-5.

34. Pinto HR, Garcia-Cruz E, Melamed GE. A study to evaluate the action of lipocryolysis. *Cryo Lett*. 2012;33(3):177-181.

35. Sasaki GH, Abelev N, Tevez-Ortiz A. Noninvasive selective cryolipolysis and reperfusion recovery for localized natural fat reduction and contouring. *Aesthet Surg J*. 2014;34(3):420-431.

36. Shek SY, Chan NP, Chan HH. Non-invasive cryolipolysis for body contouring in Chinese – a first commercial experience. *Lasers Surg Med*. 2012;44(2):125-130.

37. Ingargiola MJ, Motakef S, Chung MT, Vasconez HC, Sasaki GH. Cryolipolysis for fat reduction and body contouring: safety and efficacy of current treatment paradigms. *Plast Reconstr Surg*. 2015;135(6):1581-1590.

38. Zeltiq Aesthetics I. FDA 510(k); 2017 Disponible en https://www.accessdata.fda.gov/cdrh_docs/pdf17/k171069.pdf.

39. Kilmer SL, Burns AJ, Zelickson BD. Safety and efficacy of cryolipolysis for non-invasive reduction of submental fat. *Lasers Surg Med*. 2016;48(1):3-13.

40. Lee NY, Ibrahim O, Arndt KA, Dover JS. Marginal mandibular injury after treatment with cryolipolysis. *Dermatol Surg*. 2018;44(10):1353-1355.

41. Jalian HR, Avram MM, Garibyan L, Mihm MC, Anderson RR. Paradoxical adipose hyperplasia after cryolipolysis. *JAMA Dermatol*. 2014;150(3):317-319.

42. Karcher C, Katz B, Sadick N. Paradoxical hyperplasia post cryolipolysis and management. *Dermatol Surg*. 2017;43(3): 467-470.

43. Kelly E, Rodriguez-Feliz J, Kelly ME. Paradoxical adipose hyperplasia after cryolipolysis: a report on incidence and common factors identified in 510 patients. *Plast Reconstr Surg*. 2016;137(3):639e-640e.

44. Singh SM, Geddes ER, Boutrous SG, Galiano RD, Friedman PM. Paradoxical adipose hyperplasia secondary to cryolipolysis: an underreported entity? *Lasers Surg Med*. 2015;47(6):476-478.

45. Stefani WA. Adipose hypertrophy following cryolipolysis. *Aesthet Surg J*. 2015;35(7):NP218-NP220.

46. Stroumza N, Gauthier N, Senet P, Moguelet P, Nail Barthelemy R, Atlan M. Paradoxical adipose hypertrophy (PAH) after cryolipolysis. *Aesthet Surg J*. 2018;38(4):411-417.

47. Arnoczky SP, Aksan A. Thermal modification of connective tissues: basic science considerations and clinical implications. *J Am Acad Orthop Surg*. 2000;8(5):305-313.

48. Goldberg DJ, Fazeli A, Berlin AL. Clinical, laboratory, and MRI analysis of cellulite treatment with a unipolar radiofrequency device. *Dermatol Surg*. 2008;34(2):204-209;discussion 9.

49. Sukal SA, Geronemus RG. Thermage: the nonablative radiofrequency for rejuvenation. *Clin Dermatol*. 2008;26(6):602-607.

50. Oni G, Hoxworth R, Teotia S, Brown S, Kenkel JM. Evaluation of a microfocused ultrasound system for improving skin laxity and tightening in the lower face. *Aesthet Surg J*. 2014;34(7):1099-1110.

51. Fatemi A, Kane MA. High-intensity focused ultrasound effectively reduces waist circumference by ablating adipose tissue from the abdomen and flanks: a retrospective case series. *Aesthet Plast Surg*. 2010;34(5):577-582.

52. Robinson DM, Kaminer MS, Baumann L, et al. High-intensity focused ultrasound for the reduction of subcutaneous adipose tissue using multiple treatment techniques. *Dermatol Surg*. 2014;40(6):641-651.

53. Coleman WP III, Coleman W, Weiss RA, Kenkel JM, Ad-El DD, Amir R. A multicenter controlled study to evaluate multiple treatments with nonthermal focused ultrasound for noninvasive fat reduction. *Dermatol Surg*. 2017;43(1):50-57.

54. Dayan SH, Humphrey S, Jones DH, et al. Overview of ATX-101 (deoxycholic acid injection): a nonsurgical approach for reduction of submental fat. *Dermatol Surg*. 2016;42(suppl 1):S263-S270.

55. Jordan JR, Yellin S. Direct cervicoplasty. *Facial Plast Surg*. 2014;30(4):451-461.

56. Vanaman M, Fabi SG, Cox SE. Neck rejuvenation using a combination approach: our experience and a review of the literature. *Dermatol Surg*. 2016;42(suppl 2):S94-S100.

57. Hurst E, Dietert J. *Nonsurgical treatment of submental fullness*. En: *Advances in Cosmetic Surgery*. Philadelphia, PA: Elsevier; 2018:1-15.

58. Ascher B, Hoffmann K, Walker P, Lippert S, Wollina U, Havlickova B. Efficacy, patient-reported outcomes and safety profile of ATX-101 (deoxycholic acid), an injectable drug for the reduction of unwanted submental fat: results from a phase III, randomized, placebo-controlled study. *J Eur Acad Dermatol Venereol*. 2014;28(12):1707-1715.

59. Humphrey S, Sykes J, Kantor J, et al. ATX-101 for reduction of submental fat: a phase III randomized controlled trial. *J Am Acad Dermatol*. 2016;75(4):788-797 e7.

60. Jones DH, Carruthers J, Joseph JH, et al. REFINE-1, a multicenter, randomized, double-blind, placebo-controlled, phase 3 trial with ATX-101, an injectable drug for submental fat reduction. *Dermatol Surg.* 2016;42(1):38-49.

61. McDiarmid J, Ruiz JB, Lee D, Lippert S, Hartisch C, Havlickova B. Results from a pooled analysis of two European, randomized, placebo-controlled, phase 3 studies of ATX-101 for the pharmacologic reduction of excess submental fat. *Aesthet Plast Surg.* 2014;38(5):849-860.

62. Rzany B, Griffiths T, Walker P, Lippert S, McDiarmid J, Havlickova B. Reduction of unwanted submental fat with ATX-101 (deoxycholic acid), an adipocytolytic injectable treatment: results from a phase III, randomized, placebo-controlled study. *Br J Dermatol.* 2014;170(2):445-453.

63. Koehler J. Complications of neck liposuction and submentoplasty. *Oral Maxillofac Surg Clin North Am.* 2009;21(1):43-52;vi.

64. Jones DH, Kenkel JM, Fagien S, et al. Proper technique for administration of ATX-101 (deoxycholic acid injection): insights from an injection practicum and roundtable discussion. *Dermatol Surg.* 2016;42(suppl 1):S275-S281.

65. Kenkel JM, Jones DH, Fagien S, et al. Anatomy of the cervicomental region: insights from an anatomy laboratory and roundtable discussion. *Dermatol Surg.* 2016;42(suppl 1):S282-S287.

66. Dover JS, Kenkel JM, Carruthers A, et al. Management of patient experience with ATX-101 (deoxycholic acid injection) for reduction of submental fat. *Dermatol Surg.* 2016;42(suppl 1):S288-S299.

67. *Kybella (Deoxycholic Acid)* [package insert]. Irvine, CA: Allergan; 2018.

68. Fagien S, McChesney P, Subramanian M, Jones DH. Prevention and management of injection-related adverse effects in facial aesthetics: considerations for ATX-101 (deoxycholic acid injection) treatment. *Dermatol Surg.* 2016;42(suppl 1):S300-S304.

69. Walker P, Fellmann J, Lizzul PF. A phase I safety and pharmacokinetic study of ATX-101: injectable, synthetic deoxycholic acid for submental contouring. *J Drugs Dermatol.* 2015;14(3):279-287.

70. Walker P, Lee D. A phase 1 pharmacokinetic study of ATX-101: serum lipids and adipokines following synthetic deoxycholic acid injections. *J Cosmet Dermatol.* 2015;14(1):33-39.

71. Glogau RG, Glaser DA, Callender VD, et al. A double-blind, placebo-controlled, phase 3b study of ATX-101 for reduction of mild or extreme submental fat. *Dermatol Surg.* 2019;45:1531-1541.

72. Dunican KC, Patel DK. Deoxycholic acid (ATX-101) for reduction of submental fat. *Ann Pharmacother.* 2016;50(10):855-861.

Tratamientos vasculares de la extremidad inferior

Dillon Clarey, MD, y Ashley Wysong, MD, MS

Puntos destacados

- La enfermedad venosa crónica secundaria a un reflujo valvular es un problema común y creciente.
- Existen numerosos factores de riesgo, como edad avanzada, antecedentes familiares, multiparidad y masa corporal.
- La enfermedad tiene un impacto significativo en la calidad de vida de los afectados, además de ser una fuerte carga económica para la sociedad.
- Una historia meticulosa (dolor/cansancio, sensibilidad, edema) y una exploración física rigurosa (venas varicosas, venas reticulares, telangiectasias, edema) son cruciales antes de elegir las modalidades de tratamiento.
- La escleroterapia es el tratamiento de elección para las telangiectasias asintomáticas.
- La ablación endovenosa ha remplazado de forma predominante a la ligadura alta y la fleboextracción en el manejo de várices de la vena safena.
- La flebectomía ambulatoria (minifleboextracción) ha sido remplazada en gran medida por técnicas mínimamente invasivas, pero todavía se usa en pacientes selectos en áreas que están encima de prominencias venosas.

En términos generales, la enfermedad venosa crónica (EVC) se refiere a la incapacidad de regresar la sangre desde las extremidades inferiores al corazón.[1,2] En una vena que funciona de manera adecuada, la sangre es impulsada de las piernas al corazón por contracciones de la pantorrilla (bomba muscular) y las válvulas venosas bicúspides evitan que refluya.[3] Esta combinación permite un flujo unidireccional.[4] El flujo venoso es influido por factores intrínsecos (contracciones venosas, flujo arterial, presión torácica/abdominal, integridad valvular, retracción de la pared venosa) y también extrínsecos (gravedad, presión atmosférica, fuerza centrífuga, compresión).[4]

La incapacidad de una vena de regresar la sangre por lo común surge de un mal funcionamiento de las válvulas venosas.[5] Esto suele ser secundario a incompetencia valvular primaria.[5] La incompetencia también puede ser el resultado secundario de un traumatismo, trombosis de la vena profunda (TVP), falta de bombeo muscular o una anomalía congénita (May-Thurner, Ehlers-Danlos, Von Hippel-Lindau).[5] Los factores de riesgo para la EVC incluyen edad avanzada (la disminución de la masa muscular de la pantorrilla conduce a una reducción en la contracción muscular, paredes venosas debilitadas, degradación inflamatoria progresiva de las válvulas),[1] antecedentes familiares (un riesgo de hasta 90% si ambos padres están afectados)[6] y multiparidad (debido a los efectos de las hormonas que causan relajación del músculo liso y un aumento en la presión abdominal durante el embarazo).[6-10] La sangre de reflujo viaja desde el sistema venoso profundo a través del sistema venoso perforante y por último al interior del sistema venoso superficial.[5]

Se estima que cerca de 60 a 70% (mujeres > hombres) de la población cursa con cierto grado de EVC, con la incidencia de venas varicosas en alrededor de 2% por año.[11] La incidencia suele ser mayor en áreas más industrializadas, como los países occidentales.[2] En el mundo, la EVC de las extremidades inferiores cuesta miles de millones de dólares al año.[12] Además del costo monetario, el impacto psicológico de la EVC en la calidad de vida es significativo, en particular en el caso de la ulceración venosa.[12]

▶ ANATOMÍA DE LA EXTREMIDAD INFERIOR

Las paredes venosas de la extremidad inferior son mucho más delgadas que las arteriales. Contienen capas íntimas, medias y adventicias.[13] Cada una tiene importantes papeles en la función venosa. El rol primario de la capa íntima es desempeñar una función antitrombogénica; lo hace a través de varios mecanismos (producción de prostaglandina I2, producción de activador tisular del plasminógeno [t-PA], otros).[3] Esta actividad antitrombogénica puede alterarse por daño a la capa íntima, lo que lleva a un aumento en la trombogenicidad.[3] La capa media está compuesta de músculo liso, colágeno y elastina.[3,14] La adventicia, compuesta sobre todo de colágeno, forma la capa externa y funciona para proporcionar a las venas un grado de rigidez que permite que el músculo de la pantorrilla bombee para impulsar la sangre.[3] El sistema venoso de la extremidad inferior está dividido en tres compartimentos: profundo, superficial (safeno) y perforante (figura 8.1).[15,16]

Compartimento venoso profundo

Las venas del sistema venoso profundo yacen debajo de la fascia muscular y corren con sus arterias asociadas (figura 8.1).[3] Debido a su ubicación, funcionan drenando los músculos de la extremidad inferior.[3] El compartimento profundo depende de la contracción y relajación del músculo de la pantorrilla para propulsar la sangre de regreso al corazón.[3] Las válvulas bicúspides funcionales del sistema profundo y perforante evitan el reflujo.[3]

FIGURA 8.1   **Representación diagramática de los tres compartimentos comprendidos en la extremidad inferior.**

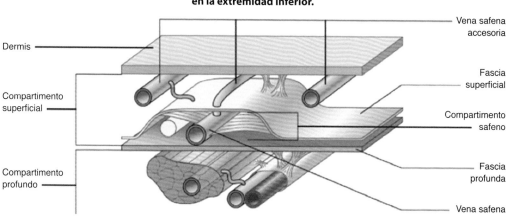

(Reimpresa de Bergan J, Pascarella L. Chapter 4: Venous anatomy, physiology, and pathophysiology. En: *The Vein Book*. Elsevier; 2007:39-45. Copyright © 2007 Elsevier. Con permiso.)

FIGURA 8.2   **Sistema venoso de la extremidad inferior.**

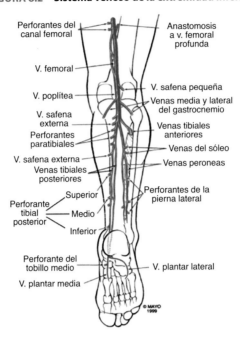

Perforantes del canal femoral

Anastomosis a v. femoral profunda

V. femoral

V. safena pequeña

V. poplítea

Venas media y lateral del gastrocnemio

V. safena externa

Venas tibiales anteriores

Perforantes paratibiales

Venas del sóleo

V. safena externa

Venas peroneas

Venas tibiales posteriores

Superior

Perforantes de la pierna lateral

Perforante tibial posterior

Medio

Inferior

Perforante del tobillo medio

V. plantar lateral

V. plantar media

© MAYO 1999

(Reimpresa de Mozes G, Gloviczhi P. Chapter 2: Venous embryology and anatomy. En: *The Vein Book*. Elsevier; 2007:15-25. Copyright © 2007 Elsevier. Con permiso.)

Comenzando en el pie, las venas digital y metatarsiana drenan para formar el arco plantar venoso profundo,[17] que corre proximal sobre el pie para formar las venas plantares media y lateral (figura 8.2).[17] En el tobillo, las venas plantares media y lateral drenan en la vena tibial posterior. La vena tibial anterior se forma de la vena pedia dorsal.[3] La vena tibial posterior es responsable de drenar la sangre de la pierna posterior y del pie medio y plantar, mientras que la vena tibial anterior está a cargo de la pierna inferior anterior y el dorso del pie.[3] La vena peronea drena la sangre del pie lateral.[18] La vena tibial posterior recibe el drenaje de la vena peronea cerca del peroné posteromedial.[18] La vena tibial anterior y posterior se unen en la cara inferior de la rodilla posterior para formar el tronco tibioperoneo y la vena poplítea.[3] Esta última asciende a través de la fosa poplítea y se convierte en la vena femoral al entrar al hiato aductor.[3] La vena femoral se une a la vena femoral profunda para formar la vena femoral común.[3] La unión safenofemoral (USF), ubicada 4 cm inferolateral al tubérculo púbico, está formada por el drenaje de la vena safena magna (VSM) en la vena femoral común,[18] que a su vez se convierte en la vena iliaca externa en el ligamento inguinal.[18]

Compartimento venoso superficial

La ubicación del sistema venoso superficial por encima de la fascia profunda permite que estas venas drenen la circulación cutánea.[19] La EVC tiene más prevalencia en las venas superficiales de las extremidades inferiores, secundaria a su soporte muscular disminuido comparado con las venas profundas.[3] Los principales vasos de este compartimento incluyen las venas troncales (p. ej., VSM y la vena safena corta) así como las nombradas tributarias, o ramas, fuera del sistema safeno (p. ej., las accesorias anterior y posterior de la VSM).[3,20] Las venas reticulares

FIGURA 8.3   Representación diagramática de los sistemas venosos profundo, perforante y superficial.

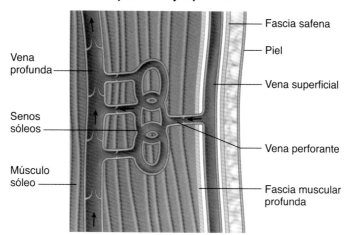

son un grupo de venas localizadas entre la dermis y la fascia safena, y funcionan para drenar la piel y el tejido blando (figura 8.3).[3,20] El sistema venoso perforante permite la comunicación de venas reticulares tanto al sistema venoso profundo como a los afluentes safenos.[3,20]

La VSM yace en el compartimento safeno, un área del compartimento superficial bordeada de modo superficial y profundo por la fascia safena y la fascia muscular, respectivamente (figura 8.1).[3,20] El compartimento safeno contiene también nervios y arterias asociados con la vena safena, pero no venas reticulares (más superficiales).[3,21] La VSM se origina en el pie dorsomedial desde el arco venoso pedial dorsal.[3,20-22] De ahí, la vena atraviesa superior y anteriormente al maléolo medio.[3] En la intersección de la pantorrilla media y distal, la vena cruza y transcurre por encima de la rodilla posteromedial.[3] Continúa ascendiendo medialmente por el muslo a un punto 3 a 4 cm inferolateral al tubérculo púbico. Ahí penetra la fascia profunda para unirse a la vena femoral común en la USF,[3] donde están presentes la vena iliaca circunfleja superficial (drena la ingle), la vena epigástrica superficial (drena la pared abdominal) (figura 8.4) y la vena pudenda externa (drena la pelvis).

Conforme la vena safena transcurre hacia arriba del muslo mediodistal, puede perforar la fascia safena para volverse más superficial.[22] Se ha propuesto una falta de soporte de la fascia como una posible explicación para la presentación más frecuente de venas varicosas en estas áreas.[3,20] También se ha mostrado que la VSM tiene una duplicación en el muslo (8%) y en la pantorrilla (25%).[3,21] Estos vasos duplicados yacen dentro del compartimento safeno y después vuelven a unirse.[22] Es de notar que el nervio safeno está presente anterior a la VSM en la pantorrilla, y debe ser vigilado en casos donde el manejo de la incompetencia de la VSM se extiende a la pantorrilla.[3]

La vena safena menor surge del arco pedio dorsal (figura 8.5).[3,23] Asciende posterolateral al maléolo lateral y tiene una terminación variable en la vena poplítea.[3] De las venas safenas cortas (VSC), 60% se une a la vena poplítea a 8 cm de la rodilla, 20% se une a la VSM, y 20% se une a otra vena profunda (femoral profunda, femoral, iliaca interna).[3] La VSC también puede continuar hacia arriba como la vena de Giacomini y drenar en la VSM a través de la vena circunfleja del músculo posterior.[3,24] El nervio sural, responsable de la sensación cutánea en el pie lateral y en la pierna posterolateral, se ubica lateral a la VSC y al tendón de Aquiles en el compartimento safeno. Perfora la fascia muscular antes de su terminación.[3]

FIGURA 8.4   Identificación de un láser colocado distal a la vena epigástrica superficial.

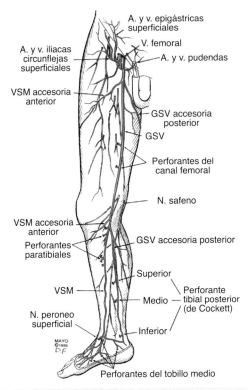

A. y v. epigástricas
superficiales

V. femoral

A. y v. iliacas
circunflejas
superficiales

A. y v. pudendas

VSM accesoria
anterior

GSV accesoria
posterior

GSV

Perforantes del
canal femoral

N. safeno

VSM accesoria
anterior

GSV accesoria posterior

Perforantes
paratibiales

Superior

VSM

Perforante
tibial posterior
(de Cockett)

Medio

N. peroneo
superficial

Inferior

Perforantes del tobillo medio

(Reimpresa de Caggiati A, Bergan JJ, Gloviczki P, et al. Nomenclature of the veins of the lower limbs: an international interdisciplinary consensus statement. *J Vasc Surg.* 2002;36(2):416-422. Copyright © 2002 The Society for Vascular Surgery and The American Association for Vascular Surgery. Con permiso.)

FIGURA 8.5   Sistema venoso superficial de la extremidad inferior.

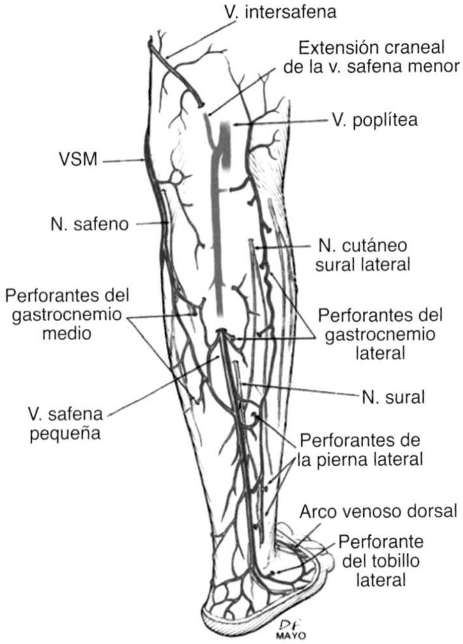

V. intersafena

Extensión craneal
de la v. safena menor

V. poplítea

VSM

N. safeno

N. cutáneo
sural lateral

Perforantes del
gastrocnemio
medio

Perforantes del
gastrocnemio
lateral

N. sural

V. safena
pequeña

Perforantes de
la pierna lateral

Arco venoso dorsal

Perforante
del tobillo
lateral

(Reimpresa de Mozes G, Gloviczhi P. Chapter 2: Venous embryology and anatomy. En: *The Vein Book.* Elsevier; 2007:15-25. Copyright © 2007 Elsevier. Con permiso.)

Compartimento venoso perforante

Las venas del sistema venoso perforante (un promedio de 64 desde el tobillo hasta la ingle) corren a través de la fascia muscular y su función es conectar los compartimentos superficial y profundo (figura 8.3).[3] Esto permite que la sangre fluya en una sola dirección del plano superficial al profundo.[21] Existen cuatro grupos de perforantes clínicamente significativos con base en su ubicación: pie, pantorrilla media y lateral, y muslo.[3] Estas venas evitan la reversión del flujo cerrando sus válvulas durante el bombeo del músculo de la pantorrilla, un momento donde hay un aumento en la presión venosa profunda.[3] Y al contrario, las válvulas se abren al relajarse los músculos de la pantorrilla para permitir que la sangre fluya de manera superficial del plano superficial al profundo junto con los gradientes de presión.[3] El único sistema perforante que no dirige la sangre en una dirección superficial a profunda es el que se encuentra en el pie.[3]

▶ ESTUDIOS DIAGNÓSTICOS PARA LA ENFERMEDAD VENOSA CRÓNICA

Debe obtenerse una historia meticulosa en la evaluación inicial,[1] que debe incluir descripción y duración de los síntomas, factores precipitantes y de alivio, número de embarazos, síntomas pélvicos (empeoran con la menstruación, las relaciones sexuales, al ponerse de pie), historia de tromboembolismo venoso (TEV), antecedentes familiares de venas varicosas, TEV, coagulopatía,[25] enfermedad vascular periférica,[26] enfermedad arterial coronaria,[26] y tratamientos previos.[1] La EVC tiene una amplia gama de presentaciones.[27,28] Las piernas dolorosas/cansadas son el síntoma inicial más común, aunque también se experimentan sensaciones de dolor (pulsante, quemante, al jalar, al estirarse), inflamación (el síntoma más específico), sensibilidad sobre una vena y piernas inquietas.[3] Los síntomas empeoran con un largo tiempo sentado o de pie, y mejoran con el ejercicio, la elevación de las piernas, los fármacos antiinflamatorios no esteroideos (AINE) y la terapia de compresión.[29,30]

Después de una historia meticulosa debe realizarse una exploración física enfocada.[1] Es imperativo revisar los pulsos arteriales.[31] Se requiere la confirmación de un flujo arterial adecuado antes del uso de cualquier terapia de compresión.[31] Los hallazgos de la exploración incluyen venas varicosas (3-8 mm, figura 8.6A), venas reticulares (2-4 mm, azules, figura 8.6B), telangiectasias (0.2-1 mm, rojas, "venas en araña", figura 8.6C), edema, ulceración (figura 8.7), y cambios en el color de la piel (figura 8.8).[1] Puede ser útil anotar las ubicaciones específicas de las varicosidades o ulceraciones para identificar el patrón de insuficiencia subyacente (tabla 8.1). Es importante notar que las várices abdominales, suprapúbicas, vulvares, en el muslo interno o glúteos pueden sugerir una posible obstrucción/trombosis íleo-femoral y pueden requerir más estudios y pruebas de imagen.[37] La congestión de las venas pélvicas (figura 8.9) e intraabdominales en estas áreas puede presentarse con dolor lumbar, en la pelvis, la vulva y las regiones superiores de los muslos. Este síndrome, conocido como síndrome de congestión pélvica, se caracteriza por un dolor pélvico crónico que dura más de 6 meses.[36] En este caso es común una historia de múltiples embarazos y antecedentes familiares de várices de la extremidad inferior.[32]

Al terminar la historia y la exploración física, puede usarse el algoritmo que se ilustra en la figura 8.10 para las decisiones respecto a los análisis. Cualquier paciente sintomático debe recibir un ultrasonido dúplex bilateral realizado por un técnico vascular calificado. El ultrasonido en escalas de grises se utiliza para identificar el tamaño y la anatomía de la vena (mapeo, anomalías congénitas, descartar una obstrucción). El ultrasonido doppler a color se emplea para identificar la dirección del flujo y los cambios de frecuencia, y el flujo de color con compresión ayuda a descartar TVC u otra obstrucción. El doppler de onda pulsada puede identificar un reflujo anormal: > 0.5 segundos en el sistema superficial,[33] > 1 segundo en el sistema profundo[33] y > 0.35 segundos en los perforantes.[34] Otras modalidades de imagen incluyen una venografía convencional, venografía/arteriografía por tomografía computarizada o resonancia magnética (VTC/VRM). Sin embargo, si el paciente no es sintomático, y se notan hallazgos preocupantes en la exploración (inflamación de la extremidad inferior, varicosidades intensas, cambios cutáneos), se realizan un mapeo venoso completo y un ultrasonido dúplex. Si no hay presencia de síntomas y signos, puede utilizarse la escleroterapia para las venas reticulares y las telangiectasias.

FIGURA 8.6   **(A) Venas varicosas, (B) venas reticulares y (C) telangiectasias.**

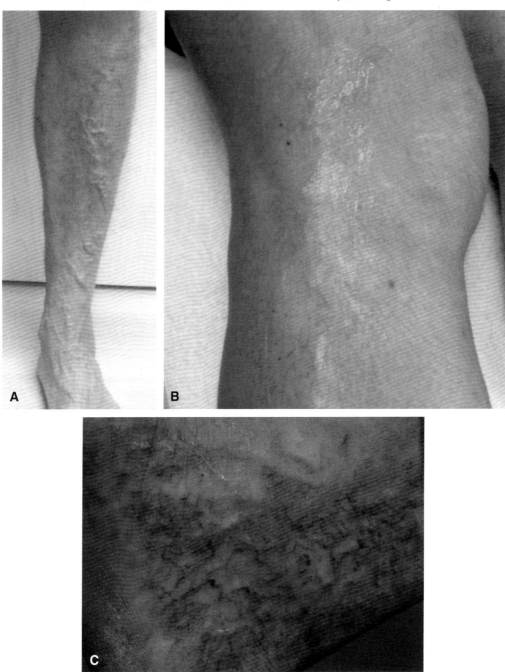

La clasificación Clínica-Etiología-Anatomía-Fisiopatología (CEAP, por sus siglas en inglés) (tabla 8.2) es un sistema que estandariza el análisis de EVC y alternativas de tratamiento.[35] No se utiliza como medida de la gravedad clínica de la enfermedad venosa ni de la respuesta a la terapia.[35] Los signos clínicos (C) de CEAP se usan para categorizar los signos observables de EVC. Quienes cursan con una enfermedad C0-C3 o C4 suelen ser asintomáticos.[35]

FIGURA 8.7   **Cambios cutáneos con ulceración sobre el maléolo medio en la distribución de la vena safena magna.**

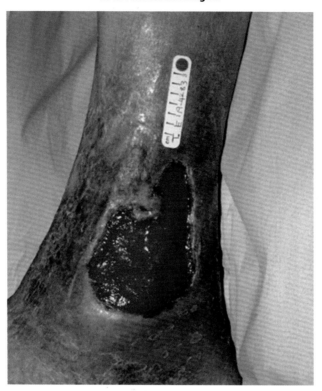

▶ TRATAMIENTO DE LA ENFERMEDAD VENOSA CRÓNICA

Manejo médico

El manejo inicial de la EVC es conservador: comienza con medias de compresión externa, elevación de las piernas y terapia de ejercicio, lo cual a veces se refiere como "EEE".[1] Además, se alienta a los pacientes obesos o con sobrepeso a enfocarse también en estrategias para bajar de peso. Todos estos son esfuerzos para disminuir la acumulación de sangre en las piernas, lo que ayudará a mitigar los síntomas de EVC.[1] Pueden usarse medicaciones sistémicas adicionales, incluyendo AINE (disminuyen el dolor/la inflamación), rutósidos (disminuyen el dolor/la inflamación),[36] extracto de semilla de castaña de Indias (aumenta el tono venoso, reduce la filtración, altera las prostaglandinas/histamina)[37] y pentoxifilina (mejora el flujo sanguíneo).[38] Para síntomas relacionados con la dermatitis por estasis, puede agregarse un agente tópico (emolientes, corticosteroides).[39]

A pesar de estos esfuerzos, es poco probable que el manejo médico conservador cure la disfunción valvular y la insuficiencia venosa subyacentes presentes en una gran vena troncal. Con los avances tecnológicos, el tratamiento definitivo de la EVC ha progresado de la ligadura y la fleboextracción a abordajes endovenosos más mínimamente invasivos (tabla 8.3).[40] El abordaje general en los tratamientos venosos mínimamente invasivos puede verse en la figura 8.10. Los procedimientos de uso más común: la ablación endovenosa térmica (AEVT), la escleroterapia (visual y guiada por ultrasonido) y la flebectomía ambulatoria se presentan a continuación.[40]

FIGURA 8.8   **Cambios cutáneos que representan una dermatitis por estasis venosa aguda y crónica.**

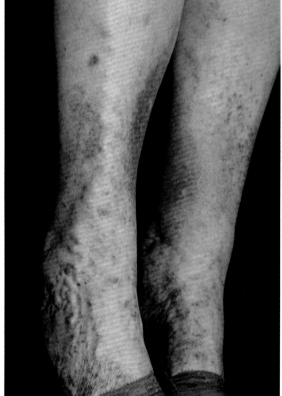

(Cortesía del Dr. Ryan M Trowbridge, MD.)

Ablación endovenosa: térmica y no térmica

La ablación endovenosa, una forma relativa nueva de tratar la EVC, ha remplazado a la alta ligadura y a la fleboextracción (AL y F) como el estándar dorado en el manejo de várices de las venas safenas.[40] Esta técnica aporta numerosos beneficios sobre AL y F, incluyendo su técnica mínimamente invasiva, su posibilidad de ser realizada de manera ambulatoria, éxito del tratamiento equivalente, menos efectos secundarios (dolor, infección de la herida, formación

TABLA 8.1   Los patrones clínicos ayudan a la identificación de la vena incompetente subyacente

Localización en la piel	Vena afectada
Muslo/pantorrilla medios	Vena safena magna (VSM)
Tobillo medio	VSM
Tobillo lateral	Vena safena corta (VSC)
Pantorrilla posterior	VSC
Muslo medio/proximal	Pélvica (perinea, vulvar)
Labios	Pudenda externa, pélvica
Abdominal/suprapúbico	Íleofemoral

FIGURA 8.9   El flujo retrógrado en las venas ováricas, con la congestión resultante de las venas pélvicas profundas (el equivalente femenino del varicocele), causa el síndrome de congestión pélvica.[32]

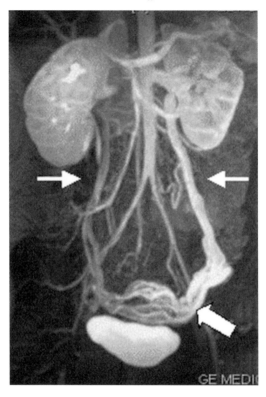

FIGURA 8.10   Algoritmo para el tratamiento de la enfermedad venosa crónica.

Algoritmo de evaluación

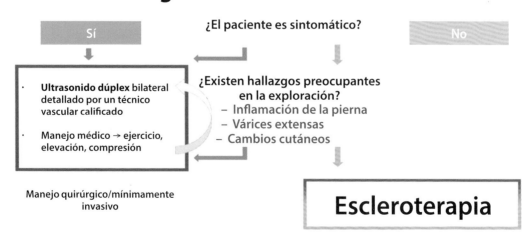

¿El paciente es sintomático?

Sí

No

- **Ultrasonido dúplex** bilateral detallado por un técnico vascular calificado

- Manejo médico → ejercicio, elevación, compresión

¿Existen hallazgos preocupantes en la exploración?
  – Inflamación de la pierna
  – Várices extensas
  – Cambios cutáneos

Manejo quirúrgico/mínimamente invasivo

Escleroterapia

TABLA 8.2   Clínica-Etiología-Anatomía-Fisiopatología (CEAP)

Signos clínicos (C)		Etiología (E)		Anatomía (A)		Fisiopatología (P)	
C0	Sin signos de enfermedad venosa	Ec	Congénita	As	Sistema venoso superficial	Pr	Reflujo venoso
C1	Solo venas telangiectásicas/ reticulares en araña	Ep	Primaria	Ap	Venas perforantes	Po	Obstrucción venosa
C2	Solo venas varicosas simples	Es	Secundaria	Ad	Sistema venoso profundo	Pr,o	Reflujo y obstrucción venosos
C3	Edema de origen venoso	En	Etiología no especificada	An	Anatomía no especificada	Pn	Reflujo no especificado
C4a	Pigmento de hemosiderina o eccema						
C4b	Lipodermatosclerosis						
C5	Úlcera venosa curada						
C6	Úlcera venosa activa						

de hematomas), reducción de las tasas de recurrencia, y su capacidad de permitir un rápido regreso a la actividad.[40] Se usa a menudo en combinación con escleroterapia o flebectomía, ya que abordar la incompetencia de la vena safena es imperativo antes de tratar las telangiectasias o venas reticulares de la extremidad inferior para poder disminuir el riesgo de recurrencia.[41] Dos abordajes principales, de aplicar energía, comprenden ablación endovenosa: térmico (ablación por radiofrecuencia [ARF] y terapia láser endovenosa [TLEV]) y no térmico (pegamento de cianoacrilato, VenaSeal y ablación mecánico química [MOCA, por sus siglas en inglés]).[42]

Ablación térmica

La TLEV y la ARF comprenden la ablación endovenosa térmica. La energía láser en la TLEV se deriva de una fibra láser de punta desnuda (longitudes de onda 810-1470 nm). La TLEV funciona calentando/hirviendo la sangre cerca de la pared venosa, lo cual a su vez causa una formación de burbujas de vapor.[43] Estas burbujas, en combinación con la absorción fototérmica de la hemoglobina intraluminal de los eritrocitos y del agua de la pared venosa, causan una lesión en el vaso,[44] que a su vez provoca una pérdida de la función antitrombogénica de la túnica íntima, fibrosis, oclusión a través del colágeno de la túnica media y ablación venosa eventual.[40] La lesión venosa puede aumentarse al reducir el espacio entre la pared del vaso y la fibra láser (anestesia tumescente) e incrementar la cantidad y duración del contacto con el calor.[44,45]

TABLA 8.3   Indicaciones para referir al paciente a un especialista vascular

Ulceración venosa (activa o curada)
Enfermedad C4 (cambios en la piel como dermatitis por estasis, lipodermatosclerosis, vasculopatía con estudios negativos, o vasculopatía livedoide)
Enfermedad C2/3 con venas varicosas extensas
Pacientes sintomáticos V1 (aun si solo hay presencia de telangiectasias o de venas reticulares)
Fracaso de la escleroterapia

La ARF utiliza la energía de radiofrecuencia proveniente de un catéter de radiofrecuencia bipolar para dañar el endotelio venoso.[40] Se coloca un electrodo fijado al final de un catéter en la vena afectada. Este electrodo entra en contacto con el endotelio de la vena, se administra la energía de radiofrecuencia y ocurre la trombosis de la vena junto con la destrucción endotelial.[46]

Ambas modalidades de ablación endovenosa térmica han probado su eficacia.[47] La TLEV ha mostrado tener tasas más altas de cierre que la ARF, en especial a longitudes de onda más altas (1 320 nm), aunque las diferencias son menores.[48-57] La recurrencia/recanalización de venas varicosas después del tratamiento inicial es menor con TLEV que con ARF.[58] Pocos estudios han reportado una diferencia en complicaciones menores, aunque el dolor posoperatorio suele asociarse más con TLEV.[50,52,55,59-63] Existe la hipótesis de que este aumento del dolor es secundario al aumento de la temperatura máxima y a un tiempo más corto de temperatura máxima que se aprecia con TLEV.[52-56,60,61,64,65] Las equimosis son más comunes con TLEV que con ARF.[66] Los efectos secundarios graves (TVP, embolia pulmonar [EP], trombosis endovenosa inducida por calor) asociados con TLEV son raros, aunque se ven con más frecuencia con el uso de AL y F.[52-56,59-64,67]

Técnica de ablación endovenosa térmica

Para comenzar, la vena enferma se localiza con un ultrasonido dúplex.[51,54,55,60-62,64,68] Mediante la Técnica de Seldinger, se entra en la vena con guía del ultrasonido usando una aguja 18-G y se confirma la ubicación endovenosa al jalar el émbolo de la aguja y este muestra sangre y un enjuague con solución salina normal (figura 8.11). Se retira la jeringa para que el alambre guía se coloque a través de la aguja 18-G. Se realiza una pequeña incisión en la piel con un bisturí 11 en el sitio de inserción de la aguja para hacer espacio para el catéter. Se retira la aguja y se infiltra el catéter para enviarlo proximalmente en la vena enferma por encima del alambre guía. Se coloca la fibra de láser o el dispositivo de radiofrecuencia en la vena. Es esencial que se confirme que la colocación del dispositivo térmico sea distal a la vena epigástrica superficial, por lo común 2 a 3 cm distal a la USF (figura 8.12).[40] Confirmada la posición del dispositivo térmico, se retira el catéter de la vena.

En este punto, el proveedor o un técnico de ultrasonido entrenado vuelve a utilizar el ultrasonido dúplex para asegurarse de que la fibra láser está en el lugar adecuado para el tratamiento.[40] Se administra anestesia tumescente (lidocaína) en el espacio perivenoso (compartimento safeno) para rodear de modo circunferencial la vena safena (figura 8.13).[40] Esto cumple varias funciones, en especial aumentar el espacio entre la vena y la piel y el tejido blando suprayacentes (disminuye la lesión cutánea), aumentar la superficie del área de contacto entre la pared venosa y la fibra láser para una ablación más efectiva, y disminuir el dolor.[40,69]

Con el láser ya en la posición adecuada y obtenida la anestesia tumescente, se enciende la energía térmica.[40] A medida que se envía la energía, el catéter se retira despacio distalmente hacia su posición inicial.[40] Esto permite que se cause el daño térmico a la túnica íntima a través del curso de la vena afectada, obliterando de manera efectiva toda la vena.[40] Se retira la fibra láser del punto inicial de entrada, se cierra de forma adecuada la herida y se aplica compresión a la pierna afectada antes de que el paciente se vaya.[40] Este procedimiento suele durar entre 1 y 2 horas.

Ablación no térmica

El adhesivo cianoacrilato aplicado a través del VenaSeal Closure System y MOCA comprende las opciones actuales de ablación no térmica. Este adhesivo ("superpegamento") causa la obliteración de la pared venosa al promover una cascada inflamatoria secundaria a la polimerización después de la inyección.[68] La MOCA aplica un catéter con un alambre giratorio en la vena, dañando de manera efectiva el endotelio venoso, lo cual causa un espasmo de la pared venosa.[46] El catéter se retira despacio mientras se aplica una inyección simultánea de un esclerosante, lo que causa más daño endotelial y el cierre de la vena.[46]

FIGURA 8.11   **Ablación endovenosa láser (TLEV). (A) Se obtiene el acceso vascular a la vena safena bajo guía de ultrasonido, y se visualiza con la aguja en la luz del vaso (B). Una bandeja quirúrgica típica para TLEV (C).**

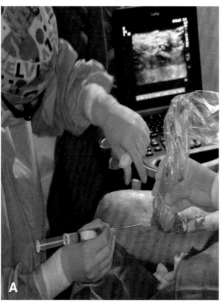

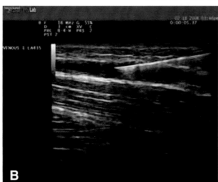

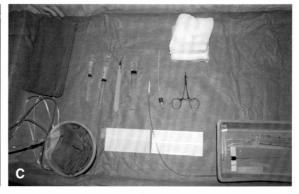

La ablación no térmica proporciona una eficacia de tratamiento similar a la térmica, mientras evita también la anestesia y la morbilidad asociada con la energía térmica, en términos de cierre venoso. Esta reducción en la morbilidad ha mostrado tasas disminuidas de lesión nerviosa.[69]

Escleroterapia

La escleroterapia (*sclero* = duro, *terapia* = tratamiento) es un procedimiento ambulatorio que involucra la instilación de un agente esclerosante (líquido o en espuma) en una vena enferma.[70] Esto se hace para dañar la túnica íntima, con la fibrosis resultante, y para ocluir el vaso mediante trombosis.[12] La escleroterapia está considerada el estándar de cuidado para venas superficiales a nivel de la piel, y para pequeñas venas reticulares aisladas y telangiectasias que no tienen una insuficiencia troncal subyacente.[71] Sus usos son por razones médicas, terapéuticas y cosméticas inaceptables.[72] También puede usarse la escleroterapia de alto volumen

FIGURA 8.12   Dispositivo térmico distal a la vena epigástrica superficial, por lo regular 2 a 3 cm distal a la unión safenofemoral.

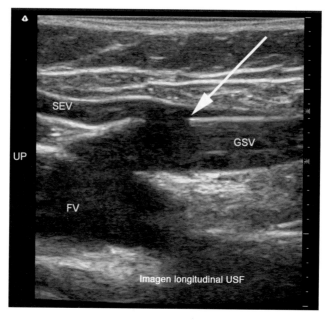

y alta potencia, guiada por ultrasonido (ablación endovenosa química) para vasos troncales (VSM, VSC) cuando la AEVT está contraindicada. La ablación endovenosa química se utiliza a menudo en el manejo de grandes y tortuosas ramas incompetentes no indicadas para AEVT.[72]

FIGURA 8.13   Anestesia tumescente rodeando la fibra láser.

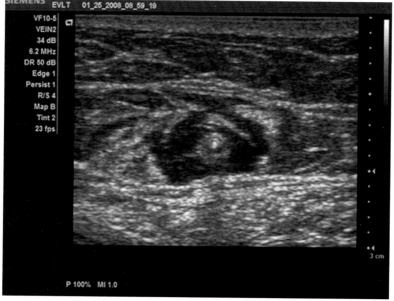

La escleroterapia se guía por el principio de concentración esclerosante mínima, que es la concentración de esclerosante necesaria para producir una esclerosis efectiva con la mínima morbilidad.[72] A medida que se inyecta el esclerosante, este se difundirá y será diluido por la sangre presente en el vaso.[72] Así, los vasos de diámetros más grandes no verán el esclerosante viajar tan lejos (figura 8.14).[72] Para contrarrestar esto, los pacientes se colocan de manera ideal con las piernas elevadas o en posición supina, lo que disminuye de forma efectiva el tamaño de los vasos y permite que el esclerosante se difunda a través de un tramo mayor de vaso (figura 8.15).[73]

Hoy día, hay disponibles tres categorías principales de esclerosantes: detergentes, osmóticos e irritantes químicos.[12] Se diferencian con base en sus mecanismos de acción.[72]

Agentes esclerosantes detergentes

Son ácidos grasos/alcoholes que se agregan a las bicapas lipídicas (micelas) a la inyección, lo que causa la desnaturalización de las proteínas de las células superficiales del endotelio venoso mediante una desnaturalización por robo de proteína.[12] Esto rompe la membrana de la superficie celular del revestimiento endotelial, disminuyendo de manera efectiva la tensión superficial y causando que el revestimiento endotelial se pierda.[12] Los ejemplos de esclerosantes detergentes incluyen el sulfato de tetradecil sódico (STS, nombre comercial Sotradechol®) y polidocanol (nombre comercial Asclera®).

Agentes esclerosantes osmóticos

Estos funcionan causando deshidratación celular osmótica, lo que da como resultado la muerte celular.[72,74] La inyección de una alta concentración de un agente esclerosante causa que el fluido salga de las células, lo que conduce a la desnaturalización de las proteínas de las células endoteliales superficiales, trombosis y formación de fibrosis.[72] Esta categoría se asocia con una molestia moderada y calambres musculares secundarios a la extravasación y necrosis.[72] Los esclerosantes osmóticos también pierden rápidamente concentración y eficacia debido a su rápida dilución en la sangre.[72,75] Una ventaja para el uso de soluciones hipertónicas es su falta de alergenicidad. Debido a las numerosas desventajas mencionadas, el uso de esta clase de agentes esclerosantes ha disminuido en los años recientes.[72]

Agentes esclerosantes químicos

Estos agentes causan rotura de los enlaces químicos, lo que lleva a la muerte de la proteína de la superficie de la célula y la subsecuente muerte celular.[72] Los ejemplos incluyen el yodo

FIGURA 8.14 **Volumen de dilución contra distancia desde el punto de inyección, con base en la posición del cuerpo.**

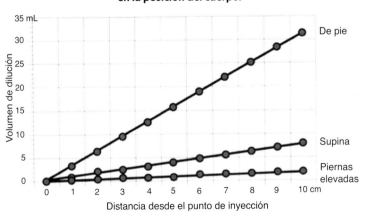

(De Goldman MP, Weiss RA. Sclerotherapy: Treatment of Varicose and Telangiectatic Leg Veins. New York, NY: Elsevier Health Science; 2016.)

FIGURA 8.15   **Efectos de la posición corporal en el tamaño de la vena.**

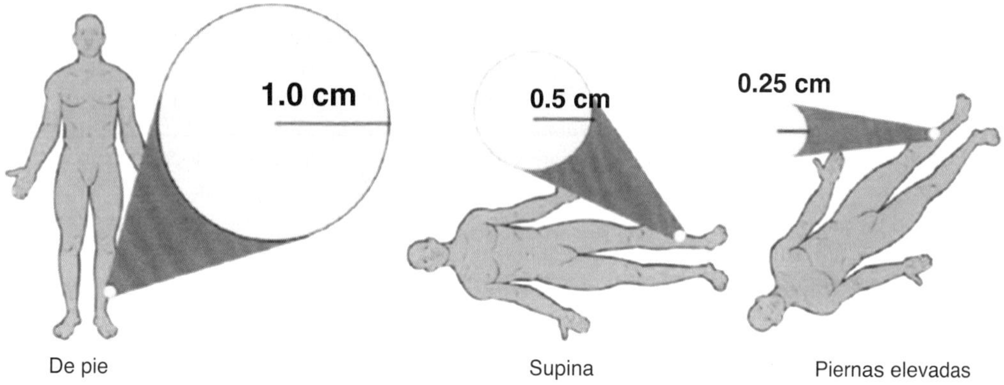

1.0 cm   0.5 cm   0.25 cm

De pie   Supina   Piernas elevadas

(De Goldman MP, Weiss RA. Sclerotherapy: Treatment of Varicose and Telangiectatic Leg Veins. New York, NY: Elsevier Health Science; 2016.)

poliyodinado (la potencia más alta), el etanol y la glicerina.[72] La glicerina está disponible en una solución al 72% y mezclada con lidocaína al 1% y epinefrina; estos componentes se agregan para disminuir el dolor con la inyección y para aumentar la vasoconstricción, respectivamente.[72] El etanol y el yodo poliyodinado rara vez se usan.[72] La tabla 8.4 proporciona un resumen de los agentes esclerosantes.

La escleroterapia ha probado ser más efectiva con los recientes avances, incluido el uso del ultrasonido dúplex, mejores procedimientos de visualización, y la capacidad de utilizar esclerosantes en espuma.[71,72,76-78] Los agentes esclerosantes detergentes son el único tipo de agentes esclerosantes que pueden inyectarse como espuma,[12,72] la cual permite un área de superficie más grande que desplaza más sangre, lo que aumenta el contacto del esclerosante con el endotelio.[74] Esto hace posible que la espuma esclerosante sea mucho más eficaz (dos veces la potencia y cuatro veces menos toxicidad) con menos volumen del requerido por un líquido.[72] La espuma se logra mezclando líquido con gas.[74] La forma más utilizada es usando dos jeringas, una con aire a la temperatura ambiente y otra con líquido detergente esclerosante (por lo general a una razón 1:4 de solución a aire).[72] Enseguida se conecta una llave de paso de tres vías a las dos jeringas (Tessari). Las jeringas se descargan y se liberan alrededor de 10 a 15 veces para mezclar las dos jeringas hasta que se logra la consistencia espumosa ideal.[72,79] Dado que los contenidos de la espuma son susceptibles de degradación en 1 o 2 minutos, es necesario mezclarlos poco antes de la inyección.[72,79] Si se requiere, pueden usarse luces venosas y ultrasonido dúplex para tener

TABLA 8.4   Resumen del uso de agentes esclerosantes por tamaño del vaso

Tamaño del vaso	Esclerosante	Mínimo efectivo	Máximo efectivo	¿Espumado?
Reticular (1-3 mm)	Sulfato de tetradecil sódico (STS)	0.1%	0.25%	Sí
	Polidocanol	0.25%	0.5%	Sí
Telangiectasias (0.2-1 mm)	STS	0.1%	0.2%	No
	Polidocanol	0.2%	0.5%	No
	Glicerina	72%	72%	No
	Sclerodex	SSH al 10% + dextrosa al 25%	SSH al 10% + dextrosa al 25%	No

SSH, solución salina hipertónica.

una mejor visualización de la vena, porque la espuma es más ecogénica que el líquido.[72] Se ha demostrado que la espuma suele asociarse con mejores tasas de cierre.[72,80] La escleroterapia con espuma suele reservarse para venas > 1 mm y várices (tabla 8.5).[72] Por lo regular se le retiene o se le usa en cantidades o potencias más pequeñas en el manejo de los vasos pequeños (< 1 mm), porque existe un riesgo aumentado de hiperpigmentación y rotura.[72,81,82] Antes de usarla, es importante investigar sobre un antecedente médico de foramen oval patente (FOP) u otro desvío cardiaco de derecha a izquierda y migrañas con aura (riesgo aumentado de desvío cardiaco no diagnosticado), ya que los pacientes con FOP pueden desarrollar embolias aéreas.[83,84] Quienes sufren de migrañas con aura deben someterse a un ecocardiograma con un estudio de burbuja antes de la administración de escleroterapia con espuma.[12]

Las contraindicaciones para el uso de la escleroterapia incluyen pacientes con reflujo USF/USP, los que tienen que permanecer en cama o están inmóviles por otro motivo; quienes tienen antecedentes de trombosis superficial o de vena profunda, traumatismo, infección local; las mujeres embarazadas o lactando; quienes no pueden caminar, cursan con coagulopatías y una reacción alérgica previa a un agente esclerosante.[85,86]

Técnica de escleroterapia: ablación química endovenosa y escleroterapia visual directa

Antes de iniciar la escleroterapia, es importante recordar que los vasos de más alta presión deben tratarse primero (venas safenas/troncales [VSM/VSC], ramas grandes de las venas safenas/troncales, varicosidades, venas reticulares, venulectasias y después telangiectasias).[72] Si no se hace esto, se espera que las telangiectasias sigan recurriendo mientras continúe el reflujo en las venas safenas y reticulares más profundas.[72]

La ablación química endovenosa es un procedimiento no estéril que utiliza escleroterapia de alta potencia y de espuma bajo guía de ultrasonido para cerrar ramas grandes y tortuosas de las venas troncales que no son viables para AEVT. Después de identificar, con la guía del ultrasonido, una rama agrandada e incompetente de un reflujo documentado, se nota un segmento relativamente recto, que no esté encima de una prominencia ósea, como el sitio de entrada. Se limpia el área con alcohol o clorhexidina; la disposición de esto se muestra en la figura 8.16A. Se coloca una aguja de mariposa con guía de ultrasonido, y se confirma su posición con una descarga de aire y solución salina. Es importante usar el ultrasonido para identificar y marcar las venas perforantes y para asegurarse de que la inyección de la espuma de escleroterapia (figura 8.16B) sea intravascular, ya que el procedimiento usa esclerosantes en espuma de alta potencia, por lo regular de 5 a 10 mL de polidocanol al 0.5 a 1%.

El resto de las venas reticulares y las telangiectasias ("venas en araña") se trata con escleroterapia visual directa. El primer paso es limpiar con alcohol el área afectada. Después se coloca al paciente en posición acostada. Debe usarse una canulación directa con una aguja calibre 27/30 en una jeringa de 3 mL para las venas reticulares, mientras que las telangiectasias requieren una jeringa más grande (5 mL). Debido a la naturaleza superficial de las telangiectasias, la aguja puede doblarse a 10 a 30°, con el bisel hacia arriba. Puede usarse una lupa con o sin luz polarizada para identificar los vasos que deben inyectarse. La jeringa se sostiene entre el

TABLA 8.5	Resumen de opciones para la escleroterapia con espuma según el tamaño del vaso		
Tipo de vena	**Tamaño del vaso**	**Instrumentos**	**Tipo de escleroterapia**
Grandes ramas de las venas safena magna/safena corta	3-6 mm Azules	Ultrasonido	Espuma
Venas reticulares	2-4 mm Azules	Luz de la vena	Espuma o líquida
Venas en araña/telangiectasias	0.2-1 mm Rojas	Lupas Luz polarizada	Líquida

FIGURA 8.16   (A) Disposición para la ablación química endovenosa. (B) Se puede utilizar la espuma en la ablación química endovenosa.

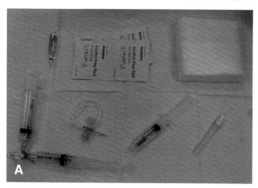
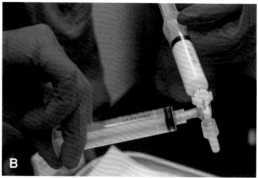

índice y el dedo medio, y el pulgar se coloca en el émbolo. El cuarto y quinto dedos y la mano opuesta pueden descansar en la extremidad inferior para disminuir el movimiento durante la inyección. El esclerosante debe inyectarse despacio, con una mínima presión en la jeringa, alrededor de 0.1 a 0.2 mL en cada sitio.[76] Si en cualquier momento se forma una ampolla o hay una extravasación o dolor, la inyección debe suspenderse de inmediato. En el tratamiento de las telangiectasias, la concentración de esclerosante debe ser más baja: los ejemplos incluyen STS al 0.1 a 0.2%, polidocanol al 0.2 a 0.4%, glicerina al 72% y Sclerodex® (solución salina hipertónica al 10%/dextrosa al 25%).[76] En el caso de las telangiectasias, una jeringa más grande (30G) aplicará menos presión en la punta de la aguja.[87] No suele usarse la espuma.

El paciente debe caminar entre 20 a 30 minutos después de cualquier procedimiento de escleroterapia. Se usan medias de compresión para aproximar las paredes de los vasos, permitiendo que haya un daño endotelial completo. Esto da como resultado una mayor oclusión venosa y disminuye el riesgo de tromboflebitis.[88] También tiene el efecto de reducir las telangiectasias en forma de tela de araña, el edema, los hematomas y la recanalización.[89] Deben usarse las medias compresivas en todo momento por las siguientes 24 a 48 horas y después durante las horas de vigilia por las siguientes 2 a 3 semanas.[90] Las medias de compresión al muslo son las que más se usan para manejar toda el área afectada.[72] Solo para las telangiectasias se puede utilizar una compresión de 15 a 20 mm Hg, mientras que se recomiendan 20 a 30 mm Hg para las venas reticulares.[91] Se alienta al paciente a hacer ejercicio durante este periodo, pero es importante evitar movimientos de alta resistencia o contracciones musculares forzadas, porque elevarán la presión abdominal y en última instancia también la presión venosa.[91] Si al principio los resultados no son satisfactorios, no se debe volver a tratar la misma área por al menos 4 a 8 semanas, ya que se espera que los cambios que aparecieron de inmediato después del tratamiento en cuanto a hematomas, telangiectasias en forma de tela de araña y pigmentación se aclaren en las siguientes 2 a 4 semanas. Si el paciente sigue teniendo una respuesta deficiente al tratamiento, deben revaluarse los vasos reticulares, las várices troncales, el reflujo profundo y las venas perforantes incompetentes, ya que un estudio reportó que 46% de las mujeres con solo venas en araña cursó con reflujo de VSM o VSC.[92] De 2 a 4 semanas después de la escleroterapia puede realizarse una microtrombectomía para remover los coágulos presentes en el sitio de la inyección y para reducir los efectos secundarios (figura 8.17).[93]

Los efectos adversos que deben monitorearse incluyen hiperpigmentación, inflamación temporal, telangiectasias en forma de tela de araña, dolor, urticaria localizada y recurrencia.[91] La presencia de hiperpigmentación es secundaria al depósito de hemosiderina después de la extravasación sanguínea en el sitio de la inyección.[91] La hiperpigmentación es más común con STS y más baja con glicerina.[94] Su incidencia puede disminuirse con el retiro de los coágulos posteriores a la escleroterapia, y tratarse con un láser Q-switch (p. ej., Nd:YAG).[95]

FIGURA 8.17   **Remoción de coágulos 2-4 semanas después de la escleroterapia. Se utiliza un pequeño escalpelo para raspar la epidermis y visualizar los coágulos (arriba). Coágulos visualizados debajo de la epidermis (abajo).**

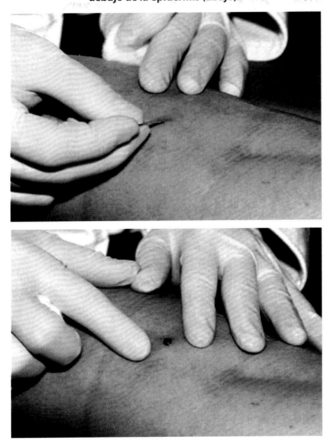

Las complicaciones de la escleroterapia son: necrosis cutánea (el polidocanol es menos tóxico, pero puede ocurrir necrosis secundaria a una oclusión arteriolar); tromboflebitis superficial; trastornos visuales transitorios (apreciados con la escleroterapia de espuma en quienes tienen antecedentes de migrañas o FOP); reacciones alérgicas (más con morruato de sodio al 3% y menos con STS a 0.3%); daño nervioso (safeno, sural); TVC; EP; ictus embólico; hematuria (con glicerina), e inyecciones arteriales[96] (dolor, parestesia, necrosis, síndrome de compartimento), que se aprecian más a menudo en la arteria tibial posterior por encima del maléolo medio posterior, la arteria pudenda externa en la ingle y la arteria peronea en la rodilla.[97]

Flebectomía ambulatoria

La flebectomía ambulatoria, o minifleboextracción, ha sido remplazada en gran medida por las técnicas mínimamente invasivas ya mencionadas; sin embargo, todavía se le utiliza de manera ocasional en áreas que están encima de prominencia óseas (no viables para la escleroterapia) o en pacientes con alergia o contraindicación para la escleroterapia.[40] Puede combinarse con éxito con otras opciones de tratamiento de la EVC, incluidas la ablación endovenosa y la escleroterapia, y en la escalera terapéutica de los autores (figura 8.10) suele reservársele para el último escalón.[98]

Técnica de la flebectomía ambulatoria

El primer paso del procedimiento es inyectar anestesia local en los sitios de la piel donde se harán las microincisiones.[99] También puede utilizarse anestesia tumescente para aumentar la compresión venosa y reducir la pérdida de sangre.[98] Enseguida, se hacen microincisiones en ranura (1-3 mm) en la superficie de la piel cerca de la vena.[100] Pueden emplearse diversos dispositivos, como un bisturí del número 11 o una aguja de corte de calibre 18, para realizar estas incisiones.[98] Después se utilizan ganchos para sujetar la vena y sacarla a través de las incisiones de la piel.[98] Estos ganchos pueden ser de distinto tamaño, forma y filo; incluyen los Muller y Oesch, entre muchos otros.[98] Se insertan pinzas en ambos extremos del gancho.[98,101] Las pinzas deben ser de punta fina para un agarre firme cerca de la superficie cutánea.[98] Se usan tijeras para dividir la vena entre las pinzas.[98] Ahora se jala un extremo de la vena fuera de la incisión con una pinza.[98] Las pinzas deben sujetar continuamente la vena para que no se desgarre.[98] Se puede hacer una ligadura, pero no es común.[98,102] Los sitios de las microincisiones se suturan o pueden cubrirse con Steri-Strips™, se vendan y se envuelven con una gasa suave.[98] El paciente debe usar medias de compresión (30-40 mm Hg) por un mínimo de 2 semanas.[98] Dado que las incisiones son muy pequeñas, casi no dejan cicatriz.[98] Es raro que haya complicaciones y efectos secundarios asociados con el procedimiento.[98,102]

▶ TRATAMIENTO DE LAS ÚLCERAS VENOSAS CRÓNICAS

Las úlceras venosas crónicas (figura 8.18) causan un dolor importante y tienen un profundo impacto en la calidad de vida de la persona.[1] Los tratamientos tradicionales que se usan en el manejo de la insuficiencia venosa crónica rara vez son curativos.[1]

Existen directrices estandarizadas para el manejo de la úlcera venosa.[103] Estas deben cubrirse con vendajes no adherentes.[103] La terapia de compresión (graduada, de múltiples capas, alta) ha mostrado efectividad en el manejo de este trastorno.[103] La compresión inelástica (de estiramiento corto) y la bota Unna son más efectivas respecto a la función de bombeo que la compresión elástica (de estiramiento largo).[103] La pentoxifilina (400 mg tres veces al día por hasta 6 meses) es benéfica cuando se usa en combinación con la terapia compresiva.[103] Los antibióticos están indicados cuando hay signos de infección clásica.[103] Se recomiendan ejercicios de los músculos de la pantorrilla para ayudar con el bombeo muscular.[103] Hoy día no existe evidencia de beneficio para la terapia láser de bajo nivel para la mejora de la úlcera venosa.[105] Otras medidas de apoyo, incluidos el oxígeno hiperbárico, los injertos de piel y el cierre asistido por vacío, tienen bajos niveles de evidencia.[103] El manejo quirúrgico y las

FIGURA 8.18   **Úlcera venosa ubicada encima del maléolo medio en la distribución de la vena safena magna. Colocación del alambre guía (abajo).**

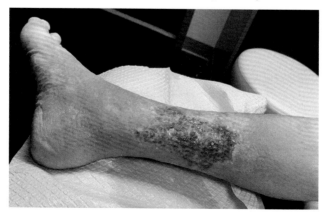

FIGURA 8.19   **Antes de la ablación endovenosa con láser (AEVL) (izquierda) y a 4 meses de seguimiento (derecha).**

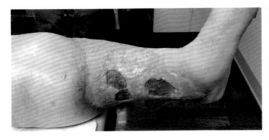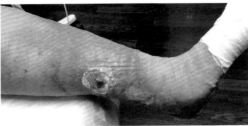

estrategias mínimamente invasivas (como se ilustra en la figura 8.10) pueden ser muy efectivos para pacientes con úlceras venosas crónicas en las piernas y enfermedad venosa superficial (figura 8.19).[99] Si el tratamiento tiene éxito, la prevención de la recurrencia es el siguiente paso importante. La evidencia para el uso de medias compresivas por debajo de la rodilla es sólida.[103]

REFERENCIAS

1. Eberhardt RT, Raffetto JD. Chronic venous insufficiency. *Circulation*. 2014;130(4):333-346. Disponible en http://www.ncbi.nlm.nih.gov/pubmed/25047584.

2. Rabe E, Berboth G, Pannier F. Epidemiologie der chronischen Venenkrankheiten. *Wiener Medizinische Wochenschrift*. 2016;166(9-10):260-263. Disponible en http://link.springer.com/10.1007/s10354-016-0465-y.

3. Meissner MH. Lower extremity venous anatomy. *Semin Intervent Radiol*. 2005;22(3):147-156. Disponible en http://www.ncbi.nlm.nih.gov/pubmed/21326687.

4. Bazigou E, Makinen T. Flow control in our vessels: vascular valves make sure there is no way back. *Cell Mol Life Sci*. 2013;70(6):1055-1066. Disponible en http://www.ncbi.nlm.nih.gov/pubmed/22922986.

5. Goldman MP, Weiss RA, Bergan JJ. Diagnosis and treatment of varicose veins: a review. *J Am Acad Dermatol*. 1994;31(3 pt 1):393-413;quiz 414-416. Disponible en http://www.ncbi.nlm.nih.gov/pubmed/8077464.

6. Cornu-Thenard A, Boivin P, Baud JM, et al. Importance of the familial factor in varicose disease. Clinical study of 134 families. *J Dermatol Surg Oncol*. 1994;20(5):318-326. Disponible en http://www.ncbi.nlm.nih.gov/pubmed/8176043.

7. Komsuoğlu B, Göldeli O, Kulan K, et al. Prevalence and risk factors of varicose veins in an elderly population. *Gerontology*. 1994;40(1):25-31. Disponible en https://www.karger.com/Article/FullText/213571.

8. Hirai M, Naiki K, Nakayama R. Prevalence and risk factors of varicose veins in Japanese women. *Angiology*. 1990;41(3):228-232. Disponible en http://journals.sagepub.com/doi/10.1177/000331979004100308.

9. Fowkes F, Lee A, Evans C, et al. Lifestyle risk factors for lower limb venous reflux in the general population: Edinburgh Vein Study. *Int J Epidemiol*. 2001;30(4):846-852. Disponible en http://www.ncbi.nlm.nih.gov/pubmed/11511615.

10. Scott TE, LaMorte WW, Gorin DR, et al. Risk factors for chronic venous insufficiency: a dual case-control study. *J Vasc Surg*. 1995;22(5):622-628. Disponible en http://www.ncbi.nlm.nih.gov/pubmed/7494366.

11. Fowkes FGR, Evans CJ, Lee AJ. Prevalence and risk factors of chronic venous insufficiency. *Angiology*. 2001;52(1 suppl):S5-S15. Disponible en http://www.ncbi.nlm.nih.gov/pubmed/11510598.

12. Duffy DM. Sclerosants: a comparative review. *Dermatol Surg*. 2010;36(suppl 2):1010-1025. Disponible en http://www.ncbi.nlm.nih.gov/pubmed/20590708.

13. DFriedman, VMishra, JHsu. Treatment of Varicose Veins and Telangiectatic Lower-Extremity Vessels. En: Fitzpatrick's Dermatology. 9th ed. New York, NY: McGraw-Hill Medical; 2019. Disponible en https://accessmedicine.mhmedical.com/content.aspx?bookid=2570&sectionid=210447008.

14. Nawroth PP, Handley DA, Esmon CT, et al. Interleukin 1 induces endothelial cell procoagulant while suppressing cell-surface anticoagulant activity. *Proc Natl Acad Sci U S A*. 1986;83(10):3460-3464. Disponible en http://www.ncbi.nlm.nih.gov/pubmed/3486418.

15. Kahn SR, M'lan CE, Lamping DL, et al. Relationship between clinical classification of chronic venous disease and patient-reported quality of life: results from an international cohort study. *J Vasc Surg*. 2004;39(4):823-828. Disponible en http://www.ncbi.nlm.nih.gov/pubmed/15071450.

16. van Korlaar I, Vossen C, Rosendaal F, et al. Quality of life in venous disease. *Thromb Haemost*. 2003;90(1):27-35. Disponible en http://www.ncbi.nlm.nih.gov/pubmed/12876622.

17. Ricci S, Moro L, Incalzi RA. The foot venous system: anatomy, physiology and relevance to clinical practice. *Dermatol Surg*. 2014;40(3):225-233. Disponible en http://www.ncbi.nlm.nih.gov/pubmed/24372905.

18. Lee DK, Ahn KS, Kang CH, et al. Ultrasonography of the lower extremity veins: anatomy and basic approach. *Ultrason (Seoul, Korea)*. 2017;36(2):120-130. Disponible en http://www.ncbi.nlm.nih.gov/pubmed/28260355.

19. Chwała M, Szczeklik W, Szczeklik M, et al. Varicose veins of lower extremities, hemodynamics and treatment methods. *Adv Clin Exp Med*. 2015;24(1):5-14. Disponible en http://www.advances.umed.wroc.pl/en/article/2015/24/1/5/.

20. Somjen GM. Anatomy of the superficial venous system. *Dermatol Surg*. 1995;21(1):35-45. Disponible en http://www.ncbi.nlm.nih.gov/pubmed/7600017.

21. Thomson H. The surgical anatomy of the superficial and perforating veins of the lower limb. *Ann R Coll Surg Engl*. 1979;61(3):198-205. Disponible en http://www.ncbi.nlm.nih.gov/pubmed/485047.

22. Caggiati A, Bergan JJ, Gloviczki P, et al. Nomenclature of the veins of the lower limbs: an international interdisciplinary consensus statement. *J Vasc Surg*. 2002;36(2):416-422. Disponible en http://www.ncbi.nlm.nih.gov/pubmed/12170230.

23. Notowitz LB. Normal venous anatomy and physiology of the lower extremity. *J Vasc Nurs*. 1993;11(2):39-42. Disponible en http://www.ncbi.nlm.nih.gov/pubmed/8274376.

24. Abramson DI. Diseases of the veins: pathology, diagnosis and treatment. *J Am Med Assoc*. 1988;260(24):3680. Disponible en http://jama.jamanetwork.com/article.aspx?doi=10.1001/jama.1988.03410240150061.

25. Blomgren L, Johansson G, Siegbahn A, et al. Parameter der Koagulation und Fibrinolyse bei Patienten mit chronischer venöser Insuffizienz. *Vasa*. 2001;30(3):184-187. Disponible en http://www.ncbi.nlm.nih.gov/pubmed/11582948.

26. Matic M, Matic A, Djuran V, et al. Frequency of peripheral arterial disease in patients with chronic venous insufficiency. *Iran Red Crescent Med J*. 2016;18(1):e20781. Disponible en http://www.ncbi.nlm.nih.gov/pubmed/26889387.

27. Burnand K. The physiology and hemodynamics of chronic venous insufficiency of the lower limb. *Handb Venous Disord Guidel Am Venous Forum*. 2001;2nd:49-57.

28. Mozes G, Carmichael SWGP. *Development and anatomy of the venous system.*In: *Handbook of Venous Disorders: Guidelines of the American Venous Forum*. 2nd ed. London, England: Arnold; 2011:11-24.

29. Jawien A. The influence of environmental factors in chronic venous insufficiency. *Angiology*. 2003;54(1 suppl):S19-S31. Disponible en http://journals.sagepub.com/doi/10.1177/0003319703054001S04.

30. Lacroix P, Aboyans V, Preux PM, et al. Epidemiology of venous insufficiency in an occupational population. *Int Angiol*. 2003;22(2):172-176. Disponible en http://www.ncbi.nlm.nih.gov/pubmed/12865883.

31. Shabani Varaki E, Gargiulo GD, Penkala S, et al. Peripheral vascular disease assessment in the lower limb: a review of current and emerging non-invasive diagnostic methods. *Biomed Eng Online*. 2018;17(1):61. Disponible en http://www.ncbi.nlm.nih.gov/pubmed/29751811.

32. Durham JD, Machan L. Pelvic congestion syndrome. *Semin Intervent Radiol*. 2013;30(4):372-380. Disponible en http://www.ncbi.nlm.nih.gov/pubmed/24436564.

33. Konoeda H, Yamaki T, Hamahata A, et al. Quantification of superficial venous reflux by duplex ultrasound-role of reflux velocity in the assessment the clinical stage of chronic venous insufficiency. *Ann Vasc Dis*. 2014;7(4):376-382. Disponible en http://www.ncbi.nlm.nih.gov/pubmed/25593622.

34. Labropoulos N, Tiongson J, Pryor L, et al. Definition of venous reflux in lower-extremity veins. *J Vasc Surg*. 2003;38(4):793-798. Disponible en http://www.ncbi.nlm.nih.gov/pubmed/14560232.

35. Moneta G. *Classification of Lower Extremity Chronic Venous Disorders – UpToDate*. UpToDate. 2019. Disponible en https://www.uptodate.com/contents/classification-of-lower-extremity-chronic-venous-disorders.

36. Martinez-Zapata MJ, Vernooij RW, Uriona Tuma SM, et al. Phlebotonics for venous insufficiency. *Cochrane Database Syst Rev*. 2016;4:CD003229. Disponible en http://www.ncbi.nlm.nih.gov/pubmed/27048768.

37. Pittler MH, Ernst E. Horse chestnut seed extract for chronic venous insufficiency. *Cochrane Database Syst Rev*. 2012;11:CD003230. Disponible en http://www.ncbi.nlm.nih.gov/pubmed/23152216.

38. Jull A, Waters J, Arroll B. Pentoxifylline for treatment of venous leg ulcers: a systematic review. *Lancet*. 2002;359 (9317):1550-1554. Disponible en http://www.ncbi.nlm.nih.gov/pubmed/12047963.

39. Sundaresan S, Migden MR, Silapunt S. Stasis dermatitis: pathophysiology, evaluation, and management. *Am J Clin Dermatol*. 2017;18(3):383-390. Disponible en http://link.springer.com/10.1007/s40257-016-0250-0.

40. Ahadiat O, Higgins S, Ly A, et al. Review of endovenous thermal ablation of the great saphenous vein. *Dermatol Surg*. 2018;44(5):679-688. Disponible en http://insights.ovid.com/crossref?an=00042728-900000000-98787.

41. Schuller-Petrovic S. Endovenöse ablation der Stammvenenvarikose. *Wiener Medizinische Wochenschrift*. 2016;166(9-10): 297-301. Disponible en http://www.ncbi.nlm.nih.gov/pubmed/27295103.

42. Brasic N, Lopresti D, McSwain H. Endovenous laser ablation and sclerotherapy for treatment of varicose veins. *Semin Cutan Med Surg*. 2008;27(4):264-275. Disponible en http://www.ncbi.nlm.nih.gov/pubmed/19150298.

43. Parente EJ, Rosenblatt M. Endovenous laser treatment to promote venous occlusion. *Lasers Surg Med*. 2003;33(2):115-118. Disponible en http://www.ncbi.nlm.nih.gov/pubmed/12913883.

44. van Ruijven PWM, Poluektova AA, van Gemert MJC, et al. Optical-thermal mathematical model for endovenous laser ablation of varicose veins. *Lasers Med Sci*. 2014;29(2):431-439. Disponible en http://link.springer.com/10.1007/s10103-013-1451-x.

45. Proebstle TM, Sandhofer M, Kargl A, et al. Thermal damage of the inner vein wall during endovenous laser treatment: key role of energy absorption by intravascular blood. *Dermatol Surg*. 2002;28(7):596-600. Disponible en http://www.ncbi.nlm.nih.gov/pubmed/12135514.

46. Kiguchi MM, Dillavou ED. Thermal and nonthermal endovenous ablation options for treatment of superficial venous insufficiency. *Surg Clin North Am*. 2018;98(2):385-400. Disponible en https://www.sciencedirect.com/science/article/pii/S003961091730230X?via%3Dihub.

47. Vuylsteke ME, Martinelli T, Van Dorpe J, et al. Endovenous laser ablation: the role of intraluminal blood. *Eur J Vasc Endovasc Surg.* 2011;42(1):120-126. Disponible en http://www.ncbi.nlm.nih.gov/pubmed/21524926.

48. Puggioni A, Kalra M, Carmo M, et al. Endovenous laser therapy and radiofrequency ablation of the great saphenous vein: analysis of early efficacy and complications. *J Vasc Surg.* 2005;42(3):488-493. Disponible en http://www.ncbi.nlm.nih.gov/pubmed/16171593.

49. Luebke T, Brunkwall J. Systematic review and meta-analysis of endovenous radiofrequency obliteration, endovenous laser therapy, and foam sclerotherapy for primary varicosis. *J Cardiovasc Surg (Torino).* 2008;49(2):213-233. Disponible en http://www.ncbi.nlm.nih.gov/pubmed/18431342.

50. van den Bos R, Arends L, Kockaert M, et al. Endovenous therapies of lower extremity varicosities: a meta-analysis. *J Vasc Surg.* 2009;49(1):230-239. Disponible en http://www.ncbi.nlm.nih.gov/pubmed/18692348.

51. Ravi R, Trayler EA, Barrett DA, et al. Endovenous thermal ablation of superficial venous insufficiency of the lower extremity: single-center experience with 3000 limbs treated in a 7-year period. *J Endovasc Ther.* 2009;16(4):500-505. Disponible en http://jet.sagepub.com/lookup/doi/10.1583/09-2750.1.

52. Goode SD, Chowdhury A, Crockett M, et al. Laser and radiofrequency ablation study (lara study): a randomised study comparing radiofrequency ablation and endovenous laser ablation (810nm). *Eur J Vasc Endovasc Surg.* 2010;40(2):246-253. Disponible en http://www.ncbi.nlm.nih.gov/pubmed/20537570.

53. Krnic A, Sucic Z. Bipolar radiofrequency induced thermotherapy and 1064 nm Nd:Yag laser in endovenous occlusion of insufficient veins: short term follow up results. *Vasa.* 2011;40(3):235-240. Disponible en https://econtent.hogrefe.com/doi/10.1024/0301-1526/a000098.

54. Nordon IM, Hinchliffe RJ, Brar R, et al. A prospective double-blind randomized controlled trial of radiofrequency versus laser treatment of the great saphenous vein in patients with varicose veins. *Ann Surg.* 2011;254(6):876-881. Disponible en http://content.wkhealth.com/linkback/openurl?sid=WKPTLP:landingpage&an=00000658-201112000-00008.

55. Mese B, Bozoglan O, Eroglu E, et al. A comparison of 1,470-nm endovenous laser ablation and radiofrequency ablation in the treatment of great saphenous veins 10 mm or more in size. *Ann Vasc Surg.* 2015;29(7):1368-1372. Disponible en http://www.ncbi.nlm.nih.gov/pubmed/26122425.

56. Sydnor M, Mavropoulos J, Slobodnik N, et al. A randomized prospective long-term (>1 year) clinical trial comparing the efficacy and safety of radiofrequency ablation to 980 nm laser ablation of the great saphenous vein. *Phlebology.* 2017;32(6):415-424. Disponible en http://journals.sagepub.com/doi/10.1177/0268355516658592.

57. Balint R, Farics A, Parti K, et al. Which endovenous ablation method does offer a better long-term technical success in the treatment of the incompetent great saphenous vein? Review. *Vascular.* 2016;24(6):649-657. Disponible en http://journals.sagepub.com/doi/10.1177/1708538116648035.

58. Weiss RA, Weiss MA, Eimpunth S, et al. Comparative outcomes of different endovenous thermal ablation systems on great and small saphenous vein insufficiency: long-term results. *Lasers Surg Med.* 2015;47(2):156-160. Disponible en http://doi.wiley.com/10.1002/lsm.22335.

59. Gale SS, Lee JN, Walsh ME, et al. A randomized, controlled trial of endovenous thermal ablation using the 810-nm wavelength laser and the ClosurePLUS radiofrequency ablation methods for superficial venous insufficiency of the great saphenous vein. *J Vasc Surg.* 2010;52(3):645-650. Disponible en https://linkinghub.elsevier.com/retrieve/pii/S0741521410010566.

60. Tesmann JP, Thierbach H, Dietrich A, et al. Radiofrequency induced thermotherapy (RFITT) of varicose veins compared to endovenous laser treatment (EVLT): a non-randomized prospective study concentrating on occlusion rates, side-effects and clinical outcome. *Eur J Dermatol.* 2011;21(6):945-951. Disponible en http://www.ncbi.nlm.nih.gov/pubmed/21914582.

61. Rasmussen L, Lawaetz M, Serup J, et al. Randomized clinical trial comparing endovenous laser ablation, radiofrequency ablation, foam sclerotherapy, and surgical stripping for great saphenous varicose veins with 3-year follow-up. *J Vasc Surg Venous Lymphat Disord.* 2013;1(4):349-356. Disponible en https://linkinghub.elsevier.com/retrieve/pii/S2213333X13000966.

62. Bozoglan O, Mese B, Eroglu E, et al. Comparison of endovenous laser and radiofrequency ablation in treating varices in the same patient. *J Lasers Med Sci.* 2017;8(1):13-16. Disponible en http://www.ncbi.nlm.nih.gov/pubmed/28912938.

63. Woźniak W, Mlosek RK, Ciostek P. Complications and failure of endovenous laser ablation and radiofrequency ablation procedures in patients with lower extremity varicose veins in a 5-year follow-up. *Vasc Endovascular Surg.* 2016;50(7):475-483. Disponible en http://journals.sagepub.com/doi/10.1177/1538574416671247.

64. Almeida JI, Kaufman J, Göckeritz O, et al. Radiofrequency endovenous ClosureFAST versus laser ablation for the treatment of great saphenous reflux: a multicenter, single-blinded, randomized study (recovery study). *J Vasc Interv Radiol.* 2009;20(6):752-759. Disponible en http://www.ncbi.nlm.nih.gov/pubmed/19395275.

65. Shepherd AC, Gohel MS, Brown LC, et al. Randomized clinical trial of VNUS® ClosureFAST™ radiofrequency ablation versus laser for varicose veins. *Br J Surg.* 2010;97(6):810-818. Disponible en http://www.ncbi.nlm.nih.gov/pubmed/20473992.

66. Malskat WSJ, Stokbroekx MAL, van der Geld CWM, et al. Temperature profiles of 980- and 1,470-nm endovenous laser ablation, endovenous radiofrequency ablation and endovenous steam ablation. *Lasers Med Sci.* 2014;29(2):423-429. Disponible en http://link.springer.com/10.1007/s10103-013-1449-4.

67. Dermody M, O'Donnell TF, Balk EM. Complications of endovenous ablation in randomized controlled trials. *J Vasc Surg Venous Lymphat Disord.* 2013;1(4):427-436.e1. Disponible en http://www.ncbi.nlm.nih.gov/pubmed/26992769.

68. Moul DK, Housman L, Romine S, et al. Endovenous laser ablation of the great and short saphenous veins with a 1320-nm neodymium:yttrium-aluminum-garnet laser: retrospective case series of 1171 procedures. *J Am Acad Dermatol.* 2014;70(2):326-331. Disponible en https://linkinghub.elsevier.com/retrieve/pii/S0190962213010578.

69. Manfrini S, Gasbarro V, Danielsson G, et al. Endovenous management of saphenous vein reflux. Endovenous reflux management study group. *J Vasc Surg.* 2000;32(2):330-342. Disponible en http://www.ncbi.nlm.nih.gov/pubmed/10917994.

70. Chiesa R, Marone EM, Limoni C, et al. Chronic venous insufficiency in Italy: the 24-cities cohort study. *Eur J Vasc Endovasc Surg.* 2005;30(4):422-429. Disponible en http://www.ncbi.nlm.nih.gov/pubmed/16009576.

71. Goldman MP, Weiss RA, Duffy NSS DM. Guidelines of care for sclerotherapy treatment of varicose and telangiectatic leg veins. American Academy of Dermatology. *J Am Acad Dermatol.* 1996;34(3):523-528. Disponible en http://www.ncbi.nlm.nih.gov/pubmed/8609276.

72. Weiss MA, Hsu JTS, Neuhaus I, et al. Consensus for sclerotherapy. *Dermatol Surg.* 2014;40(12):1309-1318. Disponible en http://www.ncbi.nlm.nih.gov/pubmed/25418805.

73. Pollack AA, Taylor BE, Myers TT, et al. The effect of exercise and body position on the venous pressure at the ankle in patients having venous valvular defects. *J Clin Invest.* 1949;28(3):559-563. Disponible en http://europepmc.org/backend/ptpmcrender.fcgi?accid=PMC439636&blobtype=pdf.P

74. Goldman MP, Guex J-J, Ramelet A-A, Ricci S. *Sclerotherapy Treatment of Varicose and Telangiectatic Leg Veins.* 5th ed. Edinburgh, TX: Elsevier; 2011. 416.

75. Dietzek CL. Sclerotherapy: introduction to solutions and techniques. *Perspect Vasc Surg Endovasc Ther.* 2007;19(3):317-324. Disponible en http://www.ncbi.nlm.nih.gov/pubmed/17966153.

76. Sadick NS. Choosing the appropriate sclerosing concentration for vessel diameter. *Dermatol Surg.* 2010;36(suppl 2):976-981. Disponible en http://insights.ovid.com/crossref?an=00042728-201006002-00003.

77. Erkin A, Kosemehmetoglu K, Diler MS, et al. Evaluation of the minimum effective concentration of foam sclerosant in an ex-vivo study. *Eur J Vasc Endovasc Surg.* 2012;44(6):593-597. Disponible en https://linkinghub.elsevier.com/retrieve/pii/S1078588412006600.

78. Palm MD. Commentary: choosing the appropriate sclerosing concentration for vessel diameter. *Dermatol Surg.* 2010;36(suppl 2):982. Disponible en http://insights.ovid.com/crossref?an=00042728-201006002-00004.

79. Tessari L, Cavezzi A, Frullini A. Preliminary experience with a new sclerosing foam in the treatment of varicose veins. *Dermatol Surg.* 2001;27(1):58-60. Disponible en http://www.ncbi.nlm.nih.gov/pubmed/11231246.

80. Bergan J. Sclerotherapy: a truly minimally invasive technique. *Perspect Vasc Surg Endovasc Ther.* 2008;20(1):70-72. Disponible en http://www.ncbi.nlm.nih.gov/pubmed/18403470.

81. Kahle B, Leng K. Efficacy of sclerotherapy in varicose veins – prospective, blinded, placebo-controlled study. *Dermatol Surg.* 2004;30(5):723-728;discussion 728. Disponible en http://doi.wiley.com/10.1111/j.1524-4725.2004.30207.x.

82. Rathbun S, Norris A, Morrison N, et al. Performance of endovenous foam sclerotherapy in the USA. *Phlebol J Venous Dis.* 2012;27(2):59-66. Disponible en http://www.ncbi.nlm.nih.gov/pubmed/21893552.

83. StÜCker M, Kobus S, Altmeyer P, et al. Review of published information on foam sclerotherapy. *Dermatol Surg.* 2010;36(suppl 2):983-992. Disponible en http://www.ncbi.nlm.nih.gov/pubmed/20590705.

84. Hamel-Desnos C, Allaert FA. Liquid versus foam sclerotherapy. *Phlebol J Venous Dis.* 2009;24(6):240-246. Disponible en http://journals.sagepub.com/doi/10.1258/phleb.2009.009047.

85. Gillet J-L, Guedes JM, Guex J-J, et al. Side-effects and complications of foam sclerotherapy of the great and small saphenous veins: a controlled multicentre prospective study including 1,025 patients. *Phlebology.* 2009;24(3):131-138. Disponible en http://journals.sagepub.com/doi/10.1258/phleb.2008.008063.

86. Sarvananthan T, Shepherd AC, Willenberg T, et al. Neurological complications of sclerotherapy for varicose veins. *J Vasc Surg.* 2012;55(1):243-251. Disponible en https://linkinghub.elsevier.com/retrieve/pii/S0741521411013358.

87. Mann MW. Sclerotherapy: it is back and better. *Clin Plast Surg.* 2011;38(3):475-487. Disponible en https://www.plasticsurgery.theclinics.com/article/S0094-1298(11)00007-1/fulltext.

88. Cavezzi A, Tessari L. Foam sclerotherapy techniques: different gases and methods of preparation, catheter versus direct injection. *Phlebology.* 2009;24(6):247-251. Disponible en http://journals.sagepub.com/doi/10.1258/phleb.2009.009061.

89. Goldman MP. Compression in the treatment of leg telangiectasia: theoretical considerations. *J Dermatol Surg Oncol.* 1989;15(2):184-188. Disponible en http://www.ncbi.nlm.nih.gov/pubmed/2644328.

90. Weiss RA, Sadick NS, Goldman MP, et al. Post-sclerotherapy compression: controlled comparative study of duration of compression and its effects on clinical outcome. *Dermatol Surg.* 1999;25(2):105-108. Disponible en http://www.ncbi.nlm.nih.gov/pubmed/10037513.

91. Bergan JJ. *The Vein Book.* Elsevier Academic Press; 2007:617.

92. Engelhorn CA, Engelhorn Al V, Cassou MF, et al. Patterns of saphenous venous reflux in women presenting with lower extremity telangiectasias. *Dermatol Surg.* 2007;33(3):282-288. Disponible en http://www.ncbi.nlm.nih.gov/pubmed/17338684.

93. Scultetus AH, Villavicencio JL, Kao T-C, et al. Microthrombectomy reduces postsclerotherapy pigmentation: multicenter randomized trial. *J Vasc Surg.* 2003;38(5):896-903. Disponible en http://www.ncbi.nlm.nih.gov/pubmed/14603191.

94. Ramadan W, El-Hoshy K, Shabaan D, et. al. Clinical comparison of sodium tetradecyl sulfate 0.25% versus polidocanol 0.75% in sclerotherapy of lower extremity telangiectasia. *Gulf J Dermatol Venereol.* 2011;18:33-40.

95. Ianosi G, Ianosi S, Calbureanu-Popescu MX, et al. Comparative study in leg telangiectasias treatment with Nd:YAG laser and sclerotherapy. *Exp Ther Med.* 2019;17(2):1106-1112. Disponible en http://www.ncbi.nlm.nih.gov/pubmed/30679981.

96. Hafner F, Froehlich H, Gary T, et al. Intra-arterial injection, a rare but serious complication of sclerotherapy. *Phlebol J Venous Dis.* 2013;28(2):64-73. Disponible en http://www.ncbi.nlm.nih.gov/pubmed/22422795.

97. Munavalli GS, Weiss RA. Complications of sclerotherapy. *Semin Cutan Med Surg.* 2007;26(1):22-28. Disponible en http://scmsjournal.com/article/buy_now/?id=378.

98. Kabnick LS, Ombrellino M. Ambulatory phlebectomy. *Semin Intervent Radiol.* 2005;22(3):218-224. Disponible en http://www.ncbi.nlm.nih.gov/pubmed/21326696.

99. Wysong A, Taylor BR, Graves M, et al. Successful treatment of chronic venous ulcers with a 1,320-nm endovenous laser combined with other minimally invasive venous procedures. *Dermatol Surg.* 2016;42(8):961-966. Disponible en http://content.wkhealth.com/linkback/openurl?sid=WKPTLP:landingpage&an=00042728-201608000-00006.

100. Smith SR, Goldman MP. Tumescent anesthesia in ambulatory phlebectomy. *Dermatol Surg.* 1998;24(4):453-456. Disponible en http://www.ncbi.nlm.nih.gov/pubmed/9568202.

101. Dortu J, Raymond-Martimbeau P. *Ambulatory Phlebectomy.* Houstan, TX: PMR Edition; 1993.

102. Ramelet AA. Müller phlebectomy. A new phlebectomy hook. *J Dermatol Surg Oncol.* 1991;17(10):814-816. Disponible en http://www.ncbi.nlm.nih.gov/pubmed/1918588.

103. Rai R. Standard guidelines for management of venous leg ulcer. *Indian Dermatol Online J.* 2014;5(3):408-411. Disponible en http://www.ncbi.nlm.nih.gov/pubmed/25165686.

Cosmecéuticos

Michelle Henry, MD

Puntos destacados

- Los cosmecéuticos son productos de venta libre para el cuidado de la piel, de aplicación tópica y que contienen ingredientes activos clave.
- Los filtros solares son preparaciones tópicas que reflejan o absorben la radiación ultravioleta, y pueden ser físicos, químicos o productos combinados.
- Para ser clasificados como "de amplio espectro", los filtros solares deben bloquear la radiación ultravioleta A y B.
- Los retinoides son derivados de la vitamina A, que se usan en preparaciones tópicas por sus efectos antienvejecimiento.
- Hay varios agentes para aclarar la piel, incluidos la hidroquinona, los retinoides y el ácido ascórbico, disponibles en venta libre.
- Las personas con piel sensible deben familiarizarse con y evitar antígenos comunes en los productos del cuidado de la piel; ellas podrían beneficiarse con la prueba del parche.

Cada vez más, los pacientes buscan métodos no invasivos y efectivos en costos para prevenir y revertir los signos de envejecimiento de la piel. De aplicación tópica, son productos de venta libre para el cuidado de la piel que contienen ingredientes activos clave, y suelen ser referidos como cosmecéuticos; constituyen la primera línea de defensa contra el envejecimiento, y se usan de forma amplia para una variedad de indicaciones estéticas. Comparado con otras estrategias no invasivas o mínimamente invasivas como dispositivos basados en energía, rellenos y neurotoxinas, el uso de los cosmecéuticos se lleva la parte importante del mercado debido a su facilidad de uso y al hecho de que son accesibles para los consumidores sin importar su situación socioeconómica. De acuerdo con datos recientes, el mercado global de cosmecéuticos en Estados Unidos fue de 45.47 mil millones de dólares en 2017, y se estima que llegue a los 72.99 mil millones para 2023, con un crecimiento anual compuesto de 8.21% durante el periodo predicho. De hecho, el mercado global de cosmecéuticos está superando a todos los otros segmentos de artículos en la industria de productos de cuidado personal y cosméticos.[1]

Albert Kligman acuñó el término "cosmecéutico" en 1984 para referirse a sustancias que ejercían beneficios tanto cosméticos como terapéuticos.[2] De acuerdo con Kligman, un producto debe abordar tres preguntas principales para calificar como cosmecéutico. Primero, ¿el ingrediente activo penetra el estrato córneo y llega en concentraciones suficientes a su objetivo en la piel? Segundo, ¿tiene un mecanismo bioquímico de acción específico y conocido en la célula o el tejido objetivos en la piel humana? Por último, ¿existen ensayos clínicos publicados, revisados por los pares, doble ciegos, controlados con placebo, estadísticamente significativos, para sustentar las declaraciones de eficacia? Dado que los cosmecéuticos son una amalgama de cosméticos y farmacéuticos, con la excepción de los filtros solares, siguen siendo una categoría no reconocida por la Food and Drug Administration (FDA) y no existen rutas regulatorias estrictas para guiar la investigación y el marketing. Recién se han hecho esfuerzos para abordar el control de calidad, sustentar las afirmaciones de marketing y establecer estándares de la industria, ya que los cosmecéuticos pretenden arrojar resultados en un nivel más alto que los cosméticos, que solo dan color y fragancia a la piel.[3]

Las aplicaciones de los cosmecéuticos pueden ir desde mejorar el brillo y la textura de la piel, reducir el acné, disminuir la pigmentación, y con mucho, la indicación más buscada, el antienvejecimiento. La mayoría de los cosmecéuticos está hecha de algas marinas, frutas, hierbas, productos botánicos o extractos de cultivos celulares. Este capítulo se enfocará en los cosmecéuticos que protegen la piel, retinoides para antienvejecimiento, formulaciones para abrillantar la piel y productos que son seguros de usar en la piel sensible.

▶ FILTROS SOLARES

Los filtros solares son preparaciones tópicas que contienen filtros para reflejar o absorber la radiación en la longitud de onda ultravioleta (UV). Aunque la luz del sol es esencial para la síntesis de la vitamina D y puede mejorar el bienestar, la exposición crónica o aguda a la radiación UV (289-400 nm) puede tener efectos perjudiciales en la piel humana como quemadura de sol, fotoenvejecimiento y cáncer de piel. La radiación UV que llega a la superficie de la Tierra contiene 5% de ultravioleta B (UVB) (290-320 nm) y 95% de ultravioleta A (UVA) (320-400 nm). La radiación UVB incluye las longitudes de onda más activas biológicamente, responsables por las quemaduras de sol, la inflamación y el cáncer de piel, mientras que los rayos UVA son los que contribuyen de manera significativa al fotoenvejecimiento y desempeñan un papel principal en el desarrollo de manchas de sol, discromías y líneas finas.[4-6]

La fotoprotección tópica funciona sobre todo al dispersar y reflejar la energía UV o absorbiéndola. Muchos filtros solares actuales contienen ingredientes que funcionan mediante ambos mecanismos en términos de protección UV. En Estados Unidos, donde los filtros solares se consideran fármacos de venta libre que deben ser aprobados por la FDA, existen 17 filtros UV distintos, mientras que muchos otros filtros UV están disponibles en Europa, Canadá y Australia.[7-9] Se clasifican como orgánicos (antes conocidos como filtros solares químicos) e inorgánicos (antes conocidos como filtros solares físicos). Dado que no hay un solo agente que provea de manera efectiva una adecuada protección tanto para la radiación UVA como para la UVB, casi todos los productos disponibles a nivel comercial contienen agentes para ambos grupos. Se pueden combinar entre sí dos o más ingredientes activos de los filtros solares en un solo producto cuando se usan en concentraciones aprobadas por la FDA para cada agente. Los filtros solares de amplio espectro suelen ser combinaciones de productos de filtro solar que pueden absorber la radiación UVB y la UVA.

Los filtros orgánicos (tabla 9.1) incluyen una variedad de compuestos aromáticos que protegen la piel al absorber la energía UV y transformarla en una cantidad insignificante de energía de calor.[19] De modo específico, el filtro solar químico, después de ser excitado a un estado de alta energía desde su estado básico a través de la absorción de la radiación UV, regresa a su estado básico emitiendo energía en forma de longitudes de onda más largas, por lo regular como una luz roja muy débil o una radiación infrarroja ligera. Los agentes orgánicos más comunes en los filtros solares, los salicilatos y los cinamatos, absorben la UVB. Los salicilatos fueron los primeros absorbentes químicos de UV utilizados en preparaciones de filtro solar disponibles a nivel comercial, con una absorción UV de alrededor de 300 nm. El grupo

TABLA 9.1   Filtros solares

Filtro solar	Rango de protección
Orgánicos	
Salicilatos	
• Octisalato (octil salicilato) • Homosalato • Salicilato de trolamina	UVB
Cinamatos	
• Octinoxato • Cinoxato	UVB
Benzofenonas	
• Oxibenzona • Sulisobenzona • Dioxibenzona	UVB, UVA2
Otros	
• Octocrileno • Ensulizol • Avobenzona • Ecamsula • Drometrizol • Meradimato • Bemotrizinol • Bisoctrizol	• UVB • UVB • UVA1 • UVB, UVA2 • UVB, UVA2 • UVA2 • UVB, UVA2 • UVB, UVA2
Inorgánicos	
Dióxido de titanio	UVB, UVA1, UVA2
Óxido de zinc	UVB, UVA1, UVA2

salicilato de agentes de filtración solar incluye al octil salicilato y al homomentil salicilato. Entre los cinamatos, el octinoxato es el filtro UVB más utilizado en el mundo. Los cinamatos, relacionados químicamente con el bálsamo del Perú, las hojas de coca, el aldehído cinámico y el aceite cinámico, tienen una longitud de onda de absorción máxima de unos 305 nm. La estructura química de los cinamatos, como grupo, hace que la molécula sea insoluble en agua, por lo que requiere una frecuente reaplicación de la preparación.

Los derivados de la benzofenona y los antranilatos son efectivos para absorber la radiación UVA. Aunque el rango de protección principal de la benzofenona es en el rango UVA, también se nota una banda de protección secundaria en el rango UVB. Los agentes de benzofenona más usados son la oxibenzona y la dioxibenzona. Aunque estos ingredientes son mucho menos alergénicos que el filtro solar de primera generación, llevan un riesgo de alergia por contacto. Otros agentes, como la avobenzona, pueden combinarse con filtros UVB como el homosalato y el octisalato para producir una cobertura de amplio espectro.

Los filtros inorgánicos (tabla 9.1) son compuestos minerales, y los más comunes son el óxido de zinc y el dióxido de titanio. Se cree que reflejan y dispersan la luz UV en un amplio rango de longitudes de onda, sirviendo de manera efectiva como una barrera física a la UV incidente y a luz visible.[20] Sin embargo, hay estudios que muestran que estos compuestos, y en particular las preparaciones micronizadas, absorben más que reflejar la radiación UV. Su popularidad ha crecido en los años recientes debido sobre todo a su bajo perfil de toxicidad. Además de ser efectivos para proteger contra la UVA y la UVB, estos agentes son bastante fotoestables y no han mostrado inducir reacciones fototóxicas o fotoalérgicas. Las primeras formulaciones de los agentes físicos de filtración solar no tuvieron una amplia aceptación debido a que las materias particuladas tenían que ser incorporadas en altas concentraciones, lo que daba como resultado una película opaca en la piel, lo cual no era cosméticamente aceptable. Las nuevas preparaciones proveen formulaciones "micronizadas" que permiten una protección adecuada y además tienen una apariencia translúcida que da mejores resultados cosméticos. Considerando el óxido de zinc y el dióxido de titanio, el primero mostró proveer una protección superior para UVA en el rango de 340 a 380 nm y tiende a ser menos pastoso en la piel.

Al determinar la eficacia de un filtro solar, la cuestión más importante es el factor de protección solar (FPS), el cual se refiere a la razón de dosis mínima de radiación solar que produce un eritema perceptible (dosis de eritema mínima) en la piel protegida con filtro solar comparada con la piel no protegida. Así, mide la capacidad de un filtro solar para prevenir el desarrollo de eritema y quemadura de sol a la exposición de radiación, sobre todo UVB. El valor del FPS se evalúa bajo condiciones experimentales usando una fuente de luz que simula la radiación solar en la piel de voluntarios de piel clara que se han aplicado una cantidad de filtro solar correspondiente a 2 mg/cm^2. Como el FPS no mide de forma adecuada la protección contra la UVA, la FDA emitió nuevas regulaciones, efectivas en 2012, para etiquetar los productos de filtración solar. Bajo estas nuevas regulaciones, solo los productos de filtración solar que puedan pasar la prueba de la FDA de protección contra los rayos UVA y UVB podrán etiquetarse como de "amplio espectro".

Los filtros solares de amplio espectro que contienen un FPS de 15 o más pueden incluir la siguiente declaración en la etiqueta: "Si se usa como se indica con otras medidas de protección solar, disminuye el riesgo de cáncer de piel y el envejecimiento prematuro de la piel causada por el sol". Los que no pasan la prueba de amplio espectro y tienen un FPS < 15 deben agregar lo siguiente a la etiqueta: "Alerta de cáncer/envejecimiento de la piel: pasar tiempo al sol aumenta el riesgo de cáncer de piel y envejecimiento prematuro de la piel. Este producto ha mostrado prevenir solo las quemaduras de piel, no el cáncer de piel ni el envejecimiento prematuro de la piel". Aún más, la FDA ya no permite que los productos de protección solar se etiqueten como "a prueba de sudor" o "a prueba de agua". Los filtros solares pueden ser etiquetados como "resistente al agua" o "muy resistente al agua" si mantienen su FPS después de 40 u 80 minutos de nadar o sudar, respectivamente. Los productos con un FPS 15 suelen recomendarse para uso diario, mientras que los cosméticos que contienen filtro solar (p. ej., los humectantes faciales, las bases de maquillaje) pueden mejorar el cumplimiento con respecto a la fotoprotección.[21] La mayor parte de los productos cosméticos está formulada para proveer un FPS de 15 a 30 y puede o no etiquetarse como de amplio espectro. Los filtros solares de amplio espectro con un FPS 30 o más alto se recomiendan para personas que realizan actividades al aire libre por trabajo, deporte o recreativas.

Los beneficios de los filtros solares para proteger contra el desarrollo de varias condiciones, desde el fotoenvejecimiento hasta el cáncer de piel, han sido documentados en estudios clínicos. Por ejemplo, ensayos tanto observacionales como aleatorizados han demostrado que los filtros solares previenen el desarrollo de queratosis actínica y carcinomas de células escamosas.[22-25] Al proteger la piel contra estímulos externos que causan envejecimiento, los filtros solares también pueden ser un escudo contra cambios en la piel como pigmentación y arrugas.[26] Los filtros solares de amplio espectro con altos FPS suelen usarse para la prevención de fotodermatosis, que puede producirse tanto por UVB como por UVA.

A pesar de su importancia para proteger la piel y evitar las enfermedades cutáneas, la conformidad aún es un reto. Algunas razones para no estar conformes han incluido que el producto es pegajoso, lo que es más con un FPS alto, mientras que la elegancia cosmética, incluyendo textura, absorción en la piel, ausencia de grasa y aroma agradable, fue el rasgo positivo más común de un producto de filtración solar citado por los consumidores.[27,28] Dado que los ingredientes de los filtros solares son liposolubles, los productos más comercializados son las emulsiones de aceite en agua, en donde gotas microscópicas de materiales aceitosos se dispersan en una fase continua de agua que también suele contener otros ingredientes polares como glicerina y glicoles.[29] Las lociones son más delgadas y menos grasosas que las cremas y suelen preferirse para la aplicación en grandes áreas del cuerpo. La adopción de técnicas sencillas de aplicación que pueden incorporarse a las rutinas diarias de la persona también puede ayudar con el cumplimiento. Por ejemplo, la llamada "regla de la cucharadita", que involucra aplicar cerca de una cucharadita de filtro solar a la cara y el cuello y en cada extremidad superior, y dos cucharaditas al pecho, espalda y cada extremidad inferior puede ayudar a la aplicación adecuada del filtro solar.[30,32] El tiempo de aplicación también es importante, ya que los filtros solares deben aplicarse 15 a 30 minutos antes de la exposición al sol, para permitir la formación de una película protectora en la piel, y deben reaplicarse cuando menos cada 2 horas.[33]

▶ RETINOIDES PARA EL ANTIENVEJECIMIENTO

Los retinoides se han usado por décadas en contextos terapéuticos y cosmecéuticos. El término "retinoide" se refiere a una clase de sustancias que comprenden vitamina A (retinol) y sus derivados, tanto naturales como sintéticos. Los precursores del retinol son ésteres de retinil y retinaldehído que pueden oxidarse en ácido retinoico, que es la forma biológicamente activa de la vitamina A.[34,35] El retinol también puede esterificarse con ácidos grasos para formar ésteres de retinil. Dado que los retinoides son moléculas lipofílicas, se difunden a través de las membranas plasmáticas o cruzan la barrera cutánea cuando se aplican en forma tópica. Dentro de las células, el retinol y sus metabolitos activos pueden unirse con receptores nucleares (receptor de ácido retinoico [RAR] o receptor retinoide X [RRX]). Entonces, los complejos ligando-receptor se unen a una secuencia ADN de elemento de respuesta a RAR, lo que da como resultado la modulación de la expresión de genes involucrados en la diferenciación y proliferación celulares.[36-38] Esto causa un aumento en la producción de procolágeno, inhibición de la liberación del mediador inflamatorio, reducción de enzimas de la degradación del colágeno como las MMP y una mejora de la vasculatura dérmica. Las cascadas biológicas dependientes del retinol pueden causar un aumento en la renovación de las células epidérmicas, expansión de las capas celulares, fortalecimiento de la barrera cutánea y remodelación del colágeno.

Los retinoides terapéuticos suelen ser ligandos a RAR o RRX que se prescriben para tratar condiciones como acné, psoriasis, queratosis actínica y algunos tipos de cáncer.[39] Otros metabolitos del retinol que pueden unirse a los receptores retinoides y afectar la expresión de los genes, como tretinoína, alitretinoína, isotretinoína, adapaleno y tazaroteno, se consideran retinoides terapéuticos.[40]

Por otra parte, los precursores de los ácidos retinoicos, como los ésteres de retinil; retinol; retinaldehído; 4-oxoretinol, 4-oxoretinal y los ácidos 4-oxoretinoicos que no se unen a los receptores retinoides nucleares, se consideran y se usan como productos cosmecéuticos tópicos.[38] Estos agentes se han utilizado por décadas para prevenir y tratar el envejecimiento de la piel, y el ácido retinoico es el que tiene la mayor actividad, seguido por retinaldehído, retinol y por último los ésteres de retinil.

El ácido retinoico se considera el estándar de oro en la terapia tópica antienvejecimiento. Es el retinoide tópico más investigado, y su perfil de seguridad está bien establecido. En Estados Unidos está disponible por prescripción y existe en crema, gel, gel de microesferas y formulaciones de base emoliente bajo nombres comerciales y como fármacos genéricos. No se ha establecido la concentración óptima necesaria para tener beneficios antienvejecimiento, pero a la fecha hay productos comerciales en formulaciones de 0.025, 0.05 y 0.1%. Antes de iniciar el tratamiento con retinoides tópicos, se debe advertir a los pacientes que pueden ocurrir efectos secundarios locales como irritación de la piel, enrojecimiento, descamación, resequedad, ardor, picazón y desolladura, que llegan a su máximo durante las primeras 2 semanas y remiten de ahí en adelante.[41] Se pueden usar tretinoína, tazaroteno y adapaleno para el tratamiento del fotoenvejecimiento, y las tres sustancias han sido validadas en estudios clínicos. En un metaanálisis de 12 ensayos aleatorizados, se mostró que la aplicación de crema de tretinoína una vez al día en concentraciones de 0.02 a 0.1% por 16 a 18 semanas fue más efectiva que el placebo en el mejoramiento general del fotodaño.[41] Un ensayo más reciente que evaluó la eficacia a largo plazo y la seguridad de la aplicación diaria de crema de tretinoína al 0.05% en 204 sujetos con fotodaño moderado a grave demostró una mejora significativa en todos los signos de fotodaño comparada con el placebo.[42] El tazaroteno, que suele reservarse para personas sin sensibilidad cutánea, también ha mostrado ser seguro y eficaz para el tratamiento del fotoenvejecimiento a un rango de concentración de 0.05 a 0.1%. El adapaleno es el ácido retinoico con la menor fuerza de prescripción; ha mostrado mejorar la apariencia del fotodaño cutáneo y las líneas finas a un rango de concentración de 0.1 a 0.3%.[44] El ácido retinoico, a las pocas semanas de uso, mejora las manifestaciones graves de fotoenvejecimiento, incluidos cambios en la textura, discromías y arrugas finas. No se aprecian cambios, como la mejoría en las arrugas, hasta al menos 2 a 4 meses de aplicación continua.

Los retinoides naturales como el retinol, el renialdehído y los ésteres de retinil se usan en innumerables preparaciones cosmecéuticas para el tratamiento de la piel fotodañada. Sin embargo, dado que estos compuestos no están regulados como fármacos, no existen datos de indicación y contraindicación.

El retinol, menos irritante en comparación con el ácido retinoico, ha mostrado mejorar los signos de envejecimiento en varios estudios clínicos e histológicos a pequeña escala. No obstante, falta evidencia que vincule la aplicación del retinol con la producción de colágeno. Un estudio que evaluó los efectos del todo-trans-retinol y del todo-trans-ácido retinoico, y vehículo, cuando se aplica a la piel humana, mostró que retinol al 1.6% aumentó de modo significativo el engrosamiento epidérmico a un nivel comparable con el ácido retinoico al 0.025%, pero sin el eritema asociado con el ácido retinoico.[45] En otro estudio, la aplicación tópica de retinol al 1% en 53 individuos por 1 semana causó un aumento en la síntesis de colágeno y reducción de las enzimas MMP.[46] El retinol también se ha combinado con éxito con otras sustancias como vitamina C, hidroquinona y otras moléculas en formulaciones, aumentando de manera efectiva sus efectos antiedad.[47,48] En general, las preparaciones cosmecéuticas parecen tener concentraciones de retinol que van de 0.1 a 1%, siendo más eficaces las que tienen concentraciones más altas, pero a menudo esta información no está disponible. Aún más, dado que el retinol es en extremo inestable y se degrada con facilidad, la exposición a la luz y al aire, así como el vehículo utilizado para la entrega de retinol, desempeñan un papel crucial en desencadenar su eficacia.

El retinaldehído es otro retinol incluido en preparaciones cosmecéuticas debido a su perfil de tolerabilidad favorable y su eficacia para el tratamiento de la piel envejecida y fotodañada. Parece que una concentración de 0.05% es efectiva y bien tolerada, lo que permite su uso prolongado en áreas sensibles, como la cara. Existen pocos estudios que evalúen la eficacia de retinaldehído comparado con otros retinoides: de cualquier forma, el cuerpo de evidencia sustenta su uso como agente antienvejecimiento. En un estudio que evaluó el efecto de retinaldehído al 0.05% en 32 sujetos con fotoenvejecimiento ligero a moderado, se observó una considerable reducción de la aspereza de la superficie y las arrugas profundas en el seguimiento a 4 meses.[49] En otro estudio, se observó un significativo incremento en el grosor epidérmico y dérmico, así como en la elasticidad cutánea después del uso de retinaldehído al 0.05% en 40 pacientes.[50]

Los ésteres de retinil, como el acetato de retinil y el palmitato de retinil, se consideran los retinoides tópicos menos efectivos. Aunque tienen una amplia presencia en productos cosmecéuticos, existen pocos datos que sustenten su uso como agentes antienvejecimiento. Su permeabilidad a través del estrato córneo es bastante reducida en comparación con otros retinoides. En un ensayo controlado con placebo, aleatorizado y doble ciego con 80 pacientes que usaron una formulación tópica que contenía ésteres de retinil, no se apreció mejora en el seguimiento a 24 o 48 semanas. Aún más, no existió evidencia histológica que indicara el papel del éster de retinil en la remodelación de la matriz celular.[51]

▶ AGENTES BLANQUEADORES DE LA PIEL

Se han desarrollado agentes cosmecéuticos que se dirigen de manera selectiva a los melanocitos hiperplásicos e inhiben pasos regulatorios clave en la síntesis de melanina para tratar varias condiciones de pigmentación en la piel como el melasma, la pigmentación posinflamatoria y las manchas de sol. El estándar de oro y el agente más efectivo para aclarar el pigmento es la hidroquinona; sin embargo, debido a sus efectos secundarios y perfil de seguridad, su uso se ha restringido en los cosmecéuticos.[52] Como alternativa, se han estudiado y evaluado diversas vitaminas y botánicos como agentes de aclaramiento de la piel. En la tabla 9.2 se presenta un resumen de agentes y estudios clínicos de reducción del pigmento.

Retinoides. Además de tener las propiedades antienvejecimiento ya mencionadas, los retinoides actúan como agentes blanqueadores de la piel a través de múltiples mecanismos, que incluyen inhibición de la tirosinasa, inhibición de la dispersión de la melanina epidérmica, interferencia de la transferencia de pigmento a los queratinocitos, así como la aceleración de la pérdida de pigmento al aumentar la rotación celular epidérmica.[53] En un estudio clínico donde se usó tretinoína en 38 pacientes con melasma por un periodo de 40 semanas, se observó una mejora de 68%, así como efectos secundarios como eritema y descamación.[54] La figura 9.1 muestra a una paciente al inicio y a 3 meses después del uso diario de un cosmecéutico que contenía retinoides.

Arbutina. Es un compuesto que se encuentra en las hojas secas de diferentes especies de plantas (incluyendo arándanos rojos y azules, perales), y es uno de los agentes aclarantes y despigmentantes más populares del mundo. La arbutina se deriva de la hidroquinona y puede inhibir la actividad de la tirosinasa y la maduración de melanocitos.[55] Aunque hay una escasez de estudios sobre la eficacia de arbutina en la hiperpigmentación, un ensayo que utilizó un sintético tópico (desoxiarbutina) mostró una mejora sostenida, aclaramiento general de la piel y un perfil de seguridad comparable al de hidroquinona.[56]

Ácido ascórbico (vitamina C). La vitamina C es un antioxidante de origen natural que ha mostrado tener propiedades biológicas que reducen la actividad de la tirosina y la síntesis de melanina.[57] Interfiere con la producción de pigmento al interactuar con los iones de cobre en el sitio activo de la tirosinasa y al reducir la producción de dopaquinona. Dado que la vitamina C tópica derivada de frutas y verduras es inestable, se han desarrollado derivados, como el magnesio ascorbil fosfato, que son estables y mantienen la actividad aclarante de la piel.[58] Las formulaciones de vitamina C aplicadas en forma tópica pueden proteger contra la fototoxicidad inducida por la radiación UVB y mejorar los trastornos de hiperpigmentación, como el melasma y la hiperpigmentación posinflamatoria (HPI).[59] En términos de perfil de tolerabilidad, la vitamina C en general no es irritante y por lo tanto es útil para grupos étnicos de piel oscura en donde la HPI es una preocupación.

Alfa tocoferol (vitamina E). La vitamina E es un antioxidante lipofílico mayor que se encuentra en el plasma, la membrana y los tejidos. Existen ocho moléculas de origen natural que poseen actividad de vitamina E, y el alfa tocoferol es la más abundante, seguida del gamma tocoferol. La vitamina E ha mostrado tener propiedades para aclarar la piel, y existe un gran cuerpo de evidencia experimental que prueba sus efectos fotoprotectores.[60] Causa despigmentación al interferir con la peroxidación lipídica de las membranas melanocíticas, aumentar el contenido de glutatión intracelular e inhibir la tirosinasa.[61] La vitamina E junto con la vitamina C ha mostrado tener efectos sinérgicos para aclarar la piel. En un estudio doble ciego sobre el efecto terapéutico de una combinación de las vitaminas E y C en comparación con una preparación de solo vitamina C en el tratamiento del cloasma o de la dermatitis de contacto pigmentada, el tratamiento combinado dio como resultado una mejora clínica mucho mejor que el tratamiento solo con vitamina C en ambos padecimientos.[62] Las reacciones alérgicas o los efectos secundarios son raros con la vitamina E, y la mayoría de los productos en el mercado contiene alfatocoferol a una concentración máxima de 5%.

TABLA 9.2   Cosmecéuticos con acción aclarante de la piel

Ingrediente activo	Pacientes	Controlado con placebo	Criterios de valoración	Vía de administración	Tratamiento	Resultados	Núm. de referencia
Vitamina C al 5% vs. HG al 4%	16	–	Melasma	Tópica	16 semanas	Mejora: 62.5% vs. 93% Efectos secundarios: 6.2% vs. 68.7%	10
Niacinamida	18	+	Hiperpigmentación	Tópica	4 semanas	Aumento significativo en hiperpigmentación	11
Ácido kójico vs. HQ	80	–	Discromía leve/moderada	Tópica	12 semanas	Eficacia equivalente	12
Extracto de semilla de uva	12	–	Cloasma	Oral	6 meses	Mejora significativa	13
Extracto de orquidea vs. vitamina C al 3%	48	–	Melasma, lentigo	Tópica	8 semanas	Eficacia equivalente	14
Extracto del fruto del café	30	+	Hiperpigmentación	Tópica	6 semanas	Mejora global en aclaramiento de la piel	15
Humectante de soya	65	+	Fotodaño moderado	Tópica	12 semanas	Mejora significativa	15
Extracto de regaliz	20	–	Melasma	Tópica	4 semanas	Mejora significativa	16
NAG al 2% + iacinamida al 4%	202	+	Hiperpigmentación	Tópica	8 semanas	Mejora significativa	17
Producto de ingredientes naturales vs. HQ	56	–	Hiperpigmentación	Tópica	12 meses	Mejora equivalente con la prescripción	18

FIGURA 9.1   Mujer, 58 años, antes (A) y después (B) de 3 meses de aplicación diaria de un cosmecéutico que contiene un retinoide.

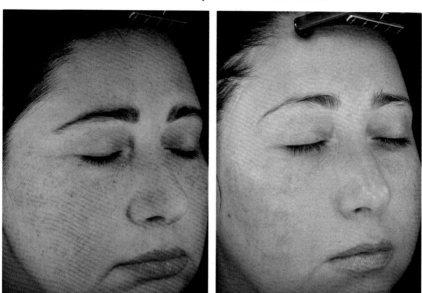

Niacinamida. Es el amino activo de la vitamina B3, se encuentra por lo común en los cosmecéuticos y ha mostrado interferir con la interacción entre los queranocitos y los melanocitos, inhibiendo por lo tanto la melanogénesis.[11] Además de sus propiedades para aclarar la piel, la niacinamida puede reducir la pérdida de agua transepidérmica, mejorar la función de barrera y puede usarse para tratar el fotodaño. Los ensayos clínicos usando niacinamida al 2% han mostrado que reduce de manera significativa el área total de hiperpigmentación y eleva la claridad de la piel después de 4 semanas de tratamiento. Aunque ha mostrado ser menos irritante que la hidroquinona, como evidenció un estudio que comparó niacinamida al 4% con hidroquinona al 4% en el tratamiento del melasma, la niacinamida requiere una mayor duración de tratamiento para producir resultados visibles, y la mejora en la hiperpigmentación no es mucho mejor que la que se logra con hidroquinona.[63] Los cosmecéuticos con niacinamida pueden contenerla hasta una concentración de 5%.

Ácido kójico. Se trata de un agente despigmentante derivado de especies de hongos *Acetobacter, Aspergillus* y *Penicillium.* Reduce el pigmento al inhibir la producción de tirosinasa libre.[64] Además de interferir con la tirosinasa, el ácido kójico induce la producción de IL-6 en los melanocitos, una citoquina con acción antimelanogénica.[65] Este agente está disponible en concentraciones de 1 a 4%, pero dada su modesta eficacia, a menudo se le combina con arbutina, ácido glicólico, extracto de regaliz, extracto de morera y vitamina C. El ácido kójico también puede usarse con hidroquinona y ácido glicólico para el tratamiento de la hiperpigmentación. El uso combinado de estos agentes puede reducir la dermatitis por contacto irritante, que es uno de los efectos secundarios comunes del ácido kójico.

Extractos de plantas. Se han estudiado varios extractos de plantas que son prometedores para reducir la pigmentación. Suelen tener propiedades antioxidantes naturales, pueden inhibir la tirosinasa y no tienen efectos secundarios.[66] Esas sustancias y su fuente incluyen antocianinas (se encuentran en las uvas rojas, los arándanos azules, las fresas y la col roja), quercetina (se encuentra en las cebollas, la piel de manzana, las moras, el brócoli), catequinas (se encuentran en el té verde, el cacao), isoflavonas (se encuentran en la soya), carotenoides (se encuentran en las zanahorias, los pimientos morrones, las naranjas), licopeno (se encuentra en los tomates) y proantocianidinas o procianidinas oligoméricas (se encuentran en el extracto de semilla de uva).[14,15,67]

N-acetilglucosamina. La N-acetilglucosamina (NAG) es un monosacárido que inhibe la conversión de protirosinasa en tirosinasa, disminuyendo así la pigmentación.[68] En un estudio clínico, se encontró que NAG al 2% reduce la hiperpigmentación facial después de 8 semanas de aplicación.[68] En otro estudio clínico de 10 semanas, el uso de una formulación que contenía una combinación de niacinamida + NAG mostró reducir la apariencia de pigmentación irregular, incluyendo la hipermelanización, proporcionando un efecto superior al logrado con un filtro solar FPS 15.[17]

▶ PRODUCTOS PARA LA PIEL SENSIBLE

La piel sensible se define con la aparición de síntomas como eritema, prurito, escozor, ardor o sensación de hormigueo después de la exposición a varios factores físicos, químicos, psicológicos u hormonales.[69,70] Es una ocurrencia frecuente y los estudios epidemiológicos han mostrado que la distribución por género afectado es de alrededor de 60% mujeres y 40% hombres, y los síntomas llegan a su máximo en verano, no en invierno.[71]

Las personas con piel sensible muestran una elevada reactividad del sistema somatosensorial cutáneo, lo cual no tiene una relación directa con ningún mecanismo inmunológico o alérgico. Aunque al inicio la investigación sobre la piel sensible se enfocó en la cara, donde la piel es naturalmente más delicada, otros sitios presentan estos síntomas, sobre todo el cuero cabelludo y las manos.[72]

Dado que los mecanismos que guían la reactividad de la piel no están bien comprendidos, los tratamientos siguen siendo un reto y no están estandarizados. Los factores que pueden agravar el umbral de sensibilidad de la piel incluyen una disfunción de la barrera cutánea, junto con un aumento en la pérdida de agua transepidérmica, porque esto aumenta la exposición a los irritantes.[73] Así, la clave para el manejo de la piel sensible es fortalecer el estrato córneo, la hidratación y aumentar la capacidad antioxidante de la epidermis contra disparadores externos e internos. Los productos como los cosmecéuticos pueden beneficiar en gran medida a la piel sensible, siempre que no contengan irritantes y sustancias que puedan disparar los brotes.

Con este fin, los ingredientes que causan irritación y deben ser evitados incluyen alcohol, cetonas y xileno. También es necesario evitar sustancias demasiado ácidas o alcalinas, y debe darse preferencia a aquellas que tienen un pH de alrededor de 5.5. Los ingredientes comunes de las preparaciones cosmecéuticas son botánicos que pueden aumentar el riesgo de irritación, porque pueden ser altamente alergenos. Algunas plantas que han mostrado tener una alta alergenicidad son el aceite del árbol del té, el propóleo, la pimienta, la lavanda, los líquenes y la henna.[74,75] Otros compuestos que tienen el potencial de causar efectos fototóxicos que provocan ardor y eritema incluyen el bergapteno (5-metoxipsoraleno) y los psoralenos en las hojas de la higuera, y una furanocumarina de origen natural en el aceite de bergamota que causa fototoxicidad.[76-78] Se han observado graves reacciones alérgicas con la camomila alemana (*Matricaria recutita*), la cayena (*Capsicum annuum*) y la equinácea (*Echinacea angustifolia*).[79,80] Para las personas con piel sensible, es prudente realizar una prueba de seguridad antes de aplicar un producto cosmecéutico, como la prueba del parche con agresión repetida, una prueba de 1 mes que mide las reacciones irritantes en los primeros 10 días y la sensibilización alérgica en los últimos 10 días.

Los agentes cosmecéuticos que han mostrado ser seguros en condiciones como rosácea, eccema y dermatitis atópica también se consideran benéficos para personas con piel sensible. Estos incluyen niacinamida, extractos de regaliz, matricaria, té verde y aloe.[81]

El tratamiento tópico con niacinamida ha mostrado mejorar la función de barrera del estrato córneo y también mejora las manchas rojas en pacientes fotoenvejecidos.[82] El hidroxipropil chitosán y la avena coloidal son otros agentes cosmecéuticos comunes que protegen la barrera de la piel y tienen acción antiinflamatoria.[83,84] Los cosmecéuticos con propiedades antioxidantes también pueden beneficiar a la piel sensible porque reducen la cantidad de moléculas de estrés oxidante en la piel y frenan la fuerza de las cascadas proinflamatorias. Tales agentes incluyen la vitamina C, extractos de té (verde, rojo, blanco, negro), el extracto del fruto del café y la cafeína, el aloe vera, la cúrcuma, la camomila (bisabolol) y los champiñones.

▶ REFLEXIÓN

Los datos clínicos y de laboratorio sugieren que el uso de cosmecéuticos es un campo muy promisorio, y sus potenciales aplicaciones en varias condiciones estéticas y patológicas son abundantes. Los productos cosmecéuticos que claman afectar la estructura y función de la piel están obligados a estándares más altos de sustento científico que los productos cosméticos. Estos estándares incluyen, como mínimo, ser capaces de sustentar las tres cuestiones principales propuestas por el Dr. Albert Kligman: un entendimiento claro de que el ingrediente penetra la piel, un mecanismo de acción definido y que tenga efectos clínicos específicos con el continuo uso tópico. Como se espera que los productos cosmecéuticos provean solo mejoras sutiles en la apariencia de la piel, esto crea un desafío para demostrar su eficacia comparada con un vehículo de control. De cualquier forma, el cuerpo colectivo de evidencia apunta a sus efectos benéficos para proteger contra el fotodaño, revertir los signos del envejecimiento, proteger la piel sensible y aclarar la piel. Es importante notar que, además de ser agentes autónomos, las terapias cosmecéuticas también pueden usarse como adyuvantes en los peelings químicos, en el uso de láseres e inyectables, logrando que los regímenes antienvejecimiento sean menos dolorosos y requieran menos tiempo de curación posprocedimiento.[86] La HPI puede disminuirse con algunos de los cosmecéuticos descritos, como el ácido ascórbico.[86] Los retinoides tópicos aplicados antes de los tratamientos de ablación con láser pueden ayudar con la reepitelización y reducir el eritema.[87]

Al margen de todas las advertencias, el estudio de los ingredientes activos que se usan en los agentes cosmecéuticos sigue siendo abundante y atrayente. La investigación continua puede aumentar el entendimiento general de los mecanismos de señalización dérmica y proveer percepciones más profundas del mecanismo de acción de los procedimientos cosméticos existentes. Los estudios cosmecéuticos pueden mejorar el campo no solo al proporcionar pruebas de su eficacia clínica, sino al usar evidencia genética, proteica e histológica para confirmar su efectividad. Los consumidores pueden tener acceso a una mejor variedad de opciones no invasivas y efectivas en costo y en tiempo, hechas a la medida de sus necesidades y condiciones cutáneas específicas, y los clínicos pueden acceder a información exhaustiva para consultar y tratar a sus pacientes de manera adecuada.

REFERENCIAS

1. Global Cosmeceuticals Market 2017-2023: Cosmeceuticals Market is Outpacing all Other Product Segments in Personal Care. Globenewswire.com, Globe Newswire, 18 June 2018. Disponible en https://www.globenewswire.com/news-release/2018/06/11/1519409/0/en/Global-Cosmeceuticals-Market-2017-2023-Cosmeceuticals-Market-is-Outpacing-all-Other-Product-Segments-in-Personal-Care.html. Acceso en agosto 17, 2020.
2. Kligman A. The future of cosmeceuticals: an interview with Albert Kligman, MD, PhD. Interview by Zoe Diana Draelos. *Dermatol Surg.* 2005;31(7 pt 2):890-891.
3. Amer M, Maged M. Cosmeceuticals versus pharmaceuticals. *Clin Dermatol.* 2009;27(5):428-430.
4. de Gruijl FR, Rebel H. Early events in UV carcinogenesis – DNA damage, target cells and mutant p53 foci. *Photochem Photobiol.* 2008;84(2):382-387.
5. Tewari A, Sarkany RP, Young AR. UVA1 induces cyclobutane pyrimidine dimers but not 6-4 photoproducts in human skin in vivo. *J Invest Dermatol.* 2012;132(2):394-400.
6. Yaar M, Gilchrest BA. Photoageing: mechanism, prevention and therapy. *Br J Dermatol.* 2007;157(5):874-887.
7. Fourtanier A, Moyal D, Seite S. UVA filters in sun-protection products: regulatory and biological aspects. *Photochem Photobiol Sci.* 2012;11(1):81-89.
8. Hexsel CL, Bangert SD, Hebert AA, Lim HW. Current sunscreen issues: 2007 Food and Drug Administration sunscreen labelling recommendations and combination sunscreen/insect repellent products. *J Am Acad Dermatol.* 2008;59(2):316-323.
9. Ou-Yang H, Stanfield JW, Cole C, Appa Y. An evaluation of ultraviolet A protection and photo-stability of sunscreens marketed in Australia and New Zealand. *Photodermatol Photoimmunol Photomed.* 2010;26(6):336-337.
10. Espinal-Perez LE, Moncada B, Castanedo-Cazares JP. A double-blind randomized trial of 5% ascorbic acid vs. 4% hydroquinone in melasma. *Int J Dermatol.* 2004;43(8):604-607.

11. Hakozaki T, Minwalla L, Zhuang J, et al. The effect of niacinamide on reducing cutaneous pigmentation and suppression of melanosome transfer. *Br J Dermatol.* 2002;147(1):20-31.

12. Draelos ZD, Yatskayer M, Bhushan P, Pillai S, Oresajo C. Evaluation of a kojic acid, emblica extract, and glycolic acid formulation compared with hydroquinone 4% for skin lightning. *Cutis.* 2010;86(3):153-158.

13. Yamakoshi J, Sano A, Tokutake S, et al. Oral intake of proanthocyanidin-rich extract from grape seeds improves chloasma. *Phytother Res.* 2004;18(11):895-899.

14. Tadokoro T, Bonté F, Archambault JC, et al. Whitening efficacy of plant extracts including orchid extracts on Japanese female skin with melasma and lentigo senilis. *J Dermatol.* 2010;37(6):522-530.

15. Wallo W, Nebus J, Leyden JJ. Efficacy of a soy moisturizer in photoaging: a double-blind, vehicle-controlled, 12-week study. *J Drugs Dermatol.* 2007;6(9):917-922.

16. Amer M, Metwalli M. Topical liquiritin improves melasma. *Int J Dermatol.* 2000;39(4):299-301.

17. Kimball AB, Kaczvinsky JR, Li J, et al. Reduction in the appearance of facial hyperpigmentation after use of moisturizers with a combination of topical niacinamide and N-acetyl glucosamine: results of a randomized, double-blind, vehicle-controlled trial. *Br J Dermatol.* 2010;162(2):435-441.

18. Thornfeldt C, Rizer RL, Trookman NS. Blockade of melanin synthesis, activation and distribution pathway by a nonprescription natural regimen is equally effective to a multiple prescription-based therapeutic regimen. *J Drugs Dermatol.* 2013;12(12):1449-1454.

19. Sambandan DR, Ratner D. Sunscreens: an overview and update. *J Am Acad Dermatol.* 2011;64(4):748-758.

20. Cole C, Shyr T, Ou-Yang H. Metal oxide sunscreens protect skin by absorption, not by reflection or scattering. *Photodermatol Photoimmunol Photomed.* 2016;32(1):5-10.

21. Draelos ZD. The multifunctional value of sunscreen-containing cosmetics. *Skin Ther Lett.* 2011;16(7):1-3.

22. Darlington S, Williams G, Neale R, Frost C, Green A. A randomized controlled trial to assess sunscreen application and beta carotene supplementation in the prevention of solar keratoses. *Arch Dermatol.* 2003;139(4):451-455.

23. Green A, Williams G, Neale R, et al. Daily sunscreen application and betacarotene supplementation in prevention of basal-cell and squamous-cell carcinomas of the skin: a randomised controlled trial. *Lancet.* 1999;354(9180):723-729.

24. Sanchez G, Nova J, Rodriguez-Hernandez AE, et al. Sun protection for preventing basal cell and squamous cell skin cancers. *Cochrane Database Syst Rev.* 2016;7:CD011161.

25. van der Pols JC, Williams GM, Pandeya N, Logan V, Green AC. Prolonged prevention of squamous cell carcinoma of the skin by regular sunscreen use. *Cancer Epidemiol Biomarkers Prev.* 2006;15(12):2546-2548.

26. Hughes MC, Williams GM, Baker P, Green AC. Sunscreen and prevention of skin aging: a randomized trial. *Ann Intern Med.* 2013;158(11):781-790.

27. Draelos ZD. Compliance and sunscreens. *Dermatol Clin.* 2006;24(1):101-104.

28. Xu S, Kwa M, Agarwal A, Rademaker A, Kundu RV. Sunscreen product performance and other determinants of consumer preferences. *JAMA Dermatol.* 2016;152(8):920-927.

29. Tanner PR. Sunscreen product formulation. *Dermatol Clin.* 2006;24(1):53-62.

30. Isedeh P, Osterwalder U, Lim HW. Teaspoon rule revisited: proper amount of sunscreen application. *Photodermatol Photoimmunol Photomed.* 2013;29(1):55-56.

31. Jeanmougin M, Bouloc A, Schmutz JL. A new sunscreen application technique to protect more efficiently from ultraviolet radiation. *Photodermatol Photoimmunol Photomed.* 2014;30(6):323-331.

32. Schneider J. The teaspoon rule of applying sunscreen. *Arch Dermatol.* 2002;138(6):838-839.

33. Beyer DM, Faurschou A, Haedersdal M, Wulf HC. Clothing reduces the sun protection factor of sunscreens. *Br J Dermatol.* 2010;162(2):415-419.

34. Castenmiller JJ, West CE. Bioavailability and bioconversion of carotenoids. *Annu Rev Nutr.* 1998;18:19-38.

35. Paik J, Vogel S, Piantedosi R, Sykes A, Blaner WS, Swisshelm K. 9-cis-retinoids: biosynthesis of 9-cis-retinoic acid. *Biochemistry.* 2000;39(27):8073-8084.

36. Fisher GJ, Datta SC, Talwar HS, et al. Molecular basis of sun-induced premature skin ageing and retinoid antagonism. *Nature.* 1996;379(6563):335-339.

37. Napoli JL. Biochemical pathways of retinoid transport, metabolism, and signal transduction. *Clin Immunol Immunopathol.* 1996;80(3 pt 2):S52-S62.

38. Sorg O, Antille C, Kaya G, Saurat JH. Retinoids in cosmeceuticals. *Dermatol Ther.* 2006;19(5):289-296.

39. Dawson MI. Synthetic retinoids and their nuclear receptors. *Curr Med Chem Anticancer Agents.* 2004;4(3):199-230.

40. Sorg O, Saurat JH. Topical retinoids in skin ageing: a focused update with reference to sun-induced epidermal vitamin A deficiency. *Dermatology.* 2014;228(4):314-325.

41. Samuel M, Brooke RC, Hollis S, Griffiths CE. Interventions for photodamaged skin. *Cochrane Database Syst Rev.* 2010;86(3):CD001782.

42. Kang S, Bergfeld W, Gottlieb AB, et al. Long-term efficacy and safety of tretinoin emollient cream 0.05% in the treatment of photodamaged facial skin: a two-year, randomized, placebo-controlled trial. *Am J Clin Dermatol.* 2005;6(4):245-253.

43. Kang S, Leyden JJ, Lowe NJ, et al. Tazarotene cream for the treatment of facial photodamage: a multicenter, investigator-masked, randomized, vehicle-controlled, parallel comparison of 0.01%, 0.025%, 0.05%, and 0.1% tazarotene creams with 0.05% tretinoin emollient cream applied once daily for 24 weeks. *Arch Dermatol.* 2001;137(12):1597-1604.

44. Kang S, Goldfarb MT, Weiss JS, et al. Assessment of adapalene gel for the treatment of actinic keratoses and lentigines: a randomized trial. *J Am Acad Dermatol.* 2003;49(1):83-90.

45. Kang S, Duell EA, Fisher GJ, et al. Application of retinol to human skin in vivo induces epidermal hyperplasia and cellular retinoid binding proteins characteristic of retinoic acid but without measurable retinoic acid levels or irritation. *J Invest Dermatol.* 1995;105(4):549-556.

46. Varani J, Warner RL, Gharaee-Kermani M, et al. Vitamin A antagonizes decreased cell growth and elevated collagen-degrading matrix metalloproteinases and stimulates collagen accumulation in naturally aged human skin. *J Invest Dermatol.* 2000;114(3):480-486.

47. Draelos ZD. Novel approach to the treatment of hyperpigmented photodamaged skin: 4% hydroquinone/0.3% retinol versus tretinoin 0.05% emollient cream. *Dermatol Surg.* 2005;31(7 pt 2):799-804.

48. Seite S, Bredoux C, Compan D, et al. Histological evaluation of a topically applied retinol-vitamin C combination. *Skin Pharmacol Physiol.* 2005;18(2):81-87.

49. Vienne MP, Ochando N, Borrel MT, Gall Y, Lauze C, Dupuy P. Retinaldehyde alleviates rosacea. *Dermatology.* 1999;199(suppl 1):53-56.

50. Diridollou S, Vienne MP, Alibert M, et al. Efficacy of topical 0.05% retinaldehyde in skin aging by ultrasound and rheological techniques. *Dermatology.* 1999;199(suppl 1):37-41.

51. Green C, Orchard G, Cerio R, Hawk JL. A clinicopathological study of the effects of topical retinyl propionate cream in skin photoageing. *Clin Exp Dermatol.* 1998;23(4):162-167.

52. Nordlund J, Grimes P, Ortonne JP. The safety of hydroquinone. *J Cosmet Dermatol.* 2006;5(2):168-169.

53. Ortonne JP. Retinoid therapy of pigmentary disorders. *Dermatol Ther.* 2006;19(5):280-288.

54. Griffiths CE, Finkel LJ, Ditre CM, Hamilton TA, Ellis CN, Voorhees JJ. Topical tretinoin (retinoic acid) improves melasma. A vehicle-controlled, clinical trial. *Br J Dermatol.* 1993;129(4):415-421.

55. Maeda K, Fukuda M. Arbutin: mechanism of its depigmenting action in human melanocyte culture. *J Pharmacol Exp Ther.* 1996;276(2):765-769.

56. Boissy RE, Visscher M, DeLong MA. DeoxyArbutin: a novel reversible tyrosinase inhibitor with effective in vivo skin lightning potency. *Exp Dermatol.* 2005;14(8):601-608.

57. Choi YK, Rho YK, Yoo KH, et al. Effects of vitamin C vs. multivitamin on melanogenesis: comparative study in vitro and in vivo. *Int J Dermatol.* 2010;49(2):218-226.

58. Farris PK, Topical vitamin C: a useful agent for treating photoaging and other dermatologic conditions. *Dermatol Surg.* 2005;31(7 pt 2):814-817;discussion 818.

59. Kameyama K, Sakai C, Kondoh S, et al. Inhibitory effect of magnesium L-ascorbyl-2-phosphate (VC-PMG) on melanogenesis in vitro and in vivo. *J Am Acad Dermatol.* 1996;34(1):29-33.

60. Thiele JJ, Hsieh SN, Ekanayake-Mudiyanselage S. Vitamin E: critical review of its current use in cosmetic and clinical dermatology. *Dermatol Surg.* 2005;31(7 pt 2):805-813;discussion 813.

61. Badreshia-Bansal S, Draelos ZD. Insight into skin lightning cosmeceuticals for women of color. *J Drugs Dermatol.* 2007;6(1):32-39.

62. Hayakawa R, Ueda H, Nozaki T, et al. Effects of combination treatment with vitamins E and C on chloasma and pigmented contact dermatitis. A double blind controlled clinical trial. *Acta Vitaminol Enzymol.* 1981;3(1):31-38.

63. Navarrete-Solis J, Castanedo-Cázares JP, Torres-Álvarez B, et al. A double-blind, randomized clinical trial of niacinamide 4% versus hydroquinone 4% in the treatment of melasma. *Dermatol Res Pract.* 2011;2011:379173.

64. Kim YJ, Uyama H. Tyrosinase inhibitors from natural and synthetic sources: structure, inhibition mechanism and perspective for the future. *Cell Mol Life Sci.* 2005;62(15):1707-1723.

65. Choi H, Kim K, Han J, et al. Kojic acid-induced IL-6 production in human keratinocytes plays a role in its anti-melanogenic activity in skin. *J Dermatol Sci.* 2012;66(3):207-215.

66. Sarkar R, Arora P, Garg KV. Cosmeceuticals for hyperpigmentation: what is available? *J Cutan Aesthet Surg.* 2013;6(1):4-11.

67. No JK, Soung DY, Kim YJ, et al. Inhibition of tyrosinase by green tea components. *Life Sci.* 1999;65(21):241-246.

68. Bissett DL, Robinson LR, Raleigh PS, et al. Reduction in the appearance of facial hyperpigmentation by topical N-acetyl glucosamine. *J Cosmet Dermatol.* 2007;6(1):20-26.

69. Muizzuddin N, Marenus KD, Maes DH. Factors defining sensitive skin and its treatment. *Am J Contact Dermat.* 1998;9(3):170-175.

70. Saint-Martory C, Roguedas-Contios AM, Sibaud V, Degouy A, Schmitt AM, Misery L. Sensitive skin is not limited to the face. *Br J Dermatol.* 2008;158(1):130-133.

71. Willis CM, Shaw S, De Lacharrière O, et al. Sensitive skin: an epidemiological study. *Br J Dermatol.* 2001;145(2):258-263.

72. Misery L, Rahhali N, Ambonati M, et al. Evaluation of sensitive scalp severity and symptomatology by using a new score. *J Eur Acad Dermatol Venereol.* 2011;25(11):1295-1298.

73. Seidenari S, Francomano M, Mantovani L. Baseline biophysical parameters in subjects with sensitive skin. *Contact Dermatitis.* 1998;38(6):311-315.

74. Corazza M, Borghi A, Gallo R, et al. Topical botanically derived products: use, skin reactions, and usefulness of patch tests. A multicentre Italian study. *Contact Dermatitis.* 2014;70(2):90-97.

75. Jack AR, Norris PL, Storrs FJ. Allergic contact dermatitis to plant extracts in cosmetics. *Semin Cutan Med Surg.* 2013;32(3):140-146.

76. Pathak MA. Phytophotodermatitis. *Clin Dermatol.* 1986;4(2):102-121.

77. Bassioukas K, Stergiopoulou C, Hatzis J. Erythrodermic phytophotodermatitis after application of aqueous fig-leaf extract as an artificial suntan promoter and sunbathing. *Contact Dermatitis.* 2004;51(2):94-95.

78. Bollero D, Stella M, Rivolin A, Cassano P, Risso D, Vanzetti M, et al. Fig leaf tanning lotion and sun-related burns: case reports. *Burns*. 2001;27(7):777-779.

79. Kircik LH. Comparative study of the efficacy and tolerability of a unique topical scar product vs white petrolatum following shave biopsies. *J Drugs Dermatol*. 2013;12(1):86-90.

80. Mammone T, Muizzuddin N, Declercq L, et al. Modification of skin discoloration by a topical treatment containing an extract of Dianella ensifolia: a potent antioxidant. *J Cosmet Dermatol*. 2010;9(2):89-95.

81. Draelos ZD. Cosmeceuticals for rosacea. *Clin Dermatol*. 2017;35(2):213-217.

82. Christman JC, Fix DK, Lucus SC, et al. Two randomized, controlled, comparative studies of the stratum corneum integrity benefits of two cosmetic niacinamide/glycerin body moisturizers vs. conventional body moisturizers. *J Drugs Dermatol*. 2012;11(1):22-29.

83. Veraldi S, Raia DD, Schianchi R, De Micheli P, Barbareschi M. Treatment of symptoms of erythemato-telangiectatic rosacea with topical potassium azeloyl diglycinate and hydroxypropyl chitosan: results of a sponsor-free, multicenter, open study. *J Dermatolog Treat*. 2015;26(2):191-192.

84. Wu J. Treatment of rosacea with herbal ingredients. *J Drugs Dermatol*. 2006;5(1):29-32.

85. Wisniewski JD, Ellis DL, Lupo MP. Facial rejuvenation: combining cosmeceuticals with cosmetic procedures. *Cutis*. 2014;94(3):122-126.

86. Davis EC, Callender VD. Postinflammatory hyperpigmentation: a review of the epidemiology, clinical features, and treatment options in skin of color. *J Clin Aesthet Dermatol*. 2010;3(7):20-31.

87. Orringer JS, Kang S, Johnson TM, et al. Tretinoin treatment before carbon-dioxide laser resurfacing: a clinical and biochemical analysis. *J Am Acad Dermatol*. 2004;51(6):940-946.

Procedimientos estéticos varios

Lindsey M. Voller, BA, Rachit Gupta, BS,
Noora S. Hussain, BS, Charles E. Crutchfield III, MD,
Javed A. Shaik, PhD, MS, Maria K. Hordinsky, MD,
Neil S. Sadick, MD, y Ronda S. Farah, MD

Puntos destacados

- La microdermoabrasión consiste en una ligera abrasión mecánica para rejuvenecer la epidermis externa, lo que promueve el rejuvenecimiento de la piel y mejora la cosmesis.
- La celulitis es una queja común de la paciente estética; los tratamientos incluyen tópicos, inyectables, subcisión y el uso de diversos dispositivos basados en energía.
- La terapia con microagujas es una técnica estética que usa la lesión tisular focal para estimular la remodelación y la neocolagénesis.
- El plasma rico en plaquetas tiene numerosos usos en la medicina estética, incluidos el rejuvenecimiento, el tratamiento de la alopecia y mejorar la apariencia de las cicatrices.

▶ MICRODERMOABRASIÓN

Introducción

La microdearmoabrasión (MDA) es un procedimiento de exfoliación no quirúrgico simple que utiliza una abrasión mecánica ligera para rejuvenecer la epidermis externa.[1] Las lesiones superficiales inducidas por la MDA promueven el rejuvenecimiento de la piel y mejoran la apariencia cosmética a medida que sana el tejido. Monteleone fue el primero en describir el uso clínico de la MDA en 1988 después de su desarrollo en Italia en 1985.[2] Desde entonces, la MDA se ha vuelto un procedimiento mínimamente invasivo de uso común en una diversidad de contextos clínicos. La American Society for Aesthetic Plastic Surgery estima que la MDA es el tercer procedimiento de rejuvenecimiento de la piel más utilizado después de los peelings químicos y la luz pulsada intensa (LPI).[3] Se ha usado a la MDA para abordar una variedad de preocupaciones estéticas, incluidos fotodaño, arrugas, tono y textura disparejos de la piel, melasma, estrías, poros abiertos, remoción de tatuajes y cicatrices superficiales de acné.[1,4,5] La técnica también ha mostrado mejorar la administración de ciertos medicamentos al aumentar la permeabilidad de la barrera cutánea.[6] Esta sección proporciona un panorama de la microdermoabrasión y su utilidad actual en la práctica clínica.

Dispositivos

Los dispositivos de la MDA se clasifican como dispositivos tipo I y cuentan con la exención de la Food and Drug Administration (FDA).[7] La MDA tradicional consiste en dos elementos principales que constituyen un sistema de bucle cerrado: un componente exfoliante y abrasivo y una bomba de vacío o una fuente eléctrica de aire comprimido (figura 10.1).[5] El componente abrasivo puede contener cristales inertes –por lo común óxido de aluminio– que se proyectan en la piel bajo presión negativa desde una pieza de mano esterilizable o desechable. Los cristales propulsados transfieren de manera subsecuente su energía cinética al estrato córneo, lo que causa la separación del corneocito y la remoción de los desechos superficiales.[1,5] De manera alternativa, los sistemas libres de cristales utilizan piezas de mano o cerdas que usan puntas de diamante o cristales como estímulo abrasivo (tabla 10.1). El nivel de abrasión puede variar con base en la aspereza de la pieza de mano. La succión de vacío colecta de forma simultánea los desechos a medida que el dispositivo se desplaza por la piel.

Además de la remoción del estrato córneo, la MDA provoca una redistribución de melanosomas dentro de la epidermis, y un aplanamiento de la unión dermo-epidérmica.[1,8-10] También se ha reportado un aumento en la densidad del colágeno.[1,8,11] Rajan y cols. demostraron un incremento en la hidratación del estrato córneo, con una disminución concurrente de la pérdida de agua transepidérmica 1 semana después de la MDA, lo que sugiere una mejor función de barrera de la piel asociada con el procedimiento.[12] Asimismo, se ha documentado una mejoría en la función de la barrera lipídica a través de una producción mejorada de ceramidas.[13] Los efectos combinados de la MDA mejoran la cosmesis conforme la piel pasa por un proceso de remodelación.

Desde la introducción del primer sistema de MDA en 1985, los dispositivos han evolucionado de manera considerable. Los sistemas libres de cristales están remplazando cada vez más a los dispositivos de cristales aerosolizados debido a un menor riesgo de irritación ocular e inhalación de partículas.[14] Ciertos dispositivos incorporan también la administración de un medicamento tópico para mejorar la absorción transdérmica del fármaco. Algunos autores han administrado compuestos de bajo peso molecular, como la vitamina C y el 5-flurouoracilo,

FIGURA 10.1   Representación esquemática de un dispositivo de microdermoabrasión típico.

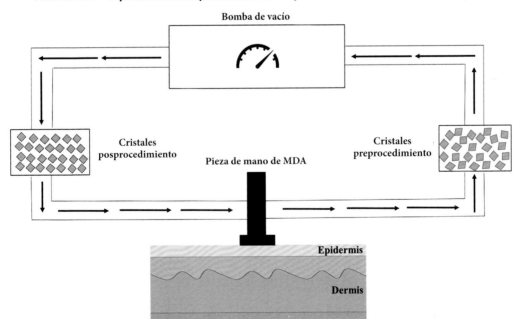

(Imagen cortesía de Ronda S. Farah, MD, University of Minnesota, Department of Dermatology, MN, USA.)

TABLA 10.1	Comparación de dispositivos con y sin cristales	
	Dispositivos con cristales	**Dispositivos sin cristales**
Medio abrasivo	Cristales inertes (p. ej., óxido de aluminio o cloruro de sodio)	Pieza de mano con puntas de diamante o cristales
Mecanismo	Los cristales son propulsados en la piel, causando separación de corneocitos	Pieza de mano abrasiva que exfolia y rompe directamente la superficie de la piel
Riesgos	Riesgo aumentado de inhalación de partículas, abrasión córnea	No hay riesgo de inhalación de partículas ni de abrasión córnea

en conjunción con la MDA; sin embargo, se requieren estudios adicionales para investigar este propósito.[6,15] Es notable que los dispositivos caseros se están volviendo muy populares entre los consumidores de productos del cuidado de la piel, y ahora hay numerosas opciones en el mercado. Aunque estos dispositivos a menudo se consideran menos agresivos que los sistemas de consultorio, los pacientes deben analizar realizar una visita pretratamiento con un dermatólogo certificado por el consejo para asegurar que son candidatos apropiados.

Otra alternativa sin cristales es la técnica de hidrodermoabrasión, de reciente desarrollo. Esta emplea un sistema abrasivo que consiste en una solución con base de agua, limpieza con succión a presión y MDA para exfoliar la epidermis externa.[16] Por medio de la hidrodermoabrasión, se ensanchan los microcanales de la epidermis y la dermis y se provee hidratación cutánea. Los efectos de la hidrodermoabrasión se investigaron en 2008 en un ensayo realizado por Freedman y cols.[17] De las voluntarias saludables, 10 se sometieron a seis sesiones de tratamiento de hidrodermoabrasión con un suero antioxidante polifenólico en intervalos de 7 a 10 días, mientras que otras 10 recibieron solo el suero antioxidante. La biopsia cutánea demostró un aumento significativo del grosor epidérmico y dérmico papilar comparado con el pretratamiento en el grupo de hidrodermoabrasión + suero antioxidante; los cambios no fueron significativos en el grupo tratado solo con suero.[17] La administración de antioxidantes polifenólicos tópicos en este contexto puede mejorar los efectos generales del tratamiento de MDA, lo que causa mayores mejorías clínicas en las líneas finas, la textura de la piel, el tamaño de los poros y la hiperpigmentación.[18] A medida que se expande el uso de la hidrodermoabrasión, quizá se volverá una rutina alternativa a la MDA tradicional. Sin embargo, es escasa la literatura actual sobre esta técnica, lo que justifica más investigación.

Usos reportados

Muchos pacientes son candidatos adecuados para la MDA dada la naturaleza mínimamente invasiva y el excelente perfil general de seguridad. De hecho, la MDA puede realizarse con seguridad en cualquier tipo de piel de Fitzpatrick (I-VI), aunque algunos autores han sugerido proceder de forma más conservadora con pacientes con tonos de piel más oscuros (tipos IV-VI) para reducir el riesgo de cambios pigmentarios posinflamatorios.[5]

Dado que la efectividad de un procedimiento depende en gran parte de presentar el problema cutáneo, los médicos deben elegir a los pacientes con base en la respuesta proyectada al tratamiento. Sin embargo, existen algunos ensayos clínicos bien diseñados que evalúan la MDA y comparan su eficacia con la de otros procedimientos mínimamente invasivos.[1] Entre la evidencia existente, parece que los pacientes con condiciones superficiales de la piel –como ritides faciales, líneas finas, opacidad de la piel, poros agrandados o preocupaciones de textura– podrían recibir el mayor beneficio del tratamiento con MDA.[7,19,20] La MDA es útil para tratar casos selectos de cicatrices de acné, pero puede requerir un tratamiento más largo o una ablación más profunda.[9,21] También se han reportado mejorías leves a moderadas en estrías distendidas.[1] Hay evidencia mixta acerca de la utilidad del MDA para el tratamiento del acné vulgaris, trastornos de despigmentación como el melasma y los trastornos eritematosos inclui-das la rosácea y las telangiectasias.[14,19,22,23] Por lo tanto, los pacientes interesados en someterse a una MDA deben recibir información apropiada acerca de indicaciones, alternativas, riesgos y beneficios del procedimiento; es crítico establecer expectativas realistas antes de la primera sesión de tratamiento. Aún más, deben realizarse una historia médica y una minuciosa explo-ración de la piel para asegurarse de que no haya contraindicaciones mayores al tratamiento.

Una consideración adicional al planear la MDA con los pacientes interesados es el costo del tratamiento. Como procedimiento cosmético, la MDA no suele estar cubierta por las aseguradoras, y los precios pueden diferir según el médico tratante, la región geográfica y la extensión/duración del tratamiento. Los costos aproximados pueden ser de 100 dólares o más, y los precios varían ampliamente a lo largo y ancho de Estados Unidos. Además, primero debe discutirse con los pacientes el costo total para asegurarse de que entienden las implicaciones financieras antes de iniciar el plan de tratamiento.

Técnica

La MDA puede realizarse en sitios ambulatorios, clínicos y no clínicos (p. ej., clínicas, salones y spas médicos) por diversos profesionales técnicos, incluidos dermatólogos, cirujanos plás-ticos, enfermeros y esteticistas con licencia (figura 10.2). No se requiere anestesia tópica, y el procedimiento debe suspenderse si el paciente experimenta una molestia excesiva. En la tabla 10.2 se describe un procedimiento operatorio general, adaptado de Small y cols. y Karimipour y cols.,[14,19] aunque la técnica estándar puede diferir de manera significativa según quién la rea-lice. La técnica de tratamiento también variará con base en las recomendaciones del fabricante del dispositivo. Note que la ablación superficial puede ser alterada a través de ajustes al tamaño de la cabeza del dispositivo, el tamaño de la partícula, el número de pases, la velocidad de movimiento de la sonda, la profundidad de la abrasión, el ritmo del flujo de cristales, el tiempo de exposición y la presión del vacío.[6]

Las instrucciones posprocedimiento también pueden variar con base en los parámetros de tratamiento. Como en el caso de los procedimientos láser, suelen recomendarse humec-tantes, filtro solar, evitar los irritantes y el sol. Se pueden lograr resultados más prominentes con múltiples sesiones durante un periodo más largo; a menudo se recomiendan tratamientos semanales o bisemanales por 4 a 6 semanas para una mejoría visible.[19] Al terminar el plan de tratamiento, se pueden dar sesiones de retoque según la persona para mantener o mejorar los resultados.

FIGURA 10.2   Fotografía que muestra un procedimiento típico de microdermoabrasión.

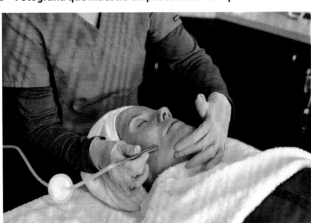

(Cortesía de Dr. Charles E Crutchfield III, Crutchfield Dermatology, Eagan, MN.)

TABLA 10.2   Descripción de preparaciones típicas para microdermoabrasión y técnicas de tratamiento

1-2 semanas antes del procedimiento	• Considere suspender productos que irritan la piel (p. ej., retinoides, ácido glicólico) • Considere profilaxis para herpes y varicela en pacientes con historia de infección por virus herpes simple (VHS) o virus varicela zóster (VVZ)
El día del procedimiento	• Obtenga el consentimiento del paciente • Confirme que el paciente no se ha bronceado recientemente • Inspeccione la piel en busca de infección activa, acné pustuloso grave, malignidad cutánea en el área del tratamiento y otras dermatosis • Obtenga las fotografías de base • Considere realizar una pequeña prueba en un área que no será tratada (en especial en tipos de piel Fitzpatrick más altos)
Preparación para el procedimiento	• Provea protección adecuada para los ojos • Limpie la piel y desengrase el área de tratamiento • Permita que el área se seque por completo • Seleccione los ajustes del dispositivo de tratamiento. Los parámetros recomendados dependen del dispositivo a utilizar; siga al pie de la letra las instrucciones del fabricante
Procedimiento	• Confirme los ajustes del dispositivo • Coloque la pieza de mano sobre la piel • Considere la aplicación de tensión y una presión constante y uniforme • Realice los pases según las recomendaciones del fabricante; se ha propuesto el uso de tres pases en distintas direcciones[18] • Considere usar menos succión y presión en áreas con piel más delgada
Vigilancia del paciente	• Monitoree continuamente al paciente en busca de signos de molestia excesiva, irritación o desarrollo inmediato de petequias/púrpura • Continúe hasta el punto final del tratamiento de eritema ligero
Posprocedimiento	• Remueva los desechos con un paño húmedo • Aplique humectante y filtro solar de amplio espectro • Aconseje al paciente que evite los irritantes de la piel (p. ej., retinoides, ácido glicólico) por 1-2 semanas • Desinfecte o esterilice el dispositivo según las recomendaciones del fabricante

Perlas de tratamiento

En consultas separadas de tratamiento se puede ofrecer a los pacientes procedimientos estéticos adjuntos, incluyendo dispositivos láser, inyectables, peelings químicos y tensión de la piel. Esto puede mejorar el efecto del tratamiento general. Sin embargo, los autores no recomiendan realizar estos procedimientos el mismo día de la MDA.

Riesgos y contraindicaciones

Como procedimiento mínimamente invasivo, la MDA es en general muy segura, con un bajo riesgo de eventos adversos graves. Las complicaciones menores incluyen sensibilidad en el sitio de tratamiento, edema y moretones. Se debe informar a los pacientes que puede haber un ligero enrojecimiento poco después del procedimiento, pero este debe resolverse entre 1 y 5 días.[14] Para el edema significativo se puede considerar el uso de paquetes de hielo y esteroides tópicos. Los pacientes reportan también una leve molestia y hormigueo ligeros y transitorios. Sin embargo, no se espera que haya dolor y este debe reportarse de inmediato al médico tratante. La falta de una apropiada protección ocular puede causar irritación de la córnea.[19]

Como en otros procedimientos quirúrgicos dermatológicos, puede haber formación excesiva de hematomas si el paciente tiene una piel en particular delgada o está tomando un agente antiplaquetario o anticoagulante en el momento del procedimiento. Son raras las cicatrices y las abrasiones, pero pueden ocurrir si se realiza la MDA con ajustes de tratamiento en exceso agresivos. Como con cualquier otro procedimiento cutáneo, los médicos deben advertir a los pacientes sobre el riesgo de hipo e hiperpigmentación. Puede ocurrir la autoinoculación de infecciones virales (p. ej., virus del herpes simple, verrugas, molusco contagioso); algunos autores sugieren una profilaxis pretratamiento con aciclovir o valaciclovir para pacientes con antecedentes de infección por herpes simple o varicela.[14] Los dispositivos deben limpiarse con detalle o esterilizarse después del uso para evitar la transmisión de una enfermedad infecciosa. Hay una sugerencia para los miembros del equipo médico de que la inhalación de cristales de óxido de aluminio puede estar relacionada con el riesgo de enfermedad pulmonar fibrótica o demencia Alzheimer. Se requiere más investigación para identificar si existe una relación directa.[9,19]

Las contraindicaciones para MDA incluyen, sin limitar, embarazo o lactancia, infección activa, lesiones en progreso o sangrantes, historia de cicatrices queloides o hipertróficas, inmunosupresión, atrofia cutánea, anomalías del sangrado, dermatosis en el área del tratamiento, malignidad cutánea en el área y acné pustuloso grave.[14] Aunque Waldman y cols. discutieron la dermoabrasión en las directrices de consenso sobre isotretinoína de 2017 en *Dermatologic Surgery*, no se abordó de forma explícita el uso de isotretinoína en conjunción con la MDA.[24]

Conclusión

Esta sección destacó la utilidad clínica de la microdermoabrasión, un procedimiento mínimamente invasivo que utiliza la abrasión mecánica para rejuvenecer la capa externa de la epidermis al promover la formación de colágeno y mejorar la cosmesis a medida que sana la piel. Desde su introducción, la MDA evolucionó rápidamente a un procedimiento cosmético de rutina que puede incorporarse a una gran cantidad de contextos ambulatorios. Muchos pacientes son candidatos apropiados para la MDA, dado su bajo riesgo de eventos adversos, aunque los ensayos clínicos son limitados por su estado de exención otorgado por la FDA. Se requiere más investigación para definir la población de pacientes adecuada que podría obtener el mayor beneficio con el tratamiento.

▶ TRATAMIENTO DE LA CELULITIS

Introducción

Conocida también como lipodistrofia ginecoide, adiposis edematosa, paniculopatía fibroesclerótica edematosa y lipoesclerosis nodular, la celulitis se caracteriza por una abolladura o nodulosidad irregular de la piel (figura 10.3)[25-28] La celulitis es muy común en mujeres; se ha perpetuado en la literatura que algo así como entre 85 y 98% de las mujeres de todas las razas experimentan alguna forma de celulitis durante su vida.[25,29,30] No obstante, faltan publicaciones originales que examinen la prevalencia de la celulitis, la cual ocurre con mucho menos frecuencia en hombres, con una prevalencia de 1 a 2%, que suele ocurrir entre hombres que tienen padecimientos que presentan deficiencia andrógena relativa como el síndrome de Klinefelter y el hipogonadismo congénito.[30-33] A pesar de la alta prevalencia de la celulitis, los datos epidemiológicos son escasos; sin embargo, se piensa que es más común en mujeres caucásicas comparadas con las asiáticas.[30] La celulitis tiende a presentarse en mujeres de entre 20 y 30 años de edad, pero puede apreciarse en algunas mujeres justo después de la pubertad, tan jóvenes como 15 años de edad.[31]

Según una investigación de PubMed, son limitados los artículos originales que estudien el efecto de la celulitis en la calidad de vida. En un estudio realizado por Hexsel y cols. (publicado en *Cellulite: Pathophysiology and Treatment* de Goldman) que evaluó a 62 mujeres entre

FIGURA 10.3 **Esta imagen ilustra a una mujer de 34 años con celulitis, que despliega abolladuras y nodulosidades irregulares.**

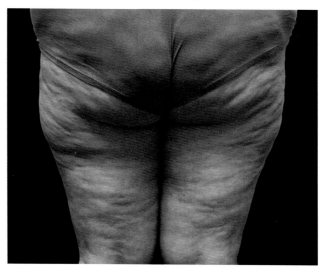

(Cortesía del Dr. Charles E Crutchfield III, Crutchfield Dermatology, Eagan, MN.)

18 y 45 años, 70% de las participantes reportó que la celulitis "obstaculiza mucho sus vidas".[34] Publicado en forma de resumen y también en *Cellulite: Pathophysiology and Treatment* de Goldman, un estudio de Hexsel y cols. evaluó a 50 voluntarias y encontró que la celulitis causa que las mujeres restrinjan sus actividades al aire libre, el tipo de ropa que usan, provoca sentimientos de baja autoestima y genera miedo de la atención y juicio de sus parejas.[35] Sin embargo, los detalles completos de este estudio no están disponibles. Se requieren estudios adicionales para cuantificar el efecto de la celulitis en la calidad de vida.

Si bien el término "celulitis" fue acuñado primero por los franceses a mediados de los años 1800, esta condición se estudió por primera vez en 1920 y los científicos franceses Alquier y Paviot[32,36] pensaron que era una anomalía del metabolismo del agua. Tendrían que pasar otros 50 años antes de que el concepto de celulitis llegara a los hogares de Estados Unidos, debido a un libro muy popular llamado *Cellulite: Those Lumps, Bump, and Bulges You Couldn't Lose Before*, que hablaba de la celulitis, y fue publicado por Nicole Ronsard, dueña de un salón en Nueva York.[37,38] La celulitis se apoderó de la cultura popular en la década de 1970 y estimuló el desarrollo de toda una industria enfocada en tratar esta condición. Los primeros tratamientos para la celulitis se enfocaban en mejorar el flujo linfático y la circulación a las áreas afectadas, lo que solía involucrar una combinación de terapias físicas como masajes, y cremas anticelulíticas tópicas.[31] Los tratamientos han evolucionado de forma gradual para concentrarse en las anomalías estructurales que se aprecian en la celulitis.[31]

En el siglo XXI el tratamiento de la celulitis se ha convertido en una gran industria mundial que sigue creciendo con rapidez. En las últimas décadas han evolucionado varias categorías principales de tratamiento: descompresión física, terapias tópicas, radiofrecuencia, terapia de ondas acústicas, ultrasonido microenfocado, criolipólisis, inyectables y subcisión. Aunque muchos de estos tratamientos están establecidos para la celulitis, otros se usan de manera no oficial e involucran varias categorías principales: una combinación de terapias físicas y tópicas, dispositivos de radiofrecuencia, subcisión y tratamientos con inyectables.[31] Los tratamientos pueden ser bastante costosos para los pacientes. Faltan datos revisados por pares sobre el costo promedio de los pacientes que se someten a tratamiento de la celulitis. Sin embargo, sitios web en línea que alojan revisiones comunitarias y costos de procedimientos cosméticos comunes reportan que el paciente promedio que se somete a tratamiento para la celulitis gasta alrededor de 1 650 dólares en total, pero puede gastar hasta 5 000.[39]

Etiología

Goldman y Hexsel describen la celulitis como un estado más fisiológico que patológico; se piensa que el propósito de la celulitis es asegurar el almacenamiento adecuado de tejido adiposo en mujeres en la pospubertad para garantizar que haya calorías suficientes para estados que requieren alta energía, como el embarazo y la lactancia.[40] No se entiende bien la etiología de la celulitis, pero hay numerosos factores de riesgo conocidos que causan una predisposición para desarrollarla. Además de la genética, la edad, el sexo femenino al nacimiento, la raza caucásica, los estrógenos, el embarazo y otros cambios hormonales, una dieta en exceso rica en carbohidratos y un estilo de vida sedentario se han asociado también con el desarrollo de la celulitis (tabla 10.3).[27,31,36]

La fisiopatología del desarrollo de la celulitis es controvertida y no se ha elucidado de manera definitiva, aunque existen varias teorías principales: diferencias anatómicas entre los sexos, laxitud del tejido conectivo y disfunción vascular y linfática.[30] Descritos originalmente por Nürberger y Müller, los lóbulos de grasa subcutánea que se proyectan al interior de la capa suprayacente de la dermis, llamados "papilas adiposas", son más grandes y están posicionados más hacia arriba en las mujeres que en los hombres.[33,43] Sin embargo, otros estudios han encontrado una correlación poco clara entre el grado de herniación del lóbulo de grasa y la aparición de la celulitis.[33,45-47] Pierard y cols. propusieron que el estiramiento vertical de la hipodermis resulta más bien en laxitud del tejido conectivo, predisponiendo a la formación de papilas adiposas y a la aparición de celulitis.[45] Mientras tanto, otros estudios proponen el papel de anomalías en el flujo de salida linfático, la información crónica y el edema localizado en el desarrollo de celulitis.[30,36,48,49] En realidad, el desarrollo de la celulitis es bastante complejo y quizás involucra una combinación de esas tres rutas.

Evaluación clínica y exploración física

Como la describen Goldman y Hexsel, la celulitis es un estado fisiológico más común en las mujeres.[25,29,40] Suele presentarse en forma asintomática en ellas; sin embargo, el síndrome XXY, el hipogonadismo y la terapia hormonal para el cáncer de próstata pueden causar celulitis en

TABLA 10.3	Factores de riesgo propuestos para la celulitis[31,36]
Genéticos	• Variabilidad en *ECA* y en *HIF1A*[41] • Posible reducción en la expresión del gen adiponectina[42]
Demográficos	• Pacientes en la pospubertad[31,33] • Edad más avanzada[43] • Sexo femenino al nacimiento[32,33,40,43] • Aumenta en mujeres caucásicas (comparadas con mujeres asiáticas o afroamericanas)[31,36]
Hormonales	• Estrógenos, que tal vez promueven la lipogénesis[36] • Embarazo y lactancia[36] • La insulina promueve la producción neta de tejido adiposo[36] • La prolactina empeora la apariencia de la celulitis mediante edema localizado[36]
Nutricionales	• Dieta alta en carbohidratos[30-36] • Dieta alta en sal que empeora la apariencia de la celulitis debido a un aumento en la retención de líquidos[36,44]
Sociales	• Estilos de vida de baja actividad[36] • Consumo de alcohol[36] • Aumento en el índice de masa corporal (IMC)[36,43] • El consumo de tabaco se asocia con un aumento en la prevalencia de la celulitis[36]

ECA, enzima convertidora de angiotensina, HIF1A, factor HIF-1 alfa inducido por hipoxia.

los hombres.[30,33] Durante la exploración física, el médico debe evaluar el área de la piel bajo sospecha de tener celulitis en un esfuerzo por diferenciarla de la obesidad o de otros procesos que imitan a la celulitis. Aunque la obesidad y la celulitis pueden parecer similares, la celulitis tiende a ocurrir más en la piel del abdomen, la región pélvica, los glúteos y las extremidades inferiores.[27] El diagnóstico diferencial debe considerar otras anomalías que se ven parecidas a la celulitis, como lipoedema, linfedema, lipoatrofia o pliegues infraglúteos.[31,50] Es importante que los médicos entiendan las diferencias entre las celulitis y los hallazgos cutáneos asociados con procesos imitadores de esta, porque los tratamientos para la celulitis pueden empeorar otras condiciones de la piel.[31]

Hay varios métodos para evaluar a los pacientes con celulitis. El examen de los pacientes de pie puede evidenciar más la celulitis subyacente;[26] también puede realizarse una prueba de pellizco o de contracción muscular para destacarla.[26] Deben tomarse fotografías de alta definición antes de comenzar los tratamientos, para documentar la eficacia o la falta de respuesta a los mismos.[31] Es importante asegurarse de que la iluminación, el fondo y la posición corporal durante la fotografía se mantengan tan consistentes como sea posible; Nikilas y cols. delinearon un método estandarizado de fotografía para la celulitis.[31,51,52] Las herramientas de diagnóstico como la resonancia magnética (RM) en dos dimensiones (2D) y el ultrasonido también se han utilizado para evaluar la celulitis.[26]

Gradación de la celulitis

Se puede medir la gravedad de la celulitis usando varias escalas; las dos más comunes son la de Nürenberger-Müller y la Cellulite Survey Scale (CSS).[33,53,54] La escala de Nürenberger-Müller, una de las primeras diseñadas para estadificar a la celulitis, describe la gravedad del trastorno con base en las posiciones en que puede visualizarse y en la respuesta a la prueba del pellizco o a la contracción muscular.[33,47] La CSS es una escala más nueva, que incorpora otros rasgos morfológicos además de los que se evalúan como parte de la escala de Nürenberger-Müller. La CSS incorpora cinco factores en la puntuación total: número de depresiones, profundidad de las mismas, laxitud de la piel, morfología de las alteraciones cutáneas y la escala de Nürenberger-Müller.[54] Con base en la puntuación total de la CSS, pueden considerarse varios tratamientos según el paciente. En tiempos más recientes se han desarrollado nuevas escalas, validadas por Hexsel y cols., conocidas como "Cellulite Dimples-At Rest" [Abolladuras celulíticas en reposo] y "Cellulite Dimples-Dynamic" [Abolladuras celulíticas-dinámicas].[55] Es posible medir el impacto de la celulitis en los pacientes respecto a la calidad de vida; una forma de hacerlo es la encuesta CelluQOL, creada por Hexsel y cols. en 2011.[35,56]

Intervenciones (tabla 10.4)

Terapia de descompresión física

Uno de los métodos más antiguos para tratar la celulitis es mediante la simple manipulación física, incluyendo el masaje tradicional. Los recientes avances en dispositivos combinan el masaje de presión positiva con la presión negativa proporcionada por tecnología asistida por vacío.[26,47] Con un mínimo de efectos secundarios y contraindicaciones, se piensa que la terapia de masaje ayuda con el flujo de salida del líquido linfático y contribuye con el flujo sanguíneo local, lo cual mejora la apariencia de la celulitis.[26] El dispositivo de masaje para celulitis liberado por la FDA más común en el mercado es Endermologie® (LPG Systems, Valence, Francia), un dispositivo que involucra una combinación de masaje, rodamiento y manipulación tisular.[57,58] La terminología Endermologie® [Endermología] se origina de las palabras "ende" y "derm", que significan bajo y piel, respectivamente.[58] Endermologie®, un dispositivo manual que consiste en un

TABLA 10.4 Tratamientos para la celulitis en resumen[a]	
Descompresión física	• Masaje • Masaje con succión al vacío y manipulación tisular (p. ej., Endermologie®)
Tópicos	• Metilxantinas • Retinoides • Cremas herbales
Radiofrecuencia	• Monopolar (p. ej., Thermage®, Exilis®, TruScuplt®) • Bipolar (p. ej., Profound®, VelaShape®, VelaSmooth®) • Multipolar (p. ej., Venus Freeze®, Venus Legacy®) • Unipolar (p. ej., Accent®)
Onda acústica	• Por ejemplo, Cellactor®, Z-wave®
Ultrasonido microenfocado con visualización	• Por ejemplo, UltraShape®, Ultherapy®
Criolipólisis	• Por ejemplo, CoolSculpt®
Inyectables	• Colagenasa • Rellenos • Fosfatidilcolina
Carboxiterapia	
Subcisión	• Manual • Asistida por vacío (p. ej., Cellfina®) • Láser (Cellulaze®)

[a] Descargo de responsabilidad: si bien muchos de estos tratamientos han sido específicamente liberados por la FDA para el tratamiento de la celulitis, muchos de ellos no lo son, y se usan de manera no oficial para el tratamiento de la celulitis.

compartimento de vacío y dos rodillos, apunta a movilizar el tejido profundo y la grasa subcutánea al proveer presión negativa y manipulación tisular.[57,58] El régimen típico consiste en 10 sesiones de 45 minutos dos veces a la semana, hasta que se aprecie una mejoría en la apariencia de la celulitis.[30,57,58] A pesar de ser un tratamiento popular para la celulitis, los datos sobre su eficacia son limitados. Algunos estudios muestran una ligera mejoría en la celulitis,[57,58] mientras que otros no muestran diferencia estadísticamente significativa.[59] Collis y cols. realizaron un estudio en 52 mujeres con celulitis, aleatorizándolas a dos brazos de tratamiento consistentes en Endermologie® y una crema aminofilina tópica. Solo 10 de las 35 mujeres tratadas con Endermologie® presentaron una mejoría en la apariencia de la celulitis cuando fueron evaluadas por los sujetos del estudio. No se encontró significancia estadística para ninguno de los dos métodos.[59] La evaluación de la mejoría por parte de los investigadores no alcanzó este nivel de eficacia. Kutlubay y cols. describieron una reducción estadísticamente significativa en el grado de celulitis, así como en la circunferencia corporal media. Gulec también demostró una ligera reducción estadísticamente significativa en el grado de celulitis. La pérdida de peso y el estado de hidratación de las pacientes también pueden estar afectando los resultados de estos estudios. Se requieren estudios adicionales para delinear la eficacia de esta terapia.

Terapias tópicas

Los cosmecéuticos son los primeros tratamientos farmacológicos para la celulitis y los menos invasivos. Sin embargo, dado que son productos tópicos, su eficacia está limitada por la penetración cutánea.[28] Aunque los cosmecéuticos se anuncian en gran medida para el tratamiento de la celulitis, su eficacia es limitada, y no se sabe de ningún tópico que la cure.[57] Si bien el mecanismo de acción no está definido, se ha afirmado que los cosmecéuticos aumentan la circulación, promueven la lipolisis, estimulan la producción de colágeno y reducen la inflamación.[31,60,61]

Aunque existen numerosas opciones de tópicos, los tratamientos más comunes y mejor evaluados son las metilxantinas como la cafeína y la aminofilina, y los compuestos retinoides. Las metilxantinas se agrupan como beta-antagonistas y ejercen sus efectos fomentando la lipólisis y reduciendo la lipogénesis. Además se piensa que aumentan los niveles de AMPc a través de la inhibición de la fosfodiesterasa.[31,62] De manera anecdótica, se piensa que la cafeína es la metilxantina más segura y efectiva, pero la literatura que sustenta el uso de las metilxantinas es limitada.[60,63]

Se piensa que los retinoides tópicos disminuyen la apariencia de la celulitis, sobre todo al aumentar la formación de vasos sanguíneos y promover la síntesis del colágeno y otro tejido conectivo.[28,62] En un estudio de Kligman y cols. que evaluó el efecto de una crema de retinol al 0.3% en 19 pacientes, casi 70% de ellos reportó mejoría en las áreas tratadas comparado con el grupo de control.[64] No obstante, un estudio de Piérard-Franchimont concluyó que a pesar de las mejorías en la elasticidad y viscosidad de la piel, la apariencia abollada general de la celulitis mostró poca o nula mejoría.[65]

Además de las metilxantinas y retinoides, hay otros cosmecéuticos que se han investigado para el tratamiento de la celulitis.[60] Hexsel y Soirefmann publicaron una revisión de la literatura en 2011 discutiendo otras opciones cosmecéuticas, incluyendo: *Ginkgo biloba*, pentoxifilina, centella asiática, *Ruscus aculeatus*, silicio, papaya (*Carica papaya*), piña (*Ananas sativus*), uvas rojas (*Vitis vinifera*), *Cynara Scolymus*, hiedra, *Melilotus officinalis*, vitamina E y vitamina C.[60] Como en el caso de las metilxantinas y los retinoides, existen pocos datos que sustenten su uso para el tratamiento de la celulitis.[60]

En general, los tratamientos tópicos son muy bien tolerados por casi todos los pacientes. Sin embargo, se les debe aconsejar respecto a sus resultados mixtos y a menudo decepcionantes, así como sobre los riesgos de reacciones alérgicas, como la dermatitis por contacto.[61,66] Además, la eficacia a largo plazo de estos tratamientos no está bien establecida, porque la mayoría de las publicaciones que examinan estos medicamentos se ha visto limitada por el tamaño de la muestra y la duración del seguimiento.[28]

Terapias con dispositivos de radiofrecuencia

El uso de dispositivos médicos para el manejo de la celulitis se ha disparado en las últimas décadas. La radiofrecuencia (RF) ha sido desde hace mucho una opción liberada por la FDA para el tratamiento de la celulitis. Los dispositivos de RF tienen muchas otras aplicaciones en la dermatología estética, incluyendo, sin limitar, la tensión de piel floja, el contorno corporal, la disminución de la apariencia de cicatrices y la reducción de la celulits.[67-69] Los dispositivos de RF generan energía térmica y la entregan en forma dirigida al área de celulitis.[28] Se piensa que la RF funciona elevando de modo local la temperatura del tejido corporal, lo cual estimula la producción de nuevo colágeno, y a la vez degrada y remodela el colágeno existente.[28] Existen varias categorías distintas de dispositivos de RF con base en el número de electrodos usados. Las primeras generaciones de estos dispositivos incluían opciones unipolares, monopolares, bipolares y tripolares; las más recientes se liberan en opciones multipolares, multigeneradoras y controladas por temperatura (figura 10.4).[28,70] Estos dispositivos pueden también combinarse con otras terapias, incluyendo vacío, masaje, ultrasonido, energía de presión dirigida y más.[28,71,72]

La terapia de RF monopolar se caracteriza por una corriente administrada entre un solo electrodo y una placa de tierra.[68,73] En general, los dispositivos monopolares penetran más profundo que los unipolares o los bipolares, lo cual puede hacer que el paciente experimente más dolor.[68] Thermage® (Solta Medical, Hayward, CA) fue el primer dispositivo de RF monopolar liberado por la FDA para la celulitis (en 2002), pero se han lanzado al mercado nuevos dispositivos liberados por la FDA, como Exilis® (BTL Aesthetics, Praga, República Checa), TruSculpt® (Cutera, Brisbane, CA), y otros.[68] La RF monopolar tiene estudios que demuestran su tolerabilidad y mejoría.[72]

FIGURA 10.4   Ilustración que muestra sondas y ondas de radiofrecuencia en dispositivos monopolares, bipolares y multipolares.

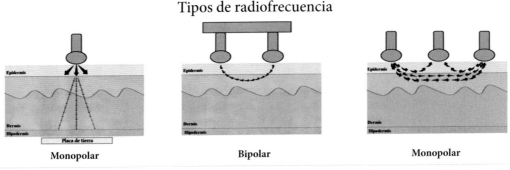

Tipos de radiofrecuencia

| Monopolar | Bipolar | Monopolar |

(Imagen cortesía de Ronda S. Farah, MD, University of Minnesota, Department of Dermatology, MN, USA.)

La radiofrecuencia bipolar involucra una corriente transmitida entre dos polos en una sola sonda en la pieza de mano, y la profundidad de la penetración se determina por la distancia entre ambos polos.[68,73] La terapia bipolar tiende a penetrar menos profundo, y por lo tanto puede ser mejor tolerada por los pacientes, pero en algunos casos es menos eficaz.[68] Como lo revisaron Beasley y Weiss en 2014, existen muchos dispositivos bipolares de RF en el mercado, cada uno con su propia variación de tecnología.[68] Por ejemplo, el dispositivo de RF Profound® (Syneron/Candela, CA, EUA) incluye microagujas además de la RF bipolar fraccionada, mientras que VelaShape® y VelaSmooth® (Syneron/Candela, CA, EUA) incorporan luz infrarroja además de la RF bipolar.[74] Estos tres dispositivos han sido liberados por la FDA para el tratamiento de la celulitis. Gran parte de la literatura enfocada en estos dispositivos tiene que ver con la escultura corporal más que con la celulitis. Los dispositivos VelaShape® y VelaSmooth®, que combinan la RF bipolar con luz infrarroja, succión y masaje, han resultado efectivos en estudios clínicos para la reducción de la celulitis.[31,68,75-77] En un estudio que evaluó el uso de VelaSmooth® en 16 pacientes con celulitis en los muslos, más de la mitad de ellos tuvo una mejoría de 25% en la apariencia de la celulitis.[75] En un estudio por separado que evaluó a 35 pacientes que se sometieron a tratamiento con VelaSmooth®, Sadick y cols. encontraron que 70% de todos los pacientes experimentaron una reducción en la circunferencia de los muslos, y 100% de ellos experimentó algún nivel de reducción en la celulitis. Sin embargo, en ambos estudios la mejoría fue evaluada con base en las valoraciones del médico.[31,76] Aún más, es claro que el grado de esta mejoría se relacionó con la radiofrecuencia, como opuesta a las otras tecnologías incorporadas que se discutieron antes. Además, son estudios financiados por la industria.

Los dispositivos de radiofrecuencia multipolares emplean el mismo concepto que los monopolares y los bipolares, pero usan un mínimo de tres electrodos.[78,79] Como se describió en la revisión de la radiofrecuencia por Sadick y cols., los dispositivos de RF multipolares alternan con un electrodo que actúa como polo positivo, y el resto de los electrodos actúa como polos negativos.[79] Se piensa que esta alternancia de polos positivos entre los múltiples electrodos previene daño tisular no deseado al enviar la misma cantidad de energía térmica dirigida a las áreas afectadas de la piel.[78,79] Como con los otros tipos de radiofrecuencia, la RF multipolar puede combinarse con otras tecnologías, como campo electromagnético pulsado (PEMF, por sus siglas en inglés), succión y vacío.[79] Los dispositivos de uso común disponibles en el mercado para el tratamiento de la celulitis incluyen el Venus Freeze® (no liberado por la FDA para la celulitis) y los dispositivos Venus Legacy® (liberados por la FDA para la celulitis) desarrollados por Venus Concept (Ontario, Canadá) (figura 10.5).[70] Los estudios que evaluaron el dispositivo Venus Legacy®, que combina la RF multipolar, PEMF y succión, han mostrado resultados alentadores. En un estudio realizado por Wanitphakdeedecha y cols. en 25 mujeres que se sometieron durante 8 semanas a tratamientos semanales con Venus Legacy® para la celulitis abdominal, se apreció una mejoría significativa en la apariencia de la celulitis

FIGURA 10.5 **(A) Ilustración del dispositivo Venus Legacy® (Venus Concept, Ontario, Canadá), que utiliza tecnología de radiofrecuencia (RF) multipolar. (B) Una representación de la tecnología de succión Varipulse usada en el dispositivo Venus Legacy®. (C) Ilustración de la mejoría en la apariencia de la celulitis en los glúteos después de seis tratamientos. (D) Ilustración de la mejoría en la apariencia de la celulitis en los muslos después de ocho tratamientos.**

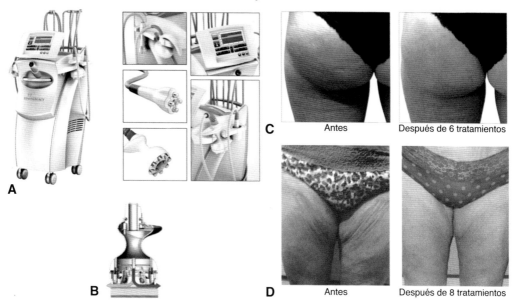

(Imágenes (A) y (B) cortesía de Venus Concept. Imágenes (C) y (D) cortesía de Revive Wellness y Body Care by Angie, respectivamente, obtenidas a través de Venus Concept.)

tan pronto como 1 semana después de comenzar el tratamiento, y persistió por 12 semanas en muchas de las pacientes.[80] Los efectos secundarios fueron mínimos y 60% de las pacientes quedó satisfecho con el tratamiento.[80]

Los dispositivos uni o monopolares tienen un solo electrodo y carecen de placa de tierra; la RF se entrega en forma de radiación electromagnética en vez de a través de una corriente.[68,73] El dispositivo más común aprobado por la FDA para el tratamiento de la celulitis usando tecnología RF es el Accent® (Alma Lasers, Caesarea, Israel), que utiliza una combinación de RF uni y bipolar.[73] Un estudio de Goldberg y cols. encontró que 27 de las 30 participantes que se sometieron a tratamiento con RF unipolar presentaron mejoría clínica en la celulitis.[81] Otro estudio conducido por Alexiades-Armenakas y cols., que evaluó la eficacia del mismo dispositivo en 10 sujetos, encontró una mejoría visual de la celulitis en todos los participantes, pero sin significancia estadística.[73] En general, los resultados de la terapia de RF unipolar son alentadores, pero la revisión de la literatura está limitada debido a la falta de investigación.

Los dispositivos de RF suelen ser bien tolerados.[68] Tienen un beneficio bien establecido, y las participantes en múltiples estudios experimentaron tensión de la piel y mejoría de la celulitis visualmente significativas.[53] Los dispositivos de RF se usan con frecuencia en combinación con otras terapias como masaje y energía infrarroja, debido a mecanismos distintos pero complementarios.[47] La naturaleza y el propósito del procedimiento, los riesgos asociados, las posibles consecuencias, las complicaciones y los métodos alternativos de tratamiento deben explicársele con detalle al paciente. Esto incluye, pero no se limita a, sensación de calor, eritema, inflamación, dolor, hematomas, quemaduras, cicatrices, ampollas y decoloración cutánea.[73,81] El resultado puede ser cualquiera de los siguientes: no mejoría, ligera mejoría y necesidad de múltiples tratamientos. Las fotografías de antes y después deben estandarizarse y obtenerse junto con el peso al inicio y al final, porque los cambios en el peso pueden afectar la apariencia final. Los médicos deben estar conscientes de su dispositivo y sus tecnologías incorporadas, así como de la anatomía, estructuras subyacentes, y vigilar las interacciones con

marcapasos/desfibriladores, implantes/placas, tornillos, imanes y joyería en el área de tratamiento. La temperatura es de vital importancia y debe ser monitoreada con precisión debido
al riesgo de quemadura con esos dispositivos. En general, el procedimiento es repetitivo y se
requieren múltiples tratamientos. También es necesario adquirir gel u otro equipo desechable
para la operación de los dispositivos. Por lo regular los resultados son alentadores, y los pacientes pueden ver mejorías clínicas, pero los resultados están lejos de ser curativos. Se necesitan
más estudios bien diseñados para evaluar los dispositivos de RF, ya que mucha de la literatura
al respecto es de mala calidad.[82]

Terapia de onda acústica

Recién se ha encontrado que las ondas acústicas, conocidas también como ondas de choque
extracorpóreas, tienen numerosas aplicaciones en la dermatología estética, incluyendo la
reducción de la celulitis.[26] Aunque el mecanismo definitivo sigue sin ser claro, se supone que
incluye una combinación de lo siguiente: 1) rotura y debilitamiento del septo fibroso, 2) disminución del linfedema local, 3) estimulación de la lipólisis, 4) aumento del flujo sanguíneo
local y 5) promoción de formación de nuevo colágeno y elastina.[26,28,83] Existen dos tipos de
terapia con onda acústica que han resultado ser efectivos para la celulitis: las ondas de choque
extracorpóreas enfocadas y radiales.[28]

Los dispositivos de uso común en el mercado, que han sido liberados por la FDA para
el tratamiento de la celulitis, son Cellactor® (Storz Medical AG, Suiza) y Z-wave® (Zimmer
Biomet, Warsaw, Indiana, EUA).[28] Un estudio de Hexsel y cols. usando el sistema Cellactor®
en 25 pacientes encontró una reducción estadísticamente significativa en la Cellulite Severity
Scale de 11.1 a 9.5 después de 12 sesiones de tratamiento, lo que indica una reducción en el
porcentaje de pacientes con celulitis grave.[84] Además, 89% de los pacientes quedó satisfecho
con los resultados del tratamiento.[84] Un metaanálisis realizado por Knobloch y Kraemer identificó 11 estudios clínicos, cinco de los cuales fueron ensayos aleatorizados controlados, que
evaluaron la terapia con onda acústica y demostraron evidencia de que la terapia tanto radial
como enfocada fueron eficaces en el tratamiento de la celulitis.[85]

Como la radiofrecuencia, este método de tratamiento no es invasivo, mínimamente dolo-
roso, con poco tiempo necesario para la recuperación. Todos los ensayos a la fecha han invo-
lucrado una a dos sesiones por semana por un total de seis a ocho sesiones para los pacientes,
con un seguimiento medio de alrededor de 3 a 6 meses.[85] La terapia con onda acústica puede
usarse en combinación con otras terapias, incluidas radiofrecuencia, criolipólisis y láser. Son
raros los reportes de eventos adversos; los médicos que administran el tratamiento sí reportan
que el ruido puede ser incómodo, así que se requiere de equipo protector.[83]

Ultrasonido microenfocado con visualización

En general utilizado para tensar la piel de cara, pecho, brazos, muslos y glúteos, el ultrasonido
microenfocado con visualización (MFU-V) es otra modalidad de tratamiento no invasivo para
la celulitis.[31,62,86,87] Como se discute en una revisión de Khan y cols., se piensa que las ondas de
ultrasonido resultan en una destrucción localizada del tejido adiposo mediante varios mecanismos que incluyen lesión térmica, disrupción de la microarquitectura tisular y cavitación.[62]
El componente de visualización de esta terapia permite que el médico confirme la colocación
adecuada del transductor de ultrasonido y dirija así las ondas ultrasónicas de manera más efectiva y precisa.[31] No se ha establecido bien la eficacia de la terapia con ultrasonido, pero diversos
estudios demuestran una mejoría moderada en la apariencia de la celulitis.[62,71,82]

Dos dispositivos MFU-V de uso común son Ultherapy® (Ulthera Inc, AZ, EUA) y UltraShape®
(Syneron/Candela, CA, EUA), aunque ninguno ha sido liberado por la FDA de modo específico para el tratamiento de la celulitis. Moreno-Moraga y cols. evaluaron a 30 pacientes con tres

tratamientos de UltraShape®, cada uno a un intervalo de 1 mes.[88] Los 30 pacientes mostraron reducción en el grosor de la grasa, con una reducción estadísticamente significativa en la circunferencia abdominal media promedio de 3.95 cm.[88] Davis y cols. aportan su experiencia con el tratamiento de la celulitis usando el MFU-V, señalando que proporciona un beneficio significativo en la tensión de la piel y por lo tanto en la apariencia general de la celulitis.[31] La terapia MFU-V tiene un perfil de efectos secundarios muy amigable para el paciente. En numerosos estudios, los eventos adversos fueron raros y en general incluyeron solo hematomas ligeros, eritema y dolor que se resolvieron en 2 a 3 días.[88-90]

Criolipólisis

La criolipólisis, o congelamiento de tejido adiposo subcutáneo localizado, se ha liberado en años recientes por la FDA para la reducción de la grasa y el tratamiento de la celulitis (p. ej., CoolSculpting®, Zeltiq Aesthetics, CA, EUA), y se piensa que reduce la apariencia de la celulitis al crear paniculitis localizada inducida por frío.[91,92] Como se discute en una revisión de criolipólisis realizada por Ingargiola y cols., las contraindicaciones para la terapia con criolipólisis incluyen condiciones exacerbadas por la exposición a bajas temperaturas, incluyendo, sin limitar, hemoglobinuria fría paroxística, crioglobulinemia y urticaria por frío.[91] La evidencia sobre la efectividad de la criolipólisis es escasa; algunos estudios han mostrado un beneficio modesto.[62] Los 19 estudios analizados por Ingargiola y cols. encontraron una reducción en la adiposidad localizada en las áreas tratadas, pero no se evaluó a los pacientes con base en la reducción en la apariencia de celulitis.[91] También se ha demostrado que la criolipólisis tiene cierto beneficio cuando se usa en combinación con otros tratamientos, como radiofrecuencia, onda acústica y terapias de ultrasonido microenfocado.[31] Un beneficio de la criolipólisis es que tiene mínimos efectos secundarios de dolor y eritema, comparada con otras terapias para la celulitis.[91] Dado que los procedimientos de criolipólisis para el tratamiento de la celulitis son tan nuevos, no se han establecido protocolos de tratamiento, y la investigación en proceso analiza su efectividad a largo plazo.[26,91]

Terapias inyectables

Debido a la amplia prevalencia de la celulitis, existe una cantidad significativa de investigación de los nuevos tratamientos. Una de estas modalidades son las terapias inyectables, como la colagenasa inyectable; producida por *Clostridium histolyticum*, Qwo fue aprobada por la FDA en 2020 y es la primera colagenasa de esta naturaleza en obtener esta aprobación.[28,31] Durante este tratamiento, la colagenasa de *Clostridium histolyticum* se administra directamente en áreas de celulitis de los glúteos o muslos.[93] Se piensa que la colagenasa inyectable mejora la apariencia de la celulitis al romper las estructuras de triple hélice del colágeno, en especial en el septo fibroso que se adhiere a la capa dérmica de la piel a la fascia subyacente.[93] Los efectos secundarios incluyen hematomas y reacciones en el sitio de inyección, como dolor.[93]

Otro posible tratamiento emergente para la celulitis son las inyecciones de rellenos dérmicos, que suelen incluir ya sea hidroxiapatita de calcio o ácido poli-L-láctico.[28,31] Sin embargo, el uso de estos rellenos para la celulitis no es oficial, y se requieren investigaciones que demuestren una apropiada dilución, mejoría, consecuencias y resultados a largo plazo.

Otras opciones inyectables que requieren más investigación para el tratamiento de la celulitis incluyen la fosfatidilcolina y la carboxiterapia. Se piensa que la fosfatidilcolina mejora la apariencia de la celulitis causando apoptosis del tejido adiposo y lipólisis, quizás a través de la ruta del factor de necrosis tumoral (TNF)-α.[94,95] En contraste, la carboxiterapia involucra la inyección de gas dióxido de carbono en la piel a través del uso de una máquina.[26] El dióxido de carbono intradérmico actúa como vasodilatador, lo que mejora la apariencia de la celulitis al aumentar la circulación de sangre y linfa, mejorando la elasticidad de la piel y disminuyendo la cantidad de depósitos grasos presentes.[26] Un estudio de Eldsouky y cols. indica que ambos son similarmente efectivos en el tratamiento de la celulitis, pero se requieren estudios más grandes con un mayor periodo de seguimiento para entender mejor el papel de estas terapias.[96]

Terapia de subcisión

La subcisión es un procedimiento mínimamente invasivo donde se inserta una aguja de forma directa en la capa subcutánea de tejido adiposo, con el fin de romper el septo fibroso. Es crucial mantener una profundidad apropiada del dispositivo de subcisión para obtener buenos resultados. La subcisión profunda en el tejido objetivo puede resultar en una mejoría mínima de la abolladura superficial de la celulitis, mientras que la subcisión superficial puede causar necrosis cutánea.[47] Antes, la subcisión fue categorizada como manual, asistida por vacío y asistida por láser.[26,31,47]

La subcisión manual también se ha evaluado para el tratamiento de la celulitis (figura 10.6). Durante este procedimiento, las áreas de celulitis se entumen con un agente anestésico tópico (vasoconstrictor con lidocaína), se inserta una aguja (calibre 18) bajo la piel y se usa una técnica en abanico para liberar las cuerdas fibrosas de la celulitis. En un estudio realizado por Hexsel y Mazzuco, cerca de 80% de los pacientes quedó muy satisfecho con el procedimiento, y otro 20% tuvo una respuesta parcial al tratamiento.[97] Además, casi 10% de los pacientes experimentó resultados en forma persistente a lo largo de 2 años de tratamiento después de un solo tratamiento de subcisión.[97] Aunque eficaz, las principales desventajas de este tratamiento son los efectos secundarios, que incluyen edema, molestia, dolor y hematomas.[97] Debido al riesgo de resultados inconsistentes y los importantes efectos colaterales de dolor y hematomas, la subcisión manual ha perdido popularidad en los años recientes, comparada con los métodos de subcisión asistida por vacío y por láser.[31,47]

Recientemente se desarrolló un sistema de tejido estabilizado-subcisión guiada (TS-GS) (Cellfina System®; Merz North America, Inc., Raleigh, NC) que fue liberado por la FDA para el mejoramiento de la celulitis en glúteos y áreas de los muslos de mujeres adultas.[26] Los beneficios de Cellfina® sobre la subcisión manual tradicional con aguja son su preciso control de la profundidad de tratamiento y el área de tejido (septo fibroso) y un diseño único asistido por vacío. Dado que este dispositivo es asistido por vacío, ha sido comercializado como preciso y

FIGURA 10.6   Imágenes de antes y después de una paciente que se sometió a un tratamiento de subcisión manual para la celulitis.

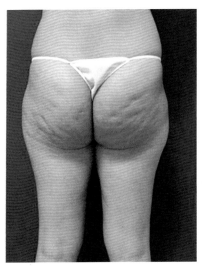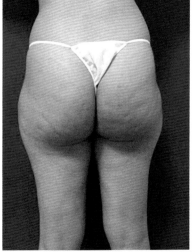

(Cortesía del Dr. Neil Sadick.)

reproducible, con efectos quizá más duraderos que el procedimiento tradicional.[26] En estudios clínicos multicéntricos, Cellfina® ha mostrado mejorar la celulitis con resultados que duran 3 años.[98] En un estudio clínico más reciente, se dio seguimiento a 55 sujetos por un periodo extendido de hasta 3 años después de recibir un solo tratamiento con el sistema TS-GS. Otro estudio realizado por Geronemus y cols. demostró una mejoría significativa en la apariencia de la celulitis, calificada por las participantes del estudio y calificadores médicos, así como una mejoría estadísticamente significativa en la calidad de vida después de una sola sesión de TS-GS.[99] Los resultados de este ensayo sustentaron la liberación de este dispositivo por la FDA para la reducción a largo plazo en la apariencia de la celulitis después de TS-GS.[31,98]

La tecnología de la subcisión ha evolucionado también para incluir los dispositivos láser. Cellulaze® (Cynosure Inc, MA, EUA) es un dispositivo de subcisión asistida por láser de uso común en el mercado, liberado por la FDA para el tratamiento de la celulitis. Este dispositivo es un láser Nd:YAG con una frecuencia de onda de 1 440 nm.[28,82] Las terapias láser como Cellulaze® mejoran la apariencia de la celulitis al enviar energía dirigida a la dermis y el tejido subcutáneo; esto estimula la neolagénesis y promueve el flujo sanguíneo local.[28] Numerosos estudios han mostrado un beneficio establecido de los dispositivos asistidos por láser con tantas como 90% de las pacientes experimentando mejoría persistente a lo largo de 6 meses.[47,100,101] Se ha propuesto que los dispositivos asistidos por láser causan menos dolor y hematomas comparados con la subcisión manual y la asistida por vacío.[47] Sin embargo, la remodelación del septo fibroso y la lipólisis son limitadas con esta tecnología.

En general, los datos para la subcisión y los dispositivos de subcisión de combinación son promisorios, y a medida que evolucionen la tecnología y la precisión, este subgrupo de tratamientos para la celulitis quizá seguirá realizando un papel principal en el tratamiento de estos pacientes.

Conclusión

La celulitis puede ser muy difícil de tratar debido a su naturaleza multifactorial e individualizada, además de la compleja fisiopatología de esta condición. Existe una variedad cada vez más amplia de tratamientos que aparecen en el mercado, con un cambio general hacia terapias dirigidas. Cada tratamiento tiene sus desventajas, e incluso los más eficaces proporcionan una mejoría limitada y por lo común durante un corto periodo, lo que hace importante el asesoramiento al paciente y fijar expectativas realistas.[62,102] La estadificación, calificación y la selección apropiada del paciente también son cruciales para lograr los mejores resultados; los médicos tratantes deben obtener una historia exhaustiva y realizar una minuciosa exploración física para elegir el tratamiento que tenga la mejor probabilidad de éxito.

Con el advenimiento de nueva evidencia, numerosas nuevas tecnologías y dispositivos están disponibles para tratar la celulitis. El futuro de la celulitis es promisorio y el tratamiento puede estar en las terapias de combinación; debe alentarse más investigación y desarrollo.

▶ MICROAGUJAS

Introducción

El tratamiento con microagujas, llamado también inducción colágena percutánea (ICP) o terapia de inducción de colágeno, es una modalidad de tratamiento dermatológico emergente en donde un conjunto de pequeñas agujas crea punciones microscópicas dentro de la piel. Una versión temprana del procedimiento ganó tracción en 1995 cuando Orentreich y Orentreich describieron la subcisión.[102] En este método, se utilizaban las agujas para perturbar el tejido conectivo subyacente a las arrugas y cicatrices.[103] En 1997, Camirand y Doucet trataron las cicatrices con dermoabrasión con agujas utilizando una "pistola de tatuajes".[104] Fernandes refinó esta técnica en 2006 para crear las bases de los dispositivos de microagujas contemporáneos, empleando un rodillo con forma de tambor con agujas para producir numerosos microcanales en la dermis y la epidermis.[105] Los dispositivos actuales siguen utilizando este proceso de microlesiones focalizadas para simular la remodelación dérmica, lo que causa una perturbación epidérmica limitada y curación del tejido con bajos riesgos de cicatrices consecuentes.[106] Desde entonces, las microagujas se han reconocido como una posible alternativa a los tratamientos no ablativos basados en luz para las cicatrices, las estrías y las ritides faciales. Más recientemente, las microagujas se propusieron también para la alopecia y la administración transdérmica de fármacos. Esta sección explora el nicho que ocupan las microagujas en la práctica clínica actual y describe una guía práctica para su uso.

Dispositivos

Ahora existen numerosos dispositivos de microagujas registrados con la FDA. De acuerdo con esta agencia, los dispositivos de microagujas son instrumentos con agujas, puntas o alfileres que se ruedan o se presionan sobre la piel.[107] Las agujas pueden ser de distintos largos y ser romas o puntiagudas. Estos dispositivos pueden denominarse instrumentos de microagujas, instrumentos de agujas, rodillos dérmicos, rodillos de microagujas, derma stamp o stamps de microagujas.[107] Los dispositivos se subdividen principalmente en dos grandes categorías: rodillos de agujas manuales y plumas eléctricas.[108] Los rodillos de agujas fijas son dispositivos cilíndricos con agujas empotradas que perforan la piel en un mecanismo giratorio a medida que el dispositivo pasa por encima del área de tratamiento deseada. En contraste, las plumas eléctricas utilizan agujas con resortes para aplicar movimientos repetitivos y verticales de velocidad y profundidad modificables (figura 10.7).[109] En general, los rodillos y las plumas se desplazan sobre la piel en una forma perpendicular, con el objetivo de conseguir leves sangrados puntiformes.[110] Sin embargo, la literatura respecto a la cantidad exacta de profundidad, tiempo y número de pases es variable. El número de agujas, su largo, diámetro y orientación también pueden variar entre dispositivos. Además, la presión que aplica el operador puede influir en el tratamiento y en el resultado final.

Ambos tipos de dispositivos crean heridas microscópicas dentro de la epidermis y la dermis (figura 10.8), lo que provoca lesiones controladas que estimulan la formación de nuevos vasos y la liberación de factores de crecimiento dérmico como el factor de crecimiento derivado de plaquetas (PDGJ, por sus siglas en inglés), factor de crecimiento de fibroblastos (FGF, por sus siglas en inglés) y factores de crecimiento transformantes (TGF, por sus siglas en inglés) alfa y beta.[111,112] La activación de los fibroblastos, con el subsecuente depósito de colágeno y elastina en la dermis papilar, mejora la apariencia cosmética a medida que sana el tejido.[112,114]

Las plumas eléctricas ofrecen ciertas ventajas teóricas por encima de los rodillos tradicionales, incluyendo un control más preciso en áreas de tratamiento focal, profundidad ajustable y menor riesgo de infección debido a las puntas desechables de las agujas (tabla 10.5).[110] Las plumas eléctricas permiten también tratar áreas o lesiones más pequeñas como cicatrices o lesiones cutáneas del labio superior.[110] Existen dispositivos caseros y de grado médico, cuya principal diferencia es la profundidad de la penetración en la piel.[114,115] Los dispositivos caseros son cada vez más populares entre los consumidores de productos del cuidado de la piel, y suelen incluir agujas más cortas; sin embargo, también hay dispositivos más penetrantes disponibles para su venta por parte de varios fabricantes. Se debe advertir a las personas que estén considerando un dispositivo para tratamiento en casa con respecto a los riesgos de sangrado, infección y cicatrices. Dado que el uso del dispositivo depende de la presión y del operador, la seguridad de los dispositivos de uso casero es poco clara.

En 2017, la FDA emitió un borrador de lineamientos para la industria y el personal de la FDA con respecto a las microagujas y cuándo se determina que debe clasificárseles como un dispositivo médico.[107] De acuerdo con este documento, las microagujas que dicen tratar cicatrices, arrugas, líneas faciales profundas, celulitis, estrías, dermatosis, acné o alopecia cumplen con los criterios de dispositivo médico. Aquellas que estimulan el colágeno, la angiogénesis o promueven la curación de las heridas caen también en la categoría de dispositivos médicos. Los dispositivos de microagujas que no penetran la epidermis o la dermis no se consideran

FIGURA 10.7   Ejemplo de disposición circular de la punta de las agujas.

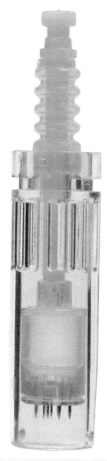

(Imagen cortesía de Eclipse.)

FIGURA 10.8   Representación esquemática de un microcanal creado en la epidermis y la dermis mediante microagujas.

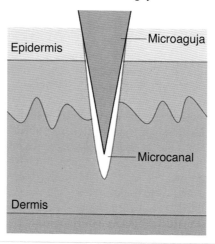

(Adaptación de la imagen cortesía de Sarika Uppaluri, University of Minnesota, Department of Dermatology.)

TABLA 10.5   Comparación de las dos categorías principales de dispositivos de microagujas

	Rodillos manuales	Plumas eléctricas
Método de microlesión	• Rodillo fijo en forma de tambor	• Dispositivo electrónico en forma de bolígrafo con agujas desechables con resortes
Mecanismo	• Las agujas diminutas crean microheridas epidérmicas y dérmicas	• Las agujas diminutas crean microheridas epidérmicas y dérmicas
Penetración de la piel	• Multidireccional	• Vertical
Ventajas	• Mínimo tiempo de recuperación • Bajo riesgo de despigmentación	• Mínimo tiempo de recuperación • Bajo riesgo de despigmentacón • Profundidad personalizable • Mayor precisión para lesiones/áreas pequeñas focalizadas • Probable riesgo disminuido de infección debido a las agujas desechables

dispositivos. Esto incluye a los que dicen exfoliar; mejorar la apariencia de la piel; o proporcionar a la piel aspecto o textura más suave, o un aspecto luminoso. Puede obtenerse la autorización como dispositivos de clase I o de clase II. Los médicos deben saber el estatus de los dispositivos ante la FDA cuando desean comprar uno.[107]

Usos clínicos

Se han investigado las microagujas como una alternativa de tratamiento no invasiva para numerosos estados de enfermedad, y los usos evolucionan a medida que los médicos obtienen experiencia con el procedimiento. Las subsecciones siguientes detallan usos selectos para las microagujas con la literatura asociada sobre los temas. Es notable que los estudios consisten sobre todo en reportes de casos, series de casos y ensayos clínicos aleatorizados más pequeños; se requieren estudios más amplios para establecer la seguridad y eficacia de las microagujas y comparar sus resultados con otras alternativas mínimamente invasivas.[108]

Cicatrices

La terapia con microagujas es bien conocida por su tratamiento para las cicatrices atróficas de acné.[116] Múltiples estudios han destacado la eficacia de los rodillos de microagujas fijas para disminuir la gravedad de las cicatrices con base en varias escalas de cicatrización establecidas, siendo la más común la clasificación global de cicatrización acneica de Goodman y Baron. Uno de los estudios más sólidos implicó un ensayo prospectivo de cara dividida realizado por Alam y cols., que demostró un promedio de 41% de mejoría percibida en 15 pacientes con cicatrices de acné a 6 meses usando rodillos manuales de agujas.[117] Esta eficacia parece extenderse a pacientes con los tipos de piel de Fitzpatrick más oscuros (IV-VI) también, con un riesgo disminuido de despigmentación y cicatrices comparado con los dispositivos de rejuvenecimiento tradicionales como los tratamientos láser ablativos y no ablativos y los peelings químicos.[118] Se ha propuesto que la mejoría en las cicatrices de picahielos es menor que en aquellas en furgón y onduladas con las microagujas.[110,115] Los resultados clínicos fueron confirmados histológicamente. El-Domyatí y cols. realizaron biopsias en sacabocado en pacientes sometidos a microagujas poscicatrices de acné a 1 y 3 meses; se apreciaron aumentos significativos en el colágeno dérmico tipos I y III en 3 meses.[119] Otros tipos de cicatrices, como las estrías distendidas, cicatrices atróficas de quemadura y cicatrices posquirúrgicas, pueden responder a las microagujas.[113,120,121] Estas parecen ser una alternativa terapéutica promisoria para estos fines, con efectos secundarios limitados.

Rejuvenecimiento y ritides

Las microagujas se han convertido en una opción atractiva para pacientes que buscan el rejuvenecimiento de la piel, dado su mínimo tiempo de inactividad y utilidad para reducir las ritides finas. Fabbrocini y cols. realizaron dos sesiones de microagujas en intervalos de 8 semanas en 10 mujeres con arrugas en el labio superior; la gravedad de las arrugas disminuyó de manera significativa después del tratamiento, según la Wrinkle Severity Rating Scale.[122] Otro estudio por El Domyati y cols. utilizó rodillos de agujas fijas en 10 pacientes con arrugas Glogau clase II-III a intervalos de 2 semanas. Todos los pacientes mostraron una mejoría clínica objetiva en la apariencia de las ritides y en la textura de la piel, y reportaron de forma subjetiva una alta satisfacción con los tratamientos con microagujas. Los cambios histológicos incluyeron grosor epidérmico muy aumentado con desarrollo de cresta de Rete después de 1 y 3 meses.[123] Fabbrocini y cols. demostraron una reducción en las ritides profundas del cuello con aumento concurrente en el grosor de la piel después de dos sesiones de tratamiento con microagujas basadas en imágenes de ultrasonido.[124] Los resultados parecen ser acumulativos para fines de rejuvenecimiento de la piel; Alster y cols. han descrito tres a seis sesiones de tratamiento a intervalos de 2 a 4 semanas.[110]

Melasma

Este es un trastorno crónico de despigmentación, que puede ser otra condición viable para el tratamiento con microagujas (figuras 10.9A y B). En un estudio, Lima demostró que las microagujas, seguidas por una fórmula de despigmentación 24 horas después, causaron 100% de satisfacción entre 22 pacientes con melasma refractario.[125] Fabbrocini y cols. realizaron en 20 mujeres con melasma dos sesiones de microagujas en combinación con suero despigmentador (que contenía rucinol y séfora-alfa) en una mitad de la cara; en la otra mitad se aplicó solo suero despigmentador. La terapia de combinación resultó en una mayor reducción según el Índice de Gravedad del Área de Melasma (MASI, por sus siglas en inglés) contra solo el suero tópico.[126] Un estudio controlado aleatorizado más grande conducido por Budamakuntla y cols. utilizó una combinación de microagujas con microinyecciones de ácido tranexámico contra solo las inyecciones en 60 pacientes chinas. Ambos grupos mostraron puntuaciones MASI más bajas, con una mayor reducción demostrada en el grupo de combinación.[127] No queda claro si estos estudios de combinación habrían mostrado logros similares sin el uso de medicamentos adyuvantes; sin embargo, estos reportes preliminares son alentadores para la futura terapia del melasma.

FIGURA 10.9   **Fotografías de paciente antes (A) y después (B) de una sesión de microagujas para el melasma.**

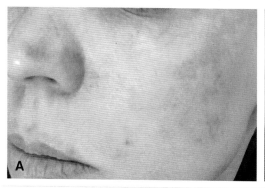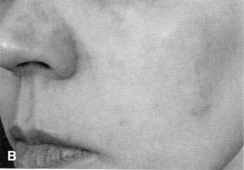

(Imagen cortesía de Ronda S. Farah, MD, University of Minnesota Department of Dermatology, MN, USA.)

Alopecia

En fechas recientes, las microagujas se han introducido en la literatura como una posible herramienta para mejorar varios tipos de alopecia, por lo regular en combinación con medicamentos tópicos. Dhurat y cols. encontraron que el uso de minoxidil combinado con sesiones mensuales de microagujas lograron un cambio medio en el recuento de cabellos que fue mayor a las 12 semanas comparadas con solo minoxidil entre 100 hombres participantes con alopecia androgénica.[128] Sin embargo, faltó la comparación con un grupo de solo microagujas y se instruyó a los sujetos a usar minoxidil entre tratamientos, elevando así la posibilidad del efecto único del minoxidil. En otro estudio, cuatro hombres con alopecia androgénica refractaria que usaban una solución de finasterida y minoxidil al 5% se sometieron a terapia con microagujas durante 6 meses; se reportó mejoría en la satisfacción y en la densidad capilar.[129] En 2012, se investigaron los efectos de las microagujas en el patrón de pérdida de cabello femenino, junto con el uso de factores de crecimiento en 11 mujeres coreanas. En este estudio se usaron las microagujas para mejorar la penetración de los factores de crecimiento a través del estrato córneo en una mitad del cuero cabelludo, y se observó un aumento significativo en la densidad de la vaina capilar.[130] Otros artículos han aportado sustento preliminar para el uso de microagujas en pacientes con alopecia areata. La literatura se limita a reportes y series de casos, lo cual justifica realizar investigación adicional.[132,132]

Administración transdérmica de fármacos

Recién se comenzó a explorar la terapia con microagujas como un método de administración de fármacos, ya que causa una disrupción física de la barrera cutánea sin el uso de energía de luz. La administración de fármacos puede lograrse a través de la aplicación tópica del medicamento seguida de una sesión con microagujas, administración del fármaco a través de agujas huecas, o el uso de microagujas embebidas con fármaco.[133] Es de notar que los autores han sugerido proceder con cautela con los medicamentos no esterilizados debido a un riesgo teórico aumentado de la entrada de microbios infecciosos.[108] Otra complicación de la administración del fármaco es la posibilidad de absorción sistémica de los medicamentos tópicos, lo que podría conducir a una toxicidad potencial. Se requieren más investigaciones para demostrar la eficacia de la administración transdérmica de fármacos e investigar los potenciales efectos sistémicos antes de que esta técnica se emplee en mayor medida.

Técnica

Como con todos los procedimientos clínicos, los pacientes interesados en someterse a la terapia con microagujas deben recibir asesoría adecuada sobre indicaciones, alternativas, riesgos y beneficios asociados del tratamiento. Deben realizarse una historia clínica y una exploración física minuciosas para confirmar que no existen contraindicaciones mayores para el procedimiento con microagujas. Debe iniciarse una breve consulta o llamada telefónica pretratamiento con los pacientes 1 a 2 semanas antes del procedimiento, para asegurar la transmisión adecuada de las instrucciones necesarias. En específico, los médicos deben considerar el uso del paciente de productos o medicaciones irritantes, incluyendo retinoles, ácido glicólico, ácido salicílico, cera, microdermoabración o procedimientos abrasivos. Es de notar que Alster y cols. recomiendan que no se suspenda el uso de retinoides, anticoagulantes y factores de crecimiento antes del procedimiento.[110] Algunos médicos sugieren una profilaxis pretratamiento con aciclovir/valaciclovir oral en pacientes con antecedentes de herpes simple o varicela.[110] Debe instruirse a los pacientes a evitar la exposición excesiva al sol o broncearse antes del procedimiento, debido a un riesgo aumentado de hiperpigmentación.

Más adelante se propone un lineamiento para la pluma eléctrica (tabla 10.6).[110] Estos pasos procedimentales pueden no ser aplicables a todos los dispositivos manuales electrónicos de microagujas; aún más, los pasos pueden variar con base en las preferencias del médico (figuras 10.10 y 10.11).

TABLA 10.6   Lineamiento para preparar y realizar un procedimiento de microagujas típico

Preparación
Considere profilaxis con medicación antiviral antes del procedimiento.
Tome una fotografía estandarizada de base.
Instruya al paciente para que se acueste supino en la mesa de tratamiento, o en una posición alternativa que permita una mejor visualización del área de tratamiento.
Aparte el cabello del área de tratamiento con una toalla o banda elástica.
Provea protección ocular como lentes protectores adhesivos.
Retire los productos y el maquillaje de la piel con un limpiador facial ligero.
Revise las alergias del paciente.
Considere el uso de un compuesto de anestésico tópico antes del procedimiento para el control del dolor.
Limpie la piel con una solución antiséptica quirúrgica.
Fije los ajustes de tratamiento en el dispositivo. Los parámetros recomendados dependen del dispositivo a utilizar, la presión del operador y el número de pases; siga los ajustes específicos con base en las directrices del fabricante y la revisión de la literatura.
Considere hacer la prueba en un área antes de realizar el tratamiento completo.
Asegúrese de que todo el personal en el cuarto de tratamiento use equipo de protección como lentes, guantes y mascarillas.
Tratamiento
Vuelva a verificar los ajustes de tratamiento del dispositivo.
Aplique un gel deslizante como gel de ácido hialurónico u otro producto según las instrucciones del fabricante.
Coloque el dispositivo de microagujas de forma perpendicular al área de tratamiento.
Guíe el dispositivo de microagujas en pases continuos sobre el área de tratamiento. Por lo regular se realizan tres pases sobre las áreas seleccionadas en direcciones alternativas (p. ej., horizontal, vertical y oblicua).[110]
Repita el tratamiento en un nuevo cuadrante hasta el punto final deseado (p. ej., cuando se observe un sangrado puntiforme; figuras 10.10 y 10.11).
Aplique el tratamiento en un nuevo cuadrante. Continúe hasta haber tratado todas las áreas deseadas.
Documente en el expediente médico el número y la dirección de los pases.
Retire los desechos o el exceso de sangrado con gasa estéril y solución. Cualquier solución refrigerada debe ser estéril para minimizar la introducción de bacterias u otros patógenos.
Aplique presión a cualquier sangrado activo.
Aplique una capa delgada de un tópico posoperatorio (ácido hialurónico) según las instrucciones del fabricante.

Respecto a la profundidad de la aguja, los tejidos más gruesos pueden tratarse con agujas más largas. Alster y cols. han sugerido profundidades de aguja de 1.5 a 3 mm para la cara, las mejillas y regiones periorales.[110] A menudo se prefieren profundidades menos agresivas de 0.5 a 1 mm para la piel más delgada, incluyendo la de los párpados y el puente nasal. Los médicos deben tener cautela cuando realizan terapia con microagujas sobre las regiones periorbitarias, debido a los riesgos de penetración del globo ocular. Asimismo, puede haber un riesgo aumentado teórico con las microagujas en las prominencias óseas. El gel deslizante, compuesto a menudo de ácido hialurónico, es imperativo para la protección epidérmica.

Aunque no existen directrices formales para el cuidado posprocedimiento con microagujas, los clínicos pueden considerar pedir a los pacientes que se apliquen diariamente un filtro solar de amplio espectro y bloqueo físico después de que sane el sitio del procedimiento. Se debe evitar el uso de maquillaje hasta 48 horas después del procedimiento.[110] El área de tratamiento

FIGURA 10.10   Fotografías de paciente antes del tratamiento con microagujas (A) a un punto final clínico (B) con sangrado puntiforme. Se aprecia una ligera secreción serosa posprocedimiento en la mejilla derecha con eritema ligero asociado.

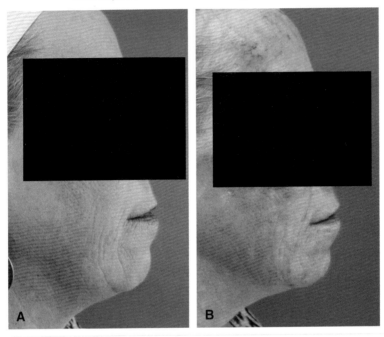

(Imagen cortesía de Ronda S. Farah, MD, University of Minnesota Department of Dermatology, MN, USA.)

FIGURA 10.11   Fotografía de paciente que demuestra el objeto clínico de sangrado puntiforme en la parte baja de la cara.

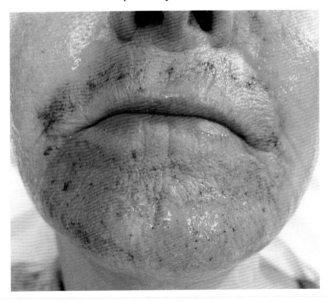

(Imagen cortesía de Ronda S. Farah, MD, University of Minnesota Department of Dermatology, MN, USA.)

puede limpiarse diariamente con un limpiador facial suave, aunque los médicos pueden considerar suspender productos agresivos sin prescripción –en particular abrasivos o bronceadores– que pueden irritar en exceso la piel en los siguientes días. Se espera la presencia de eritema transitorio, inflamación y descamación de la piel en las primeras 72 horas.[110] Se debe advertir a los pacientes sobre la posibilidad de requerir tratamientos repetidos para lograr óptimos resultados.[110]

Riesgos y contraindicaciones

Como procedimiento mínimamente invasivo, las microagujas suelen ser bien toleradas y tienen un bajo riesgo de eventos adversos. Se puede minimizar la inflamación con compresas frías y durmiendo en una posición semisentada la primera noche después del procedimiento. El riesgo de hiperpigmentación inducida por microagujas es bajo, pero puede disminuirse aún más evitando la exposición al sol. Como con todos los procedimientos basados en luz, los pacientes con bronceados activos no deben ser tratados.

Se han reportado quemaduras, hematomas, supuración serosa y costras.[116] Cualquier signo o síntoma de ampollas, hematomas, pústulas, dolor, costras, sangrado activo o aumento en la molestia justifican notificar de inmediato al médico para su manejo. También se describió un caso de cicatriz no deseada en "vías de tren" –o un patrón de cicatrización en direcciones cruzadas alternas– después de dos sesiones de terapia con microagujas.[134] Además del uso diario de un filtro solar, se debe aconsejar a los pacientes que eviten aplicar productos tópicos no recomendados por su médico, debido a un riesgo aumentado de reacciones de hipersensibilidad.[110] De hecho, se han reportado reacciones de hipersensibilidad y desarrollo de granulomas de cuerpo extraño con el uso tópico de vitamina C.[135]

Los médicos deben ejercer con cautela o evitar realizar procedimientos con microagujas en pacientes con lesiones acneicas activas, antecedentes de cicatrices queloides, cicatrices hipertróficas, koebnerización de la piel, verrugas faciales, infección activa, neoplasia no tratada, quimioterapia, uso de anticoagulantes, embarazo, diabetes no controlada o inmunosupresión. Los médicos también deben proceder con cuidado cuando realizan el procedimiento cerca de áreas recién inyectadas con toxina botulínica, porque el tratamiento combinado puede causar difusión de las toxinas.[110] Nada considerado no estéril debe aplicarse a la piel con microcanales abiertos. En general el riesgo de infección es bajo, porque las puntas de las agujas son desechables o esterilizables, y el equipo se desinfecta entre pacientes. Sin embargo, se reportó un caso de un paciente que contrajo virus de inmunodeficiencia humana (VIH) en posible relación con un "facial de vampiro" (plasma rico en plaquetas [PRP] administrado con microagujas) en un spa en Nuevo México.[136] Los pacientes deben asegurarse de acudir a centros que tengan las certificaciones adecuadas antes de buscar el tratamiento con microagujas.

Conclusión

Las microagujas constituyen un tratamiento relativamente nuevo en los campos de la dermatología y la medicina estética. Dada su promisoria eficacia general, excelente perfil de efectos secundarios y mínimo tiempo de recuperación, el procedimiento se ha venido incorporando en muchas prácticas clínicas. Los usos comunes incluyen cicatrices de acné atróficas y rejuvenecimiento de la piel, aunque también se están investigando nuevas aplicaciones como la alopecia androgénica y la administración transdérmica de fármacos. Se requiere investigación subsecuente para definir parámetros de tratamiento más precisos y enfocada en los efectos a largo plazo de las microagujas para avanzar en esta modalidad.

▶ PLASMA RICO EN PLAQUETAS

Introducción

Se ha descrito el plasma rico en plaquetas (PRP) como plasma autólogo con un conteo de plaquetas más altas que la sangre entera después de la centrifugación.[137] Definido al inicio por hematólogos en la década de 1960, esta amplia definición no expresa la concentración exacta de plaquetas necesarias para que el producto califique como PRP. De todas formas, el uso de PRP ha proliferado desde entonces a varias especialidades médicas, con tratamientos que involucran curación de heridas, regeneración ósea, lesiones musculoesqueléticas y antiinflamación.[137] Utilizado desde hace mucho en la medicina ortopédica y popularizado en las redes sociales, el PRP tiene también ciencia que respalda su uso en dermatología.[138] Esto incluye, sin limitar, usos no oficiales para el manejo de la alopecia, fotoenvejecimiento, revolumización facial, manejo de cicatrices y ulceraciones.[137] Dado que estas numerosas aplicaciones son promisorias y crecen rápidamente en Estados Unidos, la literatura asociada se ha disparado. De cualquier forma, se desconoce el mecanismo de acción preciso de PRP y sus parámetros óptimos en muchas de estas situaciones. Esta sección proporciona un panorama de la terapia PRP y discute la literatura sobre sus actuales utilidades cutáneas y estéticas.

Mecanismo

Si bien el mecanismo exacto de PRP todavía es poco claro, se teoriza que mejora el crecimiento celular y la reparación de tejidos mediante la activación de las plaquetas y la liberación de un cóctel de factores de crecimiento que activan rutas de señalización corriente abajo. La conjetura es que la alta concentración de plaquetas, a menudo del orden de más de 1 millón de plaquetas/μL, puede desempeñar un papel importante en mediar la reparación tisular, curación de las heridas y estimular la angiogénesis.[139] Las plaquetas se activan a través de un proceso de dos pasos que involucra la desgranulación plaquetaria y la subsecuente liberación de factores de crecimiento desde los gránulos alfa, seguidos por una escisión de fibrinógeno.[140] Cuando ocurre la activación, pueden secretarse cientos de factores de crecimiento de los gránulos alfa, incluyendo PDGF, TGF-β, factor de crecimiento endotelial vascular (VEGF, por sus siglas en inglés), factor de crecimiento parecido a la insulina 1 (IGF-1, por sus siglas en inglés) y FGF (por sus siglas en inglés).[139] De forma notable, la variabilidad de los niveles de factor de crecimiento en el PRP es uno de los muchos elementos que según se ha postulado influyen en la eficacia de las inyecciones de PRP.

Preparación del plasma rico en plaquetas

Mediante el proceso 510(k), la FDA ha liberado múltiples dispositivos para generar PRP a partir de sangre entera.[138] Sin embargo, hoy día la inyección de PRP no está regulada por la FDA. Existen varios protocolos para producir concentraciones autólogas de PRP. En el presente no existe un protocolo estandarizado para el tratamiento con PRP, pero todos los protocolos siguen un principio similar para obtener el PRP (figura 10.12). Este proceso inicia retirando aproximadamente 10 a 60 mL de sangre entera del paciente en un tubo de ensayo con una solución anticoagulante como citrato de sodio o dextrosa ácido-citrato, que también previene la activación plaquetaria antes de la inyección.[141] Una gravedad específica induce la separación de los tipos celulares.[141,142] Existen dos métodos generales de centrifugación que se usan para separar los tipos celulares cuando se obtiene PRP que se han referenciado como métodos de un solo giro y de doble giro (figura 10.13). En el método de un solo giro, un solo paso de centrifugación causa la separación en tres componentes: plasma pobre en plaquetas (PPP), PRP y glóbulos rojos de arriba hacia abajo. El PPP se retira y se colecta el PRP. En el método de doble giro se requieren dos pasos de centrifugación. En el primero, la muestra de sangre entera se divide en dos partes. El componente que contiene plasma está dentro de la porción superior y el que contiene

FIGURA 10.12 **Preparación de plasma rico en plaquetas (PRP) utilizando un sistema de un solo giro. PPP, plasma pobre en plaquetas.**

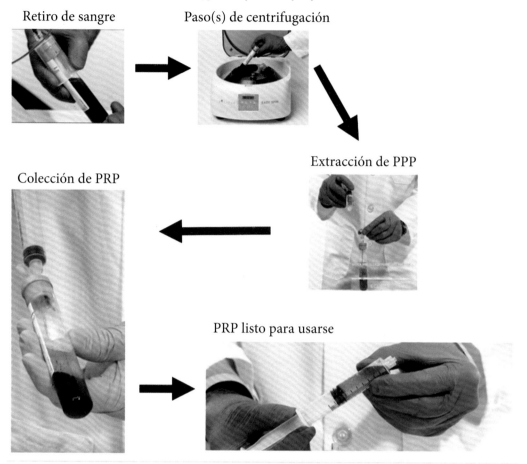

Retiro de sangre

Paso(s) de centrifugación

Extracción de PPP

Colección de PRP

PRP listo para usarse

(Imagen cortesía de Eclipse.)

glóbulos rojos está dentro de la porción inferior.[143] El componente que contiene plasma se separa y se transfiere a un segundo tubo para completar el segundo paso de centrifugación. Se retira la porción PPP (capa superior), dejando al médico o al investigador con el PRP (capa inferior). Algunos estudios han sugerido que el método de doble centrifugación es superior al de un solo giro, y que tal vez es más eficaz para concentrar las plaquetas.[143] Aunque existen ambos métodos, hay varios factores que son variables en el proceso de preparación de PRP. El tipo de dispositivo, el anticoagulante utilizado, la cantidad de sangre entera retirada y la temperatura del producto sanguíneo pueden ser variables adicionales que justifican que haya más investigación. Se desconoce la concentración óptima de PRP para diversas aplicaciones en dermatología, incluyendo alopecia y estética facial. Algunos reportes afirman que la concentración plaquetaria óptima para inducir angiogénesis en las células endoteliales humanas es de 1.5×10^6 plaquetas por microlitro.[144] Otros reportan que lo óptimo es una concentración plaquetaria de tres veces la concentración plaquetaria en las muestras de sangre entera.[145]

Antes de la inyección debe considerarse una activación plaquetaria endógena o exógena. La activación plaquetaria genera la liberación de factores de crecimiento por parte de los gránulos alfa, lo cual se piensa es la base de la mejoría clínica. Los activadores endógenos incluyen componentes de matriz extracelular (MEC), que activan las plaquetas una vez inyectadas, como colágeno y trombina del huésped.[141] También pueden añadirse al PRP antes de la inyección activadores endógenos como cloruro de calcio, gluconato de calcio, trombina bovina y un producto de MEC conocido como A-cell MatriStem®, y micropartículas como protamina

FIGURA 10.13   **Comparación esquemática de los métodos de un solo giro (arriba) contra el de doble giro (abajo). PRP, plasma rico en plaquetas; PPP, plasma pobre en plaquetas.**

Método de un solo giro

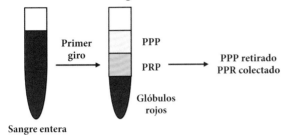

Método de doble giro

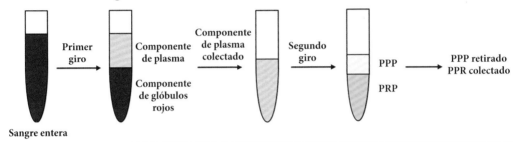

(Imagen cortesía de Ronda S. Farah, MD, University of Minnesota, Department of Dermatology, MN, USA.)

Dalteparina.[146-150] La adición de células madre derivadas de adipocitos y de células madre foliculares puede mediar la regeneración tisular después de la estimulación con varios factores de crecimiento.[151-153] El dilema de activar o no con un producto exógeno o permitir la activación plaquetaria endógena se ha discutido en la literatura.[141,142,146,148] Sin embargo, se requiere más investigación para entender por completo el mecanismo de PRP y determinar si la activación exógena es o no más eficaz y si lo es, en qué situaciones clínicas y con cuáles activadores.

Debe hacerse notar que el PRP es un producto sanguíneo y, por lo tanto, conlleva el riesgo de exposición a patógenos contenidos en la sangre para empleados y pacientes. Este riesgo incluye exposición a hepatitis B, hepatitis C y VIH. Hay reportes de consumidores que adquirieron VIH de prácticas inseguras con respecto al PRP en Nuevo México en 2018.[154] Médicos y consumidores deben estar conscientes de la necesidad de que exista un apropiado entrenamiento con respecto a los patógenos sanguíneos. Al igual que con el uso de otros productos sanguíneos en una instalación médica, deben seguirse protocolos estrictos de protección contra patógenos sanguíneos, además de una esterilización adecuada, desinfección y uso apropiado de los materiales durante el proceso.

Como en el caso de cualquier nuevo procedimiento mínimamente invasivo, el uso de PRP en el contexto clínico requiere una estricta valoración y aplicación médica. Deben recabarse una historia clínica de base y una fotografía estandarizada. Deben revisarse los riesgos, incluyendo, sin limitar, sangrado, infección, dolor, equimosis, edema, inflamación, eritema, lesión nerviosa, entumecimiento, cefalea, oclusión vascular y ceguera.[155] Debe discutirse la posibilidad de que no haya mejoría o de que esta sea ligera, un empeoramiento y la necesidad de múltiples tratamientos. Debe informarse el uso de cualquier producto no oficial. Muchos médicos defienden que se obtenga un hemograma completo antes de la inyección. Los pacientes con antecedentes de trastorno hemorrágico, adelgazadores sanguíneos, anemia, neoplasia activa, uso de quimioterapia, radiación activa en el sitio, anatomía alterada u otra enfermedad hematológica deben evitar el PRP o, como mínimo, considerar una detallada discusión con hematología u otro médico tratante. Asimismo, se recomienda gran cautela en personas inmunosuprimidas, que usan fármacos antiinflamatorios no esteroideos (AINES), cursan con lesiones cutáneas premalignas o que están siendo tratados con corticoesteroides. Garg y cols.[139] sugieren que las contraindicaciones absolutas incluyen inestabilidad hemodinámica, uso activo de anticoagulantes, síndrome de disfunción plaquetaria, hepatopatía, infección activa en el sitio del procedimiento, septicemia y bajo fibrinógeno. Se espera que el procedimiento cause dolor y los médicos han utilizado anestésicos locales inyectables, vibración, masaje, juguetes sensoriales, música y dispositivos de enfriamiento localizado para aliviar la molestia durante el tratamiento.

Plasma rico en plaquetas y alopecia

El uso no oficial del PRP para el manejo de la alopecia ha tenido un rápido crecimiento en la última década. En general, numerosos estudios en la literatura han sustentado su eficacia, en particular para el tratamiento de la alopecia androgénica.[139,140,147,156-162] Aunque el uso de PRP en la alopecia no cicatrizante es promisorio, hay pocas publicaciones que examinen las aplicaciones en la alopecia cicatrizante.

El mecanismo a través del cual el PRP causa una mejoría clínica en los pacientes con alopecia sigue siendo elusivo. Se teoriza que la liberación de factores de crecimiento y citoquinas estimula los folículos pilosos y promueve nuevo crecimiento capilar.[157] Los factores de crecimiento, incluyendo PDGF, VEFG, TGF-β, factor de crecimiento epidérmico (EGF) y FGF, interactúan con los receptores superficiales en las células papilares dérmicas, aumentando la vascularización y promoviendo la formación de folículos pilosos.[163] Aún más, estos factores de crecimiento promueven la proliferación celular y la diferenciación de las células papilares dérmicas, aumentando por lo tanto los efectos de señalización corriente abajo, lo que permite la transición de la fase telógena a la fase anágena atribuida al crecimiento capilar. Sin embargo, en 2019, Rodrigues y cols. cuestionaron la hipótesis del factor de crecimiento.[160] Es más, Li y cols. reportaron un aumento de folículos sobrevivientes a través de la activación de la quinasa extracelular regulada por señales (ERK) y la señalización de Akt.[164] Todavía queda por definir el mecanismo preciso del PRP y sus efectos en el crecimiento del cabello, por lo que se justifica que haya investigación adicional.

Alopecias no cicatrizantes

Estas son un grupo de padecimientos de pérdida de cabello reversible que no presenta cicatrización del ostium folicular. Los diagnósticos incluyen alopecia androgénica (AGA, por sus siglas en inglés), alopecia areata (AA), efluvio telógeno (ET) y tricotilomanía. El uso del PRP para el manejo de la enfermedad capilar no cicatrizante ha sido cada vez más popular durante la década pasada. AGA cuenta con la mayor cantidad de literatura que la sustenta y pruebas de eficacia.[165] Hay varios ensayos controlados aleatorizados que evalúan al PRP para AGA.[158-160,162,166] La mayor parte de la literatura reporta una mejoría en el patrón de pérdida de cabello después del tratamiento con PRP. Un estudio de Gentile y cols.[167] comparó el PRP no activado con el PRP activado en pacientes con AGA. Usaron un enfoque de media cabeza, en donde una mitad de la cabeza del paciente se trató con PRP activado o no activado, y la otra recibió un placebo. Se encontraron conteos de cabello clínicamente mejorados y una mejor densidad capilar en el lado tratado para el PRP activado y no activado comparado con el placebo. Este estudio reveló también disparidades en la concentración plaquetaria entre diversos sistemas de recolección.[167]

Debe hacerse notar que también se han publicado reportes de falta de eficacia.[166] La gravedad de la enfermedad, la terapia concomitante, el tamaño y diseño del estudio, la concentración plaquetaria y el régimen de tratamiento son solo algunas de las posibles razones de la variación de la eficacia. En fechas más recientes, Hausauer y cols. sugirieron un régimen de tratamiento uniforme de inyecciones mensuales por 3 meses seguidos por una inyección de refuerzo 3 meses después.[159] La continuación de investigaciones enfocadas en estas variables quizá llevará a mejores regímenes y resultados para el paciente.

Respecto a otras alopecias no cicatrizantes, varias publicaciones han investigado el uso del PRP en AA, que se caracteriza como una enfermedad autoinmune mediada por las células T del folículo piloso.[168] Una revisión de la literatura y metaanálisis de Marchitto y cols. sugiere que el PRP es una opción de tratamiento promisoria y potencial para AA.[169] Aun cuando hay ensayos clínicos aleatorizados que validan el tratamiento con PRP para AA, su uso sigue siendo discutible. Los estudios han mostrado que PRP es ineficaz en el tratamiento capilar para algunos pacientes con AA.[170] Las razones subyacentes para las variaciones en los resultados clínicos deben determinarse aún. Como en el caso de AGA, los factores que contribuyen a esto pueden incluir las características clínicas de la pérdida capilar, la duración de la enfermedad, su gravedad, los antecedentes médicos y la composición del PRP. Faltan datos sobre el uso de PRP en otras alopecias no cicatrizantes, como el efluvio telógeno o la tricotilomanía (figura 10.14).

Alopecias cicatriciales

Estas causan la destrucción del ostium folicular y, por lo regular, pérdida permanente de folículos pilosos. Sin embargo, los clínicos pueden notar un nuevo crecimiento de cabello con la intervención temprana. Además de los síntomas físicos, un paciente puede sufrir un grave problema psicológico y emocional.[171] Hoy día las alopecias cicatriciales son difíciles de manejar, porque los tratamientos existentes, como los esteroides tópicos, los esteroides intralesión, los inmunosupresores, la hidroxicloroquina y los antibióticos orales, están muy lejos de ser una cura. En la literatura dermatológica, las alopecias cicatriciales incluyen el liquen plano pilar (LPP), la alopecia frontal fibrosante (AFF), el lupus discoide, la alopecia cicatricial centrífuga central (ACCC), la celulitis disecante y la foliculitis dicalvante. Como en el caso de AGA, el uso de PRP para el manejo de las alopecias cicatrizantes no está aprobado por la FDA. Son pocos los estudios que han investigado el manejo de las alopecias cicatrizantes con PRP, y la mayor parte de la literatura se enfoca en LPP. Hay al menos cuatro reportes de casos de PRP para el tratamiento de LPP. En 2016 hubo un reporte de caso inicial de un paciente diagnosticado con LPP y tratado con PRP y un dispositivo de microagujas.[172] Un paciente recibió tres tratamientos mensuales consecutivos de PRP, con regresión completa de los síntomas de LPP activo que

FIGURA 10.14   Fotografías de antes (A) y después (B) del uso de plasma rico en plaquetas (PRP) para la alopecia androgénica masculina.

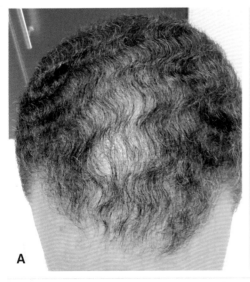
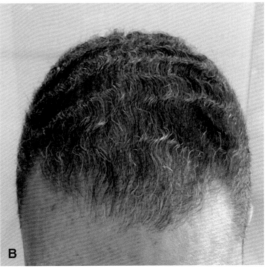

A   B

(Cortesía del Dr. Charles E Crutchfield III, Crutchfield Dermatology, Eagan, MN.)

estaban presentes antes del tratamiento. Este estudio de caso fue el primero en reportar éxito de PRP para tratar el LPP,[172] aunque no quedó claro si esta mejoría se relacionó con el PRP, el procedimiento de microagujas o una combinación de ambos. En tres casos restantes reportados en 2018 y 2019, se demostró crecimiento y engrosamiento capilar.[173-175] No obstante, existe una preocupación por la falta de fotografías estandarizadas en al menos dos de estos reportes de caso. Se requiere investigación adicional con poblaciones más grandes y plazos más largos. Existen dos reportes de casos adicionales que investigan el manejo de la alopecia cicatrizante con PRP. En el caso de ACCC, que se describe como pérdida de cabello en la coronilla de la cabeza, que irradia hacia afuera en un patrón circular, existe un paciente reportado que mostró mejoría.[175] Respecto a la AFF, un tipo de alopecia cicatrizante que causa pérdida de la línea del cabello frontal y las cejas, hay un reporte de caso de 2019 donde se vio mejoría a un seguimiento de 5 meses después del tratamiento con PRP.[176]

Plasma rico en plaquetas y estética

Aunque no está aprobado por la FDA, el uso del PRP para el manejo de preocupaciones cosméticas ha ganado popularidad. Numerosos estudios y reportes clínicos anecdóticos han reportado la mejoría en fotoenvejecimiento, textura, tono, revolumización y cicatrices. En la revisión de la literatura enfocada en el fotodaño, un estudio de Alam y cols. investigó si una sola inyección de PRP podía mejorar la apariencia visual de la piel fotodañada en 27 pacientes.[177] Cada uno recibió inyecciones de PRP en una mejilla e inyecciones estériles de solución salina normal en la otra. Después de 6 meses de terapia con PRP, los pacientes reportaron una apariencia muy mejorada de arrugas y de la textura de la piel en el lado tratado con PRP comparado con el tratado con solución salina. Sin embargo, las evaluaciones médicas no mostraron diferencia significativa entre el PRP y la solución salina normal.[177] Otro estudio por Redaelli y cols. evaluó los efectos de las inyecciones de PRP cada 3 meses en la cara y el cuello.[178] Se usaron fotografías con dermoscopio, cámara digital y sistema de imagen fotográfica para evaluar la apariencia de la cara y el cuello después del tratamiento con PRP. Reportaron una mejoría promedio de 24% para los pliegues nasolabiales, 33% para la homogeneidad y textura de la piel, 22.5% para la tonicidad de la piel y 30% para las arrugas perioculares.[178] Aunque estos estudios son promisorios, se requiere investigación adicional para entender por completo el impacto del PRP en el fotoenvejecimiento y la textura de la piel.

Se ha propuesto también que el PRP puede ser útil para aumentar el volumen facial. Se teoriza que la volumización ocurre a través del uso de factores de crecimiento en el PRP que estimulan la actividad de los fibroblastos y promueven la producción de colágeno.[179] Un estudio por Elnehrawy y cols. examinó los efectos de una sola inyección de PRP en 20 mujeres con arrugas faciales.[180] Sus resultados demostraron una mejoría estadísticamente significativa en la apariencia de los pliegues nasolabiales.[180]

Asimismo, se ha reportado el uso de PRP en combinación con otras terapias cosméticas bien establecidas. Un estudio por Willemsen y cols. mostró que el PRP, cuando es añadido al procedimiento de liporrelleno facial, disminuye el tiempo general de recuperación y mejora los resultados estéticos.[181] Yuksel y cols. examinaron los efectos del PRP en la piel facial humana.[182] Se aplicó PRP con un rodillo dérmico tres veces, a intervalo de 2 semanas en la frente, los pómulos, la quijada y en las arrugas de pata de gallo. Los resultados fueron evaluados por dermatólogos y apreciaron una mejoría estadísticamente significativa en la firmeza de la piel después de tres sesiones de tratamiento con PRP.[182] Shin y cols. compararon una combinación de PRP con un láser fraccionado contra solo el láser fraccionado en mujeres coreanas, y encontraron mejorías en la textura y elasticidad de la piel.[183] Un estudio prospectivo de Hersant y cols. examinó la efectividad de combinar el PRP con ácido hialurónico a través de inyecciones intradérmicas.[184] Se apreció una mejoría significativa evaluada según la escala de FACE-Q a los 6 meses, comparada con el inicio.[184] Sin embargo, faltó un grupo de comparación para el uso de solo ácido hialurónico. En general, aunque estos tratamientos de combinación con estética son excitantes, se requiere investigación continua para entender por completo la efectividad y los parámetros para el uso clínico.

Las cicatrices del acné son una preocupación para muchos pacientes, y se ha utilizado el PRP en un intento de tratarlas. El PRP es una opción terapéutica adyuvante para pacientes con cicatrices de acné, y se ha usado como terapia adyuvante en los procedimientos de revisión de las cicatrices acneicas. Deshmukh y cols. compararon la eficacia de PRP y la subcisión contra solo la subcisión como tratamiento para estas lesiones.[185] Los sujetos recibieron inyecciones de PRP en la cicatriz después de la subcisión en el lado derecho de la cara, y el lado izquierdo recibió solo subcisión. El PRP con la subcisión mostró una mejoría de 32.08% en las cicatrices de acné contra 8.33% de solo la subcisión.[185] Nofal y cols. aportaron resultados promisorios para las inyecciones intradérmicas de PRP al tratar cicatrices de acné atróficas de distintos grados.[186] Las cicatrices traumáticas también pueden beneficiarse con el PRP,[187] el cual se utiliza también como herramienta terapéutica para ayudar a la recuperación debido a sus propiedades de curación de heridas. Lee y cols. examinaron los efectos del PRP para mejorar la curación de las heridas después de un tratamiento de rejuvenecimiento con dióxido de carbono fraccionado para las cicatrices de acné en 14 pacientes coreanos.[188] Encontraron que la mitad de la cara tratada con PRP después de un tratamiento de rejuvenecimiento con láser se recuperó más rápido y con una mejoría más rápida en el eritema. También se apreció menos edema, pero esto no alcanzó una significancia estadística.[188]

En general, las aplicaciones para el PRP dentro de la arena estética son nuevas y de rápida expansión. Sin embargo, faltan numerosos ensayos controlados, aleatorizados y extensos. Aún más, el entendimiento definitivo del uso del PRP en la estética –incluyendo la preparación óptima, los intervalos del tratamiento y la seguridad y eficacia a largo plazo– están todavía por delinearse.

Conclusión

A medida que se expande el uso del PRP en el contexto clínico, también aumentan las pruebas en nuevos escenarios médicos del cuidado de la piel. A la fecha, estos usos incluyen el PRP en conjunción con el trasplante de cabello, el tratamiento de las ulceraciones y el manejo del vitiligo.[189-192] En general, el potencial del PRP dentro de la arena médica es exponencial y entraña una gran promesa para el tratamiento de la enfermedad humana. Sin embargo, deben elucidarse todavía muchas variables antes de desarrollar un protocolo estandarizado y efectivo para el PRP en cada aplicación. La falta de estandarización en la preparación y administración del PRP, junto con un limitado entendimiento de la ciencia básica, hace que el PRP sea un excelente objetivo para futuras investigaciones. Se requieren estudios adicionales para entender el uso de la terapia de inyección del PRP para los pacientes.

REFERENCIAS

1. El-Domyati M, Hosam W, Abdel-Azim E, Abdel-Wahab H, Mohamed E. Microdermabrasion: a clinical, histometric, and histopathologic study. *J Cosmet Dermatol*. 2016;15:503-513. doi:10.1111/jocd.12252.

2. Monteleone G. *Microdermabrasion with aluminum hydroxide powder in scar camouflaging*. En: *Proceedings of the 3rd Meeting of Southern Italy Plastic Surgery Association*. Benevento, Italy: 1988.

3. *The American Society for Aesthetic Plastic Surgery*. New York, NY: Cosmetic Surgery National Data Bank Statistics; 2017. Disponible en https://www.surgery.org/sites/default/files/ASAPS-Stats2017.pdf.

4. Karimipour DJ, Kang S, Johnson TM, et al. Microdermabrasion with and without aluminum oxide crystal abrasion: a comparative molecular analysis of dermal remodeling. *J Am Acad Dermatol*. 2006;54:405-410. doi:10.1016/j.jaad.2005.11.1084.

5. Bhalla M, Thami GP. Microdermabrasion: reappraisal and brief review of literature. *Dermatol Surg*. 2006;32:809-814. doi:10.1111/j.1524-4725.2006.32165.x.

6. Andrews SN, Zarnitsyn V, Bondy B, Prausnitz MR. Optimization of microdermabrasion for controlled removal of stratum corneum. *Int J Pharm*. 2011;407:95-104. doi:10.1016/j.ijpharm.2011.01.034.

7. Spencer JM. Microdermabrasion. *Am J Clin Dermatol*. 2005;6(2):89-92. doi:10.2165/00128071-200506020-00003.

8. Freedman BM, Rueda-Pedraza E, Waddell SP. The epidermal and dermal changes associated with microdermabrasion. *Dermatol Surg*. 2001;27:1031-1033. doi:10.1046/j.1524-4725.2001.01031.x.

9. Shim EK, Barnette D, Hughes K, Greenway HT. Microdermabrasion: a clinical and histopathologic study. *Dermatol Surg*. 2001;27:524-530. doi:10.1046/j.1524-4725.2001.01001.x.

10. Tan MH, Spencer JM, Pires LM, Ajmeri J, Skover G. The evaluation of aluminum oxide crystal microdermabrasion for photodamage. *Dermatol Surg*. 2001;27:943-949. doi:10.1046/j.1524-4725.2001.01120.x.

11. Fernandes M, Pinheiro NM, Crema VO, Mendonça AC. Effects of microdermabrasion on skin rejuvenation. *J Cosmet Laser Ther*. 2014;16:26-31. doi:10.3109/14764172.2013.854120.

12. Rajan P, Grimes PE. Skin barrier changes induced by aluminum oxide and sodium chloride microdermabrasion. *Dermatol Surg*. 2002;28:390-393. doi:10.1046/j.1524-4725.2002.01239.x.

13. Lew BL, Cho Y, Lee MH. Effect of serial microdermabrasion on the ceramide level in the stratum corneum. *Dermatol Surg*. 2006;32:376-379. doi:10.1111/j.1524-4725.2006.32076.x.

14. Small R, Hoang D, Linder J. *Chemical Peels, Microdermabrasion & Topical Products*. Philadelphia, PA: Lippincott Williams & Wilkins; 2013.

15. Lee WR, Shen SC, Wang KH, Hu CH, Fang JY. Lasers and microdermabrasion enhance and control topical delivery of vitamin C. *J Invest Dermatol*. 2003;121:1118-1125. doi:10.1046/j.1523-1747.2003.12537.x.

16. Loesch MM, Travers JB, Kingsley MM, Travers JB, Spandau DF. Skin resurfacing procedures: new and emerging options. *Clin Cosmet Investig Dermatol*. 2014;7:231-241. doi:10.2147/CCID.S50367.

17. Freedman BM. Hydradermabrasion: an innovative modality for nonablative facial rejuvenation. *J Cosmet Dermatol*. 2008;7:275-280 doi:10.1111/j.1473-2165.2008.00406.x.

18. Freedman BM. Topical antioxidant application enhances the effects of facial microdermabrasion. *J Dermatolog Treat*. 2009;20(2):82-87. doi:10.1080/09546630802301818.

19. Karimipour DJ, Karimipour G, Orringer JS. Microdermabrasion: an evidence-based review. *Plast Reconstr Surg*. 2010;125:372-377. doi:10.1097/PRS.0b013e3181c2a583.

20. Hernandez-Perez E, Ibiett EV. Gross and microscopic findings in patients undergoing microdermabrasion for facial rejuvenation. *Dermatol Surg*. 2001;27:637-640. doi:10.1046/j.1524-4725.2001.00291.x.

21. Tsai R-Y, Wang C-N, Chan H-L. Aluminum oxide crystal microdermabrasion: a new technique for treating facial scarring. *Dermatol Surg*. 1995;21:539-542. doi:10.1111/j.1524-4725.1995.tb00258.x.

22. Lloyd JR. The use of microdermabrasion for acne: a pilot study. *Dermatol Surg*. 2001;27:329-331. doi:10.1046/j.1524-4725.2001.00313.x.

23. Kolodziejczak A, Wieczorek AM, Rotsztejn HP. The assessment of the effects of the combination of microdermabrasion and cavitation peeling in the therapy of seborrhoeic skin with visible symptoms of acne punctata. *J Cosmet Laser Ther*. 2019;21:286-290. doi:10.1080/14764172.2018.1525751.

24. Waldman A, Bolotin D, Arndt KA, et al. ASDS Guidelines Task Force: consensus recommendations regarding the safety of lasers, dermabrasion, chemical peels, energy devices, and skin surgery during and after isotretinoin use. *Dermatol Surg*. 2017;43:1249-1262. doi:10.1097/DSS.0000000000001166.

25. Janda K, Tomikowska A. Cellulite – causes, prevention, treatment. *Ann Acad Med Stetin*. 2014;60(1):29-38.

26. Atamoros FMP, Pérez DA, Sigall DA, et al. Evidence-based treatment for gynoid lipodystrophy: a review of the recent literature. *J Cosmet Dermatol*. 2018;17(6):977-983. doi:10.1111/jocd.12555.

27. Khan MH, Victor F, Rao B, Sadick NS. Treatment of cellulite: part I. Pathophysiology. *J Am Acad Dermatol*. 2010;62(3):361-370. doi:10.1016/j.jaad.2009.10.042.

28. Sadick N. Treatment for cellulite. *Int J Womens Dermatol*. 2019;5(1):68-72. doi:10.1016/j.ijwd.2018.09.002.

29. Draelos ZD, Marenus KD. Cellulite: etiology and purported treatment. *Dermatol Surg*. 1997;23(12):1177-1781. doi:10.1111/j.1524-4725.1997.tb00468.x.

30. Avram MM. Cellulite: a review of its physiology and treatment. *J Cosmet Laser Ther*. 2004;6(4):181-185. doi:10.1080/14764170410003057.

31. Davis DS, Boen M, Fabi SG. Cellulite: patient selection and combination treatments for optimal results – a review and our experience. *Dermatol Surg*. 2019;45:1171-1184.

32. Scherwitz C, Braun-Falco O. So-called cellulite. *J Dermatol Surg Oncol*. 1978;4(3):221-229. doi:10.1111/j.1524-4725.1978.tb00416.x.

33. Nürnberger F, Müller G. So-called cellulite: an invented disease. *J Dermatol Surg Oncol*. 1978;4(3):221-229.

34. Hexsel D, Hexsel CL. Social impact of cellulite and its impact on quality of life. In: Goldman MP, Hexsel D, Leibaschoff G, Bacci PA, eds. *Cellulite Pathophysiology and Treatment*. Boca Raton, FL: CRC Press; 2006: 2-4.

35. Hexsel D, Fonte De Souza J, Weber M, Taborda ML. Preliminary results of the elaboration of a new instrument to evaluate quality of life in patients with cellulite: CELLUQOL. *J Am Acad Dermatol*. 2009;60(3):AB62. doi:10.1016/j.jaad.2008.11.285.

36. Rossi ABR, Vergnanini AL. Cellulite: a review. *J Eur Acad Dermatol Venereol*. 2000;14(4):251-262. doi:10.1046/j.1468-3083.2000.00016.x.

37. Barnhill W. *The Cellulite Myth*. *The Washington Post*. 1985. Disponible en https://www.washingtonpost.com/archive/lifestyle/wellness/1985/03/06/the-cellulite-myth/661b5726-da95-43ec-9459-dfabb505bbcf/?utm_term=.3fc5465a1ac4.

38. Ronsard N. *Cellulite: Those Lumps, Bumps and Bulges You Couldn't Lose Before*. New York, NY: Beauty and Health Publishing and Co; 1973.

39. *Cellulite Treatment*. *RealSelf.com*. 2019. Disponible en https://www.realself.com/cellulite-treatment/cost.

40. Goldman MP, Hexsel D. *Cellulite: Pathophysiology and Treatment (Basic and Clinical Dermatology)*. 2nd ed. Boco Raton, FL: CRC Press; 2010.

41. Emanuele E, Bertona M, Geroldi D. A multilocus candidate approach identifies ACE and HIF1A as susceptibility genes for cellulite. *J Eur Acad Dermatol Venereol*. 2010;24(8):930-935. doi:10.1111/j.1468-3083.2009.03556.x.

42. Emanuele E, Minoretti P, Altabas K, Gaeta E, Altabas V. Adiponectin expression in subcutaneous adipose tissue is reduced in women with cellulite. *Int J Dermatol*. 2011;50(4):412-416. doi:10.1111/j.1365-4632.2010.04713.x.

43. Rudolph C, Hladik C, Hamade H, et al. Structural gender dimorphism and the biomechanics of the gluteal subcutaneous tissue: implications for the pathophysiology of cellulite. *Plast Reconstr Surg*. 2019;143(4):1077-1086. doi:10.1097/PRS.0000000000005407.

44. Puddu P, Ventrice C, Pennasilico G, et al. An open randomized controlled study on the efficacy of low-sodium water intake evaluated by non-invasive methods in patients with cellulite. *Eur J Inflamm*. 2017;1(1):43-48. doi:10.1177/1721727x0300100109.

45. Piérard GE, Nizet JL, Piérard-Franchimont C. Cellulite: from standing fat herniation to hypodermal stretch marks. *Am J Dermatopathol*. 2000;22(1):34-37.

46. Mirrashed F, Sharp JC, Krause V, Morgan J, Tomanek B. Pilot study of dermal and subcutaneous fat structures by MRI in individuals who differ gender, BMI, and cellulite grading. *Skin Res Technol*. 2004;10(3):161-168. doi:10.1111/j.1600-0846.2004.00072.x.

47. Friedmann D, Vick G, Mishra V. Cellulite: a review with a focus on subcision. *Clin Cosmet Investig Dermatol*. 2017;10:17-23. doi:10.2147/CCID.S95830.

48. Curri S. *Las paniculopatías de estasis venosa: diagnostico clínico e instrumental*. Barcelona, Spain: Hausmann; 1991.

49. Draelos ZD. *Cellulite pathophysiology*. En: *Cellulite Pathophysiology and Treatment*. 2nd ed. New York, NY: Informa Healthcare; 2010.

50. Angelini F, Orlandi C, Di Fiore P, et al. *Medical therapy*. En: *Cellulite Pathophysiology and Treatment*. 2nd ed. New York, NY: Informa Healthcare; 2010.

51. Nikolis A, Enright KM. Methods of standardizing photography for cellulite in the buttocks and thighs. *Dermatol Surg*. 2019;45:1208-1210. doi:10.1097/DSS.0000000000001666.

52. Hexsel D, Hexsel CL, Dal'Forno T, Schilling de Souza J, Silva AF, Siega C. Standardized methods for photography in procedural dermatology using simple equipment. *Int J Dermatol*. 2017;56(4):444-451. doi:10.1111/ijd.13500.

53. Zerini I, Sisti A, Cuomo R, et al. Cellulite treatment: a comprehensive literature review. *J Cosmet Dermatol*. 2015;14(3):224-240. doi:10.1111/jocd.12154.

54. Hexsel DM, Dal'Forno T, Hexsel CL, Dal'forno T, Hexsel CL. A validated photonumeric cellulite severity scale. *J Eur Acad Dermatol Venereol*. 2009;23(5):523-528. doi:10.1111/j.1468-3083.2009.03101.x.

55. Hexsel D, Fabi SG, Sattler G, et al. Validated assessment scales for cellulite dimples on the buttocks and thighs in female patients. *Dermatol Surg*. 2019;45:S2-S11. doi:10.1097/dss.0000000000001993.

56. Hexsel D, Weber MB, Taborda ML, Forno TD, Dal'Forno T, Prado D. Celluqol® – a quality of life measurement for patients with cellulite. *Surg Cosmet Dermatol*. 2011;3(2):96-101.

57. Kutlubay Z, Songur A, Engin B, Khatib R, Calay Ö, Serdaroğlu S. An alternative treatment modality for cellulite: LPG endermologie. *J Cosmet Laser Ther*. 2013;15(5):266-270. doi:10.3109/14764172.2013.787801.

58. Tülin Güleç A. Treatment of cellulite with LPG endermologie. *Int J Dermatol*. 2009;48(3):265-270. doi:10.1111/j.1365-4632.2009.03898.x.

59. Collis N, Elliot LA, Sharpe C, Sharpe DT. Cellulite treatment: a myth or reality. A prospective randomized, controlled trial of two therapies, endermologie and aminophylline cream. *Plast Reconstr Surg*. 1999;104(4):1110-1114. doi:10.1097/00006534-199909020-00037.

60. Hexsel D, Soirefmann M. Cosmeceuticals for cellulite. *Semin Cutan Med Surg*. 2011;30(3):167-170. doi:10.1016/j.sder.2011.06.005.

61. Hexsel D, Zechmeister Ddo P, Goldman MP. *Topical management of cellulite*. In: *Cellulite Pathophysiology and Treatment*. 2nd ed. New York, NY: Informa Healthcare; 2010.

62. Khan MH, Victor F, Rao B, Sadick NS. Treatment of cellulite: part II. Advances and controversies. *J Am Acad Dermatol*. 2010;62(3):373-384. doi:10.1016/j.jaad.2009.10.041.

63. Lupi O, Semenovitch IJ, Treu C, Bottino D, Bouskela E. Evaluation of the effects of caffeine in the microcirculation and edema on thighs and buttocks using the orthogonal polarization spectral imaging and clinical parameters. *J Cosmet Dermatol*. 2007;6(2):102-107. doi:10.1111/j.1473-2165.2007.00304.x.

64. Kligman AM, Pagnoni A, Stoudemayer T. Topical retinol improves cellulite. *J Dermatol Treat*. 1999;10(2):119-125. doi:10.3109/09546639990056013.

65. Piérard-Franchimont C, Piérard GE, Henry F, Vroome V, Cauwenbergh G. A randomized, placebo-controlled trial of topical retinol in the treatment of cellulite. *Am J Clin Dermatol*. 2000;1(6):369-374. doi:10.2165/00128071-200001060-00005.

66. Sainio EL, Rantanen T, Kanerva L. Ingredients and safety of cellulite creams. *Eur J Dermatol*. 2000;10(8):596-603.

67. Belenky I, Margulis A, Elman M, Bar-Yosef U, Paun SD. Exploring channeling optimized radiofrequency energy: a review of radiofrequency history and applications in esthetic fields. *Adv Ther*. 2012;29(3):249-266. doi:10.1007/s12325-012-0004-1.

68. Beasley KL, Weiss RA. Radiofrequency in cosmetic dermatology. *Dermatol Clin*. 2014;32(1):79-90. doi:10.1016/j.det.2013.09.010.

69. Sadick NS, Malerich SA, Nassar AH, Dorizas AS. Radiofrequency: an update on latest innovations. *J Drugs Dermatol*. 2014;13(11):1331-1335.

70. Narsete T, Narsete DS. Evaluation of radiofrequency devices in aesthetic medicine: a preliminary report. *J Dermatol Ther Case Rep Eval*. 2017;1(1):5-8.

71. Kapoor R, Shome D, Ranjan A. Use of a novel combined radiofrequency and ultrasound device for lipolysis, skin tightening and cellulite treatment. *J Cosmet Laser Ther*. 2017;19(5):266-274. doi:10.1080/14764172.2017.1303169.

72. Fritz K, Salavastru C, Gyurova M. Clinical evaluation of simultaneously applied monopolar radiofrequency and targeted pressure energy as a new method for noninvasive treatment of cellulite in postpubertal women. *J Cosmet Dermatol.* 2018;17(3):361-364. doi:10.1111/jocd.12525.

73. Alexiades-Armenakas M, Dover JS, Arndt KA. Unipolar radiofrequency treatment to improve the appearance of cellulite. *J Cosmet Laser Ther.* 2008;10(3):148-153. doi:10.1080/14764170802279651.

74. Alexiades M, Munavalli G, Goldberg D, Berube D. Prospective multicenter clinical trial of a temperature-controlled subcutaneous microneedle fractional bipolar radiofrequency system for the treatment of cellulite. *Dermatol Surg.* 2018;44(10):1262-1271. doi:10.1097/DSS.0000000000001593.

75. Sadick N, Magro C. A study evaluating the safety and efficacy of the VelaSmooth system in the treatment of cellulite. *J Cosmet Laser Ther.* 2007;9(1):15-20.

76. Sadick NS, Mulholland RS. A prospective clinical study to evaluate the efficacy and safety of cellulite treatment using the combination of optical and RF energies for subcutaneous tissue heating. *J Cosmet Laser Ther.* 2004;6(4):187-190. doi:10.1080/14764170410003039.

77. Sadick NS. *VelaSmooth and VelaShape.* En: *Cellulite Pathophysiology and Treatment.* 2nd ed. New York, NY: Informa Healthcare; 2010.

78. Sadick N, Rothaus KO. Aesthetic applications of radiofrequency devices. *Clin Plast Surg.* 2016;43(3):557-565. doi:10.1016/j.cps.2016.03.014.

79. Sadick NS, Nassar AH, Dorizas AS, Alexiades-Armenakas M. Bipolar and multipolar radiofrequency. *Dermatol Surg.* 2014;40:S174-S179. doi:10.1097/DSS.0000000000000201.

80. Wanitphakdeedecha R, Sathaworawong A, Manuskiatti W, Sadick NS. Efficacy of multipolar radiofrequency with pulsed magnetic field therapy for the treatment of abdominal cellulite. *J Cosmet Laser Ther.* 2017;19(4):205-209. doi:10.1080/14764172.2017.1279332.

81. Goldberg DJ, Fazeli A, Berlin AL. Clinical, laboratory, and MRI analysis of cellulite treatment with a unipolar radiofrequency device. *Dermatol Surg.* 2008;34(2):204-209. doi:10.1111/j.1524-4725.2007.34038.x.

82. Luebberding S, Krueger N, Sadick NS. Cellulite: an evidence-based review. *Am J Clin Dermatol.* 2015;16(4):243-256. doi:10.1007/s40257-015-0129-5.

83. Modena DAO, da Silva CN, Grecco C, et al. Extracorporeal shockwave: mechanisms of action and physiological aspects for cellulite, body shaping, and localized fat—systematic review. *J Cosmet Laser Ther.* 2017;19(6):314-319. doi:10.1080/14764172.2017.1334928.

84. Hexsel D, Camozzato FO, Silva AF, Siega C. Acoustic wave therapy for cellulite, body shaping and fat reduction. *J Cosmet Laser Ther.* 2017;19(3):165-173. doi:10.1080/14764172.2016.1269928.

85. Knobloch K, Kraemer R. Extracorporeal shock wave therapy (ESWT) for the treatment of cellulite – a current metaanalysis. *Int J Surg.* 2015;24(2015):210-217. doi:10.1016/j.ijsu.2015.07.644.

86. Werschler WP. Evaluation of microfocused ultrasound with visualization (MFU-V) for lifting and tightening of facial and neck skin laxity using a customized, high-density and vectoring treatment approach. *J Am Acad Dermatol.* 2014;70(5):AB43. doi:10.1016/j.jaad.2014.01.177.

87. Goldberg D, Bard S, Kassim A, Payongayong L. *A Single-center, Prospective Study of the Efficacy and Safety of Micro-focused Ultrasound With Visualization for Lifting, Tightening, and Smoothing of the Buttocks and Thighs.* 2013. Disponible en https://onlinelibrary.wiley.com/doi/full/10.1002/lsm.22127.

88. Moreno-Moraga J, Valero-Altés T, Martínez Riquelme A, Isarria-Marcosy MI, Royo De La Torre J. Body contouring by non-invasive transdermal focused ultrasound. *Lasers Surg Med.* 2007;39(4):315-323. doi:10.1002/lsm.20478.

89. Casabona G, Pereira G. Microfocused ultrasound with visualization and calcium hydroxylapatite for improving skin laxity and cellulite appearance. *Plast Reconstr Surg Glob Open* 2017;5(7):1-8. doi:10.1097/GOX.0000000000001388.

90. Harris MO, Sundaram HA. Safety of microfocused ultrasound with visualization in patients with Fitzpatrick skin phototypes III to VI. *JAMA Facial Plast Surg.* 2015;17(5):355-357. doi:10.1001/jamafacial.2015.0990.

91. Ingargiola MJ, Motakef S, Chung MT, Vasconez HC, Sasaki GH. Cryolipolysis for fat reduction and body contouring. *Plast Reconstr Surg.* 2015;135(6):1581-1590. doi:10.1097/prs.0000000000001236.

92. Coleman KM, Pozner J. Combination therapy for rejuvenation of the outer thigh and buttock. *Dermatol Surg.* 2016;42:S124-S130. doi:10.1097/dss.0000000000000752.

93. Sadick NS, Goldman MP, Liu G, et al. Collagenase clostridium histolyticum for the treatment of edematous fibrosclerotic panniculopathy (cellulite): a randomized trial. *Dermatol Surg.* 2019;45:1047-1056. doi:10.1097/DSS.0000000000001803.

94. Jung TW, Kim ST, Lee JH, et al. Phosphatidylcholine causes lipolysis and apoptosis in adipocytes through the tumor necrosis factor alpha-dependent pathway. *Pharmacology.* 2018;101(3-4):111-119. doi:10.1159/000481571.

95. Mahmud K, Crutchfield CE. Lipodissolve for body sculpting: safety, effectiveness, and patient satisfaction. *J Clin Aesthet Dermatol.* 2012;5(10):16-19..

96. Eldsouky F, Ebrahim HM. Evaluation and efficacy of carbon dioxide therapy (carboxytherapy) versus mesolipolysis in the treatment of cellulite. *J Cosmet Laser Ther.* 2018;20(5):307-312. doi:10.1080/14764172.2017.1400175.

97. Hexsel DM, Mazzuco R. Subcision: a treatment for cellulite. *Int J Dermatol.* 2000;39(7):539-544. doi:10.1046/j.1365-4362.2000.00020.x.

98. Kaminer MS, Coleman WP, Weiss RA, Robinson DM, Coleman WP, Hornfeldt C. Multicenter pivotal study of vacuum-assisted precise tissue release for the treatment of cellulite. *Dermatol Surg.* 2015;41(3):336-347. doi:10.1097/DSS.0000000000000280.

99. Geronemus RG, Kilmer SL, Wall SH, et al. An observational study of the safety and efficacy of tissue stabilized–guided subcision. *Dermatol Surg.* 2019;45(8):1057-1062. doi:10.1097/dss.0000000000001911.

100. DiBernardo BE, Sasaki GH, Katz BE, et al. A multicenter study for cellulite treatment using a 1440-nm Nd:YAG wavelength laser with side-firing fiber. *Aesthet Surg J.* 2016;36(3):335-343. doi:10.1093/asj/sjv203.

101. Katz B. Quantitative & qualitative evaluation of the efficacy of a 1440 nm Nd:YAG laser with novel bi-directional optical fiber in the treatment of cellulite as measured by 3-dimensional surface imaging. *J Drugs Dermatol.* 2013;12(11):1224-1230.

102. Alster TS, Tehrani M. Treatment of cellulite with optical devices: an overview with practical considerations. *Lasers Surg Med.* 2006;38(8):727-730. doi:10.1002/lsm.20411.

103. Orentreich DS, Orentreich N. Subcutaneous incisionless (subcision) surgery for the correction of depressed scars and wrinkles. *Dermatol Surg.* 1995;21:543-549. doi:10.1111/j.1524-4725.1995.tb00259.x

104. Camirand A, Doucet J. Needle dermabrasion. *Aesthetic Plast Surg.* 1997;21:48-51. doi:10.1007/s002669900081

105. Fernandes D. Minimally invasive percutaneous collagen induction. *Oral Maxillofac Surg Clin North Am.* 2005;17:51-63. doi:10.1016/j.coms.2004.09.004

106. Ramaut L, Hoeksema H, Pirayesh A, Stillaert F, Monstrey S. Microneedling: Where do we stand now? A systematic review of the literature. *J Plast Reconstr Aesthetic Surg.* 2018;44:397-404. doi:10.1016/j.bjps.2017.06.006

107. U.S. Food & Drug Administration. *Regulatory Considerations for Microneedling Devices: Draft Guidance for Industry and Food and Drug Administration Staff.* Rockville, MD: Food & Drug Administration; 2017.

108. Iriarte C, Awosika O, Rengifo-Pardo M, Ehrlich A. Review of applications of microneedling in dermatology. *Clin Cosmet Investig Dermatol.* 2017;10:289-298. doi:10.2147/CCID.S142450

109. Mccrudden MTC, Mcalister E, Courtenay AJ, González-Vázquez P, Raj Singh TR, Donnelly RF. Microneedle applications in improving skin appearance. *Exp Dermatol.* 2015;24:561-566. doi:10.1111/exd.12723

110. Alster TS, Graham PM. Microneedling: A review and practical guide. *Dermatol Surg.* 2018;44:397-404. doi:10.1097/DSS.0000000000001248

111. Aust MC, Reimers K, Repenning C, et al. Percutaneous collagen induction: Minimally invasive skin rejuvenation without risk of hyperpigmentation – fact or fiction? *Plast Reconstr Surg.* 2008;122:1553-1563. doi:10.1097/PRS.0b013e318188245e

112. Fernandes D, Signorini M. Combating photoaging with percutaneous collagen induction. *Clin Dermatol.* 2008;26:192-199. doi:10.1016/j.clindermatol.2007.09.006

113. Aust MC, Knobloch K, Vogt PM. Percutaneous Collagen Induction Therapy as a Novel Therapeutic Option for Striae Distensae. *Plast Reconstr Surg.* 2010;126:219e-220e. doi:10.1097/prs.0b013e3181ea93da

114. Doddaballapur S. Microneedling with dermaroller. *J Cutan Aesthet Surg.* 2009;2:110-111. doi:10.4103/0974-2077.58529

115. Singh A, Yadav S. Microneedling: Advances and widening horizons. *Indian Dermatol Online J.* 2016;7:244-254. doi:10.4103/2229-5178.185468

116. Harris AG, Naidoo C, Murrell DF. Skin needling as a treatment for acne scarring: an up-to-date review of the literature. *Int J Womens Dermatology.* 2015;1:77-81. doi:10.1016/j.ijwd.2015.03.004

117. Alam M, Han S, Pongprutthipan M, et al. Efficacy of a needling device for the treatment of acne scars: a randomized clinical trial. *JAMA Dermatology.* 2014;150:844-849. doi:10.1001/jamadermatol.2013.8687

118. Cohen BE, Elbuluk N. Microneedling in skin of color: a review of uses and efficacy. *J Am Acad Dermatol.* 2016;74:348-355. doi:10.1016/j.jaad.2015.09.024

119. El-Domyati M, Barakat M, Awad S, Medhat W, El-Fakahany H, Farag H. Microneedling therapy for atrophic acne scars an objective evaluation. *J Clin Aesthet Dermatol.* 2015;8:36-42.

120. Aust MC, Knobloch K, Reimers K, et al. Percutaneous collagen induction therapy: An alternative treatment for burn scars. *Burns.* 2010;36:836-843. doi:10.1016/j.burns.2009.11.014.

121. Eilers RE, Ross EV, Cohen JL, Ortiz AE. A combination approach to surgical scars. *Dermatol Surg.* 2016;42:S150-S156. doi:10.1097/DSS.0000000000000750.

122. Fabbrocini G, De Vita V, Pastore F, et al. Collagen induction therapy for the treatment of upper lip wrinkles. *J Dermatolog Treat.* 2012;23:144-152. doi:10.3109/09546634.2010.544709.

123. El-Domyati M, Barakat M, Awad S, Medhat W, El-Fakahany H, Farag H. Multiple microneedling sessions for minimally invasive facial rejuvenation: an objective assessment. *Int J Dermatol.* 2015;54:1361-1369. doi:10.1111/ijd.12761.

124. Fabbrocini G, De Vita V, Di Costanzo L, et al. Skin needling in the treatment of the aging neck. *Skinmed.* 2011;9(6):347-351.

125. Lima Ede A. Microneedling in facial recalcitrant melasma: report of a series of 22 cases. *An Bras Dermatol.* 2015;90(6):919-921. doi:10.1590/abd1806-4841.20154748.

126. Fabbrocini G, De Vita V, Fardella N, et al. Skin needling to enhance depigmenting serum penetration in the treatment of melasma. *Plast Surg Int.* 2011;2011(6):158241. doi:10.1155/2011/158241.

127. Budamakuntla L, Loganathan E, Suresh D, et al. A randomised, open-label, comparative study of tranexamic acid microinjections and tranexamic acid with microneedling in patients with melasma. *J Cutan Aesthet Surg.* 2013;6(3):139-143. doi:10.4103/0974-2077.118403.

128. Dhurat R, Sukesh M, Avhad G, Dandale A, Pal A, Pund P. A randomized evaluator blinded study of effect of microneedling in androgenetic alopecia: a pilot study. *Int J Trichology.* 2013;5(1):6-11. doi:10.4103/0974-7753.114700.

129. Dhurat R, Mathapati S. Response to microneedling treatment in men with androgenetic alopecia who failed to respond to conventional therapy. *Indian J Dermatol.* 2015;60(3):260-263. doi:10.4103/0019-5154.156361.

130. Lee YB, Eun YS, Lee JH, et al. Effects of topical application of growth factors followed by microneedle therapy in women with female pattern hair loss: a pilot study. *J Dermatol.* 2013;40(1):81-83. doi:10.1111/j.1346-8138.2012.01680.x.

131. Mysore V, Chandrashekar B, Yepuri V. Alopecia areata – successful outcome with microneedling and triamcinolone acetonide. *J Cutan Aesthet Surg.* 2014;7(1):63-64. doi:10.4103/0974-2077.129989.

132. Harris AG, Murrell DF. Combining microneedling and triamcinolone-a novel way to increase the tolerability of intralesional corticosteroid delivery in children with alopecia areata. *Australas J Dermatol.* 2015;56:40-41. doi:10.1111/ajd.12337.

133. Hou A, Cohen B, Haimovic A, Elbuluk N. Microneedling: a comprehensive review. *Dermatol Surg.* 2017;43:321-339. doi:10.1097/DSS.0000000000000924.

134. Pahwa M, Pahwa P, Zaheer A. "Tram track effect" after treatment of acne scars using a microneedling device. *Dermatol Surg.* 2012;38:1107-1108. doi:10.1111/j.1524-4725.2012.02441.x.

135. Soltani-Arabshahi R, Wong JW, Duffy KL, Powell DL. Facial allergic granulomatous reaction and systemic hypersensitivity associated with microneedle therapy for skin rejuvenation. *JAMA Dermatol.* 2014;150:68-72. doi:10.1001/jamadermatol.2013.6955.

136. Howard J. *"Vampire facial" may have exposed spa clients to HIV, New Mexico health officials say.* 2018. Cable News Network (CNN). https://www.cnn.com/2019/04/30/health/vampire-facial-hiv-cases-new-mexico-bn/index.html. Acceso en julio 16, 2019.

137. Alves R, Grimalt R. A review of platelet-rich plasma: history, biology, mechanism of action, and classification. *Skin Appendage Disord.* 2018;4(1):18-24. doi:10.1159/000477353.

138. Crutchfield CE III, Shah N. *PRP: What Dermatologists Should Know.* 2018. https://practicaldermatology.com/articles/2018-oct/prp-what-dermatologists-should-know. Acceso en noviembre 25, 2019.

139. Garg S, Manchanda S. Platelet-rich plasma – an 'Elixir' for treatment of alopecia: personal experience on 117 patients with review of literature. *Stem Cell Investig.* 2017;4:64. doi:10.21037/sci.2017.06.07.

140. Cavallo C, Roffi A, Grigolo B, et al. Platelet-rich plasma: the choice of activation method affects the release of bioactive molecules. *Biomed Res Int.* 2016;2016:6591717. doi:10.1155/2016/6591717.

141. Hesseler MJ, Shyam N. Platelet-rich plasma and its utility in medical dermatology: a systematic review. *J Am Acad Dermatol.* 2019;81(3):834-846. doi:10.1016/j.jaad.2019.04.037.

142. Dhurat R, Sukesh M. Principles and methods of preparation of platelet-rich plasma: a review and author's perspective. *J Cutan Aesthet Surg.* 2014;7:189-197. doi:10.4103/0974-2077.150734.

143. Nagata MJH, Messora MR, Furlaneto FAC, et al. Effectiveness of two methods for preparation of autologous platelet-rich plasma: an experimental study in rabbits. *Eur J Dent.* 2010;4(4):395-402. doi:10.1055/s-0039-1697859.

144. Giusti I, Rughetti A, D'Ascenzo S, et al. Identification of an optimal concentration of platelet gel for promoting angiogenesis in human endothelial cells. *Transfusion.* 2009;49(4):771-778. doi:10.1111/j.1537-2995.2008.02033.x.

145. Graziani F, Ivanovski S, Cei S, Ducci F, Tonetti M, Gabriele M. The in vitro effect of different PRP concentrations on osteoblasts and fibroblasts. *Clin Oral Implants Res.* 2006;17(2):212-219. doi:10.1111/j.1600-0501.2005.01203.x.

146. Everts PAM, Knape JTA, Weibrich G, et al. Platelet-rich plasma and platelet gel: a review. *J Extra Corpor Technol.* 2006;38(2):174-187. Disponible en http://www.ncbi.nlm.nih.gov/pubmed/16921694.

147. Takikawa M, Nakamura S, Nakamura S, et al. Enhanced effect of platelet-rich plasma containing a new carrier on hair growth. *Dermatol Surg.* 2011;37(12):1721-1729. doi:10.1111/j.1524-4725.2011.02123.x.

148. Gupta AK, Versteeg SG, Rapaport J, Hausauer AK, Shear NH, Piguet V. The efficacy of platelet-rich plasma in the field of hair restoration and facial aesthetics – a systematic review and meta-analysis. *J Cutan Med Surg.* 2019;23(2):185-203. doi:10.1177/1203475418818073.

149. Delong JM, Russell RP, Mazzocca AD. Platelet-rich plasma: the PAW classification system. *Arthroscopy.* 2012;28:998-1009. doi:10.1016/j.arthro.2012.04.148.

150. Rose P. Hair restoration surgery: challenges and solutions. *Clin Cosmet Investig Dermatol.* 2015;8:361-370. doi:10.2147/CCID.S53980.

151. Zhang L, Zhang B, Liao B, et al. Platelet-rich plasma in combination with adipose-derived stem cells promotes skin wound healing through activating Rho GTpase-mediated signaling pathway. *Am J Transl Res.* 2019;11:4100-4112.

152. Tobita M, Tajima S, Mizuno H. Adipose tissue-derived mesenchymal stem cells and platelet-rich plasma: stem cell transplantation methods that enhance stemness. *Stem Cel Res Ther.* 2015;6(1):215. doi:10.1186/s13287-015-0217-8.

153. Gentile P, Scioli MG, Bielli A, et al. Platelet-rich plasma and micrografts enriched with autologous human follicle mesenchymal stem cells improve hair re-growth in androgenetic alopecia. Biomolecular pathway analysis and clinical evaluation. *Biomedicines.* 2019;7(2):27. doi:10.3390/biomedicines7020027.

154. New Mexico Department of Health. *Free Testing for Persons Who Received Any Injections.* Disponible en https://nmhealth.org/news/alert/2019/4/?view=762. Acceso en noviembre 25, 2019.

155. Kalyam K, Kavoussi SC, Ehrlich M, et al. Irreversible blindness following periocular autologous platelet-rich plasma skin rejuvenation treatment. *Ophthal Plast Reconstr Surg.* 2017;33:S12-S16. doi:10.1097/IOP.0000000000000680.

156. Alves R, Grimalt R. Randomized placebo-controlled, double-blind, half-head study to assess the efficacy of platelet-rich plasma on the treatment of androgenetic alopecia. *Dermatol Surg.* 2016;42:491-497. doi:10.1097/DSS.0000000000000665.

157. Gentile P, Garcovich S, Bielli A, Scioli MG, Orlandi A, Cervelli V. The effect of platelet-rich plasma in hair regrowth: a randomized placebo-controlled trial. *Stem Cell Transl Med.* 2015;4(11):1317-1323. doi:10.5966/sctm.2015-0107.

158. Gkini M-A, Kouskoukis A-E, Tripsianis G, Rigopoulos D, Kouskoukis K. Study of platelet-rich plasma injections in the treatment of androgenetic alopecia through an one-year period. *J Cutan Aesthet Surg*. 2014;7(4):213-219. doi:10.4103/0974-2077.150743.

159. Hausauer AK, Jones DH. Evaluating the efficacy of different platelet-rich plasma regimens for management of androgenetic alopecia. *Dermatol Surg*. 2018;44(9):1191-1200. doi:10.1097/DSS.0000000000001567.

160. Rodrigues BL, Montalvão SAL, Cancela RBB, et al. Treatment of male pattern alopecia with platelet-rich plasma: a double-blind controlled study with analysis of platelet number and growth factor levels. *J Am Acad Dermatol*. 2019;80(3):694-700. doi:10.1016/j.jaad.2018.09.033.

161. Schiavone G, Raskovic D, Greco J, Abeni D. Platelet-rich plasma for androgenetic alopecia. *Dermatol Surg*. 2014;40(9):1010-1019. doi:10.1097/01.DSS.0000452629.76339.2b.

162. Starace M, Alessandrini A, D'Acunto C, et al. Platelet-rich plasma on female androgenetic alopecia: tested on 10 patients. *J Cosmet Dermatol*. 2019;18(1):59-64. doi:10.1111/jocd.12550.

163. Gupta AK, Carviel J. A mechanistic model of platelet-rich plasma treatment for androgenetic alopecia. *Dermatol Surg*. 2016;42(12):1335-1339. doi:10.1097/DSS.0000000000000901.

164. Li ZJ, Choi H-I, Choi D-K, et al. Autologous platelet-rich plasma: a potential therapeutic tool for promoting hair growth. *Dermatol Surg*. 2012;38(7 pt 1):1040-1046. doi:10.1111/j.1524-4725.2012.02394.x.

165. Lotti T, Goren A, Verner I, D'Alessio PA, Franca K. Platelet rich plasma in androgenetic alopecia: a systematic review. *Dermatol Ther*. 2019;32(3):e12837. doi:10.1111/dth.12837.

166. Mapar MA, Shahriari S, Haghighizadeh MH. Efficacy of platelet-rich plasma in the treatment of androgenetic (male-patterned) alopecia: a pilot randomized controlled trial. *J Cosmet Laser Ther*. 2016;18(8):452-455. doi:10.1080/14764172.2016.1225963.

167. Gentile P, Cole J, Cole M, et al. Evaluation of not-activated and activated PRP in hair loss treatment: role of growth factor and cytokine concentrations obtained by different collection systems. *Int J Mol Sci*. 2017;18(2):408. doi:10.3390/ijms18020408.

168. Xing L, Dai Z, Jabbari A, et al. Alopecia areata is driven by cytotoxic T lymphocytes and is reversed by JAK inhibition. *Nat Med*. 2014;20(9):1043-1049. doi:10.1038/nm.3645.

169. Marchitto MC, Qureshi A, Marks D, Awosika O, Rengifo-Pardo M, Ehrlich A. Emerging nonsteroid-based procedural therapies for alopecia areata. *Dermatol Surg*. 2019;45(12):1484-1506. doi:10.1097/DSS.0000000000002053.

170. Khademi F, Tehranchinia Z, Abdollahimajd F, Younespour S, Kazemi-Bajestani SMR, Taheri K. The effect of platelet rich plasma on hair re-growth in patients with alopecia areata totalis: a clinical pilot study. *Dermatol Ther*. 2019;32:e12989. doi:10.1111/dth.12989.

171. Hunt N, McHale S. The psychological impact of alopecia. *BMJ*. 2005;331(7522):951-953. doi:10.1136/bmj.331.7522.951.

172. Bolanča Ž, Goren A, Getaldić-Švarc B, Vučić M, Šitum M. Platelet-rich plasma as a novel treatment for lichen planopilaris. *Dermatol Ther*. 2016;29(4):233-235. doi:10.1111/dth.12343.

173. Jha AK. Platelet-rich plasma for the treatment of lichen planopilaris. *J Am Acad Dermatol*. 2018;79(5):e95-e96. doi:10.1016/j.jaad.2018.05.029.

174. Jha AK. Platelet-rich plasma as an adjunctive treatment in lichen planopilaris. *J Am Acad Dermatol*. 2019;80(5):e109-e110. doi:10.1016/j.jaad.2018.09.013.

175. Dina Y, Aguh C. Use of platelet-rich plasma in cicatricial alopecia. *Dermatol Surg*. 2019;45(7):979-981. doi:10.1097/DSS.0000000000001635.

176. Özcan D, Tunçer Vural A, Özen Ö. Platelet-rich plasma for treatment resistant frontal fibrosing alopecia: a case report. *Dermatol Ther*. 2019;32(5). doi:10.1111/dth.13072.

177. Alam M, Hughart R, Champlain A, et al. Effect of platelet-rich plasma injection for rejuvenation of photoaged facial skin. *JAMA Dermatol*. 2018;154(12):1447. doi:10.1001/jamadermatol.2018.3977.

178. Redaelli A, Romano D, Marcianó A. Face and neck revitalization with platelet-rich plasma (PRP): clinical outcome in a series of 23 consecutively treated patients. *J Drugs Dermatol*. 2010;9(5):466-472.

179. Elghblawi E. Platelet-rich plasma, the ultimate secret for youthful skin elixir and hair growth triggering. *J Cosmet Dermatol*. 2018;17:423-430. doi:10.1111/jocd.12404.

180. Elnehrawy NY, Ibrahim ZA, Eltoukhy AM, Nagy HM. Assessment of the efficacy and safety of single platelet-rich plasma injection on different types and grades of facial wrinkles. *J Cosmet Dermatol*. 2017;16(1):103-111. doi:10.1111/jocd.12258.

181. Willemsen JCN, van der Lei B, Vermeulen KM, Stevens HPJD. The effects of platelet-rich plasma on recovery time and aesthetic outcome in facial rejuvenation: preliminary retrospective observations. *Aesthet Plast Surg*. 2014;38(5):1057-1063. doi:10.1007/s00266-014-0361-z.

182. Yuksel EP, Sahin G, Aydin F, Senturk N, Turanli AY. Evaluation of effects of platelet-rich plasma on human facial skin. *J Cosmet Laser Ther*. 2014;16(5):206-208. doi:10.3109/14764172.2014.949274.

183. Shin M-K, Lee J-H, Lee S-J, Kim N-I. Platelet-rich plasma combined with fractional laser therapy for skin rejuvenation. *Dermatol Surg*. 2012;38(4):623-630. doi:10.1111/j.1524-4725.2011.02280.x.

184. Hersant B, SidAhmed-Mezi M, Niddam J, et al. Efficacy of autologous platelet-rich plasma combined with hyaluronic acid on skin facial rejuvenation: a prospective study. *J Am Acad Dermatol*. 2017;77(3):584-586. doi:10.1016/j.jaad.2017.05.022.

185. Deshmukh NS, Belgaumkar VA. Platelet-rich plasma augments subcision in atrophic acne scars. *Dermatol Surg*. 2019;45(1):90-98. doi:10.1097/DSS.0000000000001614.

186. Nofal E, Helmy A, Nofal A, Alakad R, Nasr M. Platelet-rich plasma versus CROSS technique with 100% trichloroacetic acid versus combined skin needling and platelet rich plasma in the treatment of atrophic acne scars: a comparative study. *Dermatol Surg.* 2014;40(8):864-873. doi:10.1111/dsu.0000000000000091.

187. Cervelli V, Nicoli F, Spallone D, et al. Treatment of traumatic scars using fat grafts mixed with platelet-rich plasma, and resurfacing of skin with the 1540 nm nonablative laser. *Clin Exp Dermatol.* 2012;37(1):55-61. doi:10.1111/j.1365-2230.2011.04199.x.

188. Lee JW, Kim BJ, Kim MN, Mun SK. The efficacy of autologous platelet rich plasma combined with ablative carbon dioxide fractional resurfacing for acne scars: a simultaneous split-face trial. *Dermatol Surg.* 2011;37(7):931-938. doi:10.1111/j.1524-4725.2011.01999.x.

189. del Pino-Sedeño T, Trujillo-Martín MM, Andia I, et al. Platelet-rich plasma for the treatment of diabetic foot ulcers: a meta-analysis. *Wound Repair Regen.* 2018;27:170-182. doi:10.1111/wrr.12690.

190. Garg S, Dosapaty N, Arora AK. Laser ablation of the recipient area with platelet-rich plasma – enriched epidermal suspension transplant in vitiligo surgery. *Dermatol Surg.* 2019;45(1):83-89. doi:10.1097/DSS.0000000000001641.

191. Ibrahim ZA, El-Ashmawy AA, El-Tatawy RA, Sallam FA. The effect of platelet-rich plasma on the outcome of short-term narrowband-ultraviolet B phototherapy in the treatment of vitiligo: a pilot study. *J Cosmet Dermatol.* 2016;15(2):108-116. doi:10.1111/jocd.12194.

192. Westerhof W. Treatment of vitiligo with UV-B radiation vs topical psoralen plus UV-A. *Arch Dermatol.* 1997;133(12):1525-1528. doi:10.1001/archderm.1997.03890480045006.

Procedimientos estéticos quirúrgicos mínimamente invasivos

Christopher J. Rizzi, MD, y John J. Chi, MD, MPHS

Puntos destacados

- Si bien la popularidad de los procedimientos estéticos mínimamente invasivos sigue creciendo, la mejora radical en la apariencia a veces requiere un abordaje quirúrgico más invasivo.
- La blefaroplastia, el estiramiento facial o ritidectomía y el estiramiento del cuello son procedimientos quirúrgicos que pueden ofrecer un rejuvenecimiento más notable que las técnicas no invasivas.
- Los estiramientos con hilos tensores están ganando popularidad y son una alternativa a los procedimientos quirúrgicos abiertos para abordar la cara y el cuello envejecidos.

S e puede lograr el rejuvenecimiento facial con modalidades no quirúrgicas y no invasivas con increíbles resultados; sin embargo, los pacientes con signos más avanzados de envejecimiento verán resultados limitados con esas intervenciones. Para bien o para mal, tales pacientes requieren una intervención quirúrgica. Es importante que el cirujano estético facial sea competente en múltiples técnicas quirúrgicas para tratar la cara envejecida. El tratamiento quirúrgico de la cara envejecida puede dar resultados posoperatorios espectaculares, pero también requiere una mayor inversión por parte del paciente y del médico tratante: tiempo, esfuerzo, costos y riesgos. La adopción de estas técnicas quirúrgicas en la práctica requiere un extenso conocimiento de la anatomía subyacente y de las maniobras técnicas específicas para cada modalidad de tratamiento. Este capítulo expondrá de manera sucinta varios procedimientos importantes para el cirujano estético facial: blefaroplastia, ritidectomía, rejuvenecimiento del cuello y estiramiento con hilos.

▶ BLEFAROPLASTIA

No puede soslayarse la importancia de abordar la región periorbitaria en la cara envejecida. El complejo de párpados y cejas a menudo muestra los primeros signos de envejecimiento, y la apariencia de esta región puede distraer de los beneficios de otras intervenciones estéticas de la cara.[1] Para este fin, es imperativo que el médico estético sea competente en la evaluación y el tratamiento de la región periorbitaria. La blefaroplastia es un excelente método para abordar el exceso de laxitud en la piel y los depósitos de grasa en los párpados y redefinir el pliegue palpebral. La blefaroplastia del párpado superior e inferior tiene la capacidad de crear notables mejoras en la apariencia del área periorbitaria y la parte media de la cara.[1] La técnica y la anatomía de la blefaroplastia del párpado superior son relativamente directas, con mínima variabilidad. En contraste, la anatomía, la técnica y las posibles complicaciones de la blefaroplastia del párpado inferior requieren un entendimiento y experiencia más extensos y completos. En este capítulo se discutirá solo la blefaroplastia del párpado superior. Con la evaluación preoperatoria adecuada, la atención a los detalles y la técnica quirúrgica se pueden lograr resultados notables con un mínimo de riesgo.

Evaluación preoperatoria

Es imperativo realizar una evaluación preoperatoria minuciosa de los candidatos a blefaroplastia con el fin de maximizar los resultados estéticos y minimizar las complicaciones posprocedimiento. Estos pacientes no solo deben ser evaluados para ver si son candidatos para el procedimiento quirúrgico, sino que debe prestarse atención al riesgo de complicaciones potenciales relacionadas con la salud del ojo. Los pacientes que están en riesgo de resequedad ocular posoperatoria, lagoftalmos y ptosis pueden ser identificados antes del procedimiento para recibir la asesoría adecuada.[2] También es importante entender a los ojos en el contexto más grande del complejo cejas-párpados.[3] Abordar la piel redundante del párpado superior sin abordar la ptosis puede llevar a pacientes insatisfechos y a la necesidad de procedimientos de revisión. Una ceja ptósica siempre debe corregirse antes que el párpado superior, porque corregir la ptosis de la ceja tendrá un impacto en dicho párpado. Algunos proveedores eligen llevar a cabo estos procedimientos en el mismo momento, mientras que otros realizarán la elevación de la ceja seguida por una blefaroplastia del párpado superior por etapas.[4]

Los candidatos para cirugía del párpado superior suelen presentarse con un exceso de la piel y un abultamiento en esa zona y se quejan de tener aspecto de estar cansados. El adelgazamiento y la redundancia de la piel del párpado superior suelen ocurrir con la edad. La laxitud del septo orbitario con herniación adiposa e hipertrofia del músculo ocular orbicular a menudo causa un abultamiento del párpado superior. Como con cualquier otro procedimiento estético, es importante entender la motivación del paciente para la cirugía, con el fin de abordar de forma adecuada sus preocupaciones específicas. Debe tomarse una historia oftalmológica también, en particular respecto a síntomas de ojo seco, otras quejas oculares y procedimientos previos. Si surgen preocupaciones, será necesario hacer una evaluación oftalmológica formal.

Exploración física

La exploración no solo debe concentrarse en la patología subyacente, sino valorar también el riesgo del paciente de complicaciones posoperatorias o un mal resultado estético. Debe evaluarse la región periorbitaria en el contexto más grande del rejuvenecimiento facial. Hay presencia de dermatocalasia (exceso de piel en el párpado superior) en distintos grados en la mayoría de los pacientes de más edad. Esto debe distinguirse clínicamente de la blefarocalasia, que es una patología inflamatoria recurrente del párpado que causa edema recurrente y abultamiento del párpado superior. La blefarocalasia provoca estiramiento, adelgazamiento y redundancia del tejido del párpado superior a través de un mecanismo diferente. Si bien los pacientes con estas dos patologías pueden beneficiarse con una blefaroplastia superior, es necesario realizar una historia y exploración meticulosas para distinguir entre ambas etiologías. Durante la evaluación del párpado superior, debe valorarse la presencia de exceso de piel en ese párpado, hipertrofia orbicular y grasa orbitaria seudoherniada. Con el adelgazamiento del septo orbitario, la seudoherniación de los compartimentos de grasa media y central suele causar un abultamiento en el párpado superior y debe abordarse para lograr el óptimo resultado. En la visita preoperatoria deben documentarse las ubicaciones del abultamiento del párpado superior, así como cualquier asimetría.

Para evitar complicaciones posoperatorias, debe prestarse atención a la función del ojo. Se indica un examen oftalmológico general, en especial si el paciente tiene quejas relacionadas con el ojo.[5] La ptosis no reconocida del párpado superior puede llevar a malos resultados funcionales, necesidad de revisión quirúrgica y empeoramiento de la ptosis. Los signos secundarios de ptosis pueden incluir un hiperfuncionamiento del músculo frontal en el lado afectado. Debe pedírsele al paciente que cierre los ojos y los abra con suavidad, sin elevar agresivamente las cejas para revelar una ptosis compensada. Si la ptosis está presente, debe referirse al paciente a un cirujano oculoplástico antes de realizar la blefaroplastia del párpado superior. Aunque esto puede derivar en la pérdida del paciente referido, la ptosis posblefaroplastia es una temida complicación de la blefaroplastia del párpado superior y puede ser difícil de corregir.[4] Si existe preocupación clínica, también están indicadas pruebas para el ojo seco y del campo visual. Por lo común se usa la prueba de Schirmer para evaluar los ojos secos. También puede referirse al paciente para realizarse pruebas formales del campo visual antes de la blefaroplastia superior. Esto suele ser un requisito previo a la aprobación del seguro para la blefaroplastia funcional.

Es esencial realizar una documentación fotográfica adecuada en la evaluación de todos los pacientes de cirugía cosmética, y la blefaroplastia no es la excepción. Las fotografías pre y posoperatorias deben incluir las cinco vistas estándar que se presentan en la figura 11.1. Además, deben tomarse vistas en *close-up* frontales y laterales de los ojos, con los ojos en mirada primaria, entrecerrados, mirando hacia arriba y cerrados.[6]

Anatomía

Es crucial el entendimiento minucioso de la anatomía del párpado superior para realizar una blefaroplastia efectiva. El conocimiento adecuado de la anatomía subyacente es necesario para

FIGURA 11.1   Fotografías estándar para un paciente que se someterá a rejuvenecimiento facial. Vistas (A) derecha lateral, (B) derecha oblicua, (C) frontal, (D) izquierda oblicua y (E) izquierda lateral.

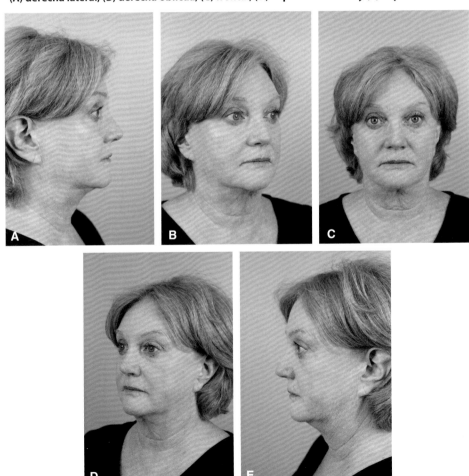

FIGURA 11.2   Anatomía del párpado. Sección sagital del párpado mostrando la anatomía laminar. Note que la disección a través del párpado superior supratarsal procederá a través de la piel, el músculo orbicular, el septo orbitario y al interior de la grasa orbitaria, la cual está encima de la aponeurosis del elevador del párpado y del músculo de Müller, que no debe tocarse durante la blefaroplastia superior.

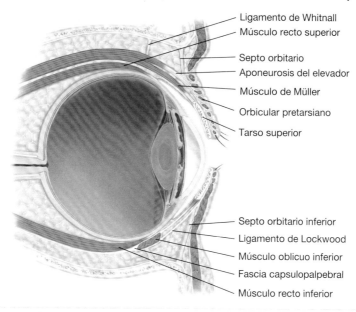

Ligamento de Whitnall
Músculo recto superior
Septo orbitario
Aponeurosis del elevador
Músculo de Müller
Orbicular pretarsiano
Tarso superior
Septo orbitario inferior
Ligamento de Lockwood
Músculo oblicuo inferior
Fascia capsulopalpebral
Músculo recto inferior

(Reimpresa con permiso de Chung KC, van Aalst J, Mehrara B, et al. *Flaps in Plastic and Reconstructive Surgery*. 1st ed. Philadelphia, PA: Wolters Kluwer; 2019.)

determinar qué paciente se beneficiará de la intervención quirúrgica y para formular un exhaustivo plan quirúrgico. La figura 11.2 muestra las capas anatómicas de los párpados. Las capas del párpado superior pueden variar según la ubicación en relación con la placa tarsal. Por lo general, todas las incisiones y disecciones de la blefaroplastia se realizan en forma superior a este importante punto de referencia. Las capas del párpado superior en esta región incluyen la piel, el músculo ocular orbicular, la aponeurosis del músculo elevado y el músculo de Müller. Arriba de la aponeurosis del elevador yacen los compartimentos de grasa del septo orbitario y de la grasa orbitaria, en lo profundo del ocular orbicular. El pliegue supratarsal, por lo regular situado 8 a 10 mm arriba del borde del párpado, es un importante punto de referencia superficial en la blefaroplastia. Este pliegue se crea por la inserción de fibras de la aponeurosis del elevador en la piel. Tiene una presencia mínima en el párpado asiático, y se suele recrear para la occidentalización del aspecto del párpado superior. En lo profundo del septo orbitario en el párpado superior están las almohadillas adiposas media (nasal) y central, y la glándula lacrimal está a un lado (figura 11.3). A menudo, la grasa del compartimento central se extiende sobre el compartimento adiposo medio y por lo tanto la retracción de la grasa central permitirá la visualización de la almohadilla adiposa media. Además, la grasa media suele ser de color más pálido que la amarilla grasa central.

Técnica quirúrgica

Instrumentación

Un instrumental general para tejido blando, con un bisturí #15, una tijera curva y ganchos retractores de la piel, portagujas y fórceps bastarán para la blefaroplastia superior. Muchos cirujanos prefieren usar tijeras quirúrgicas de Westcott, porque proporcionan más precisión al corte y percepción táctil. También debe haber un electrocauterio mono o bipolar.

FIGURA 11.3   **Compartimentos de grasa orbitaria. Septo orbitario y almohadillas adiposas preaponeuróticas en una órbita derecha.**

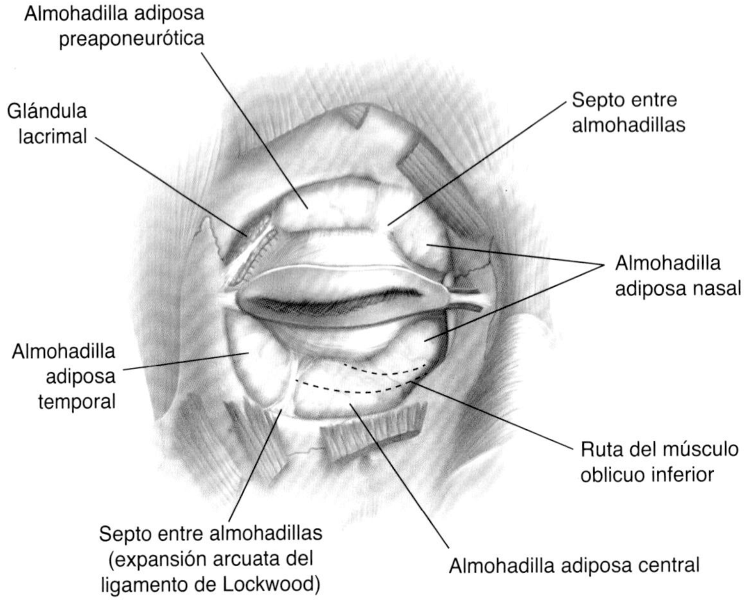

(Reimpresa con permiso de Chung KC, Disa JJ, Gosain A, et al. *Operative Techniques in Plastic Surgery.* 1st ed. Philadelphia, PA: Wolters Kluwer; 2019.)

Antestesia

Suele bastar con anestesia local para la blefaroplastia del párpado superior, aunque también puede utilizarse anestesia general, dependiendo de la comodidad del paciente o de la necesidad de realizar procedimientos concurrentes. Deben inyectarse alrededor de 1 a 2 mL de lidocaína con epinefrina en el plano subcutáneo arriba de ambos párpados. Si se utiliza un escudo corneal, deben aplicarse gotas de tetracaína tópica para comodidad del paciente.

Marcaje de las incisiones

Es crucial realizar un marcaje apropiado de la piel que será resecada como parte del procedimiento de blefaroplastia. La resección inadecuada de la piel del párpado superior puede causar un resultado cosmético menos que óptimo o la necesidad de procedimientos de revisión. La remoción agresiva de piel puede llevar a una morbilidad significativa, incluyendo lagoftalmos, que se muestre la esclerótica y queratitis.[7] El marcaje debe realizarse siempre con el paciente erguido y antes de la inyección del anestésico local. La incisión inferior debe colocarse en el nivel del pliegue supratarsal, por lo general 8 a 10 mm por encima del margen del párpado al nivel de la mitad de la pupila. En la blefaroplastia en un paciente asiático, esta incisión se coloca en el pliegue supratarsal deseado. Se puede aplicar una técnica de pellizco para determinar la cantidad de piel excedente. Para hacerlo, se toma el exceso de piel con fórceps suaves y se jala al punto justo anterior a la eversión palpebral. Se marcan la incisión superior y la piel a ser retirada. Esto debe hacerse en múltiples puntos a lo largo del párpado para determinar la cantidad adecuada de remoción de piel. En general, la regla de oro es que debe haber 20 mm de piel presentes entre el borde del párpado y la piel más gruesa de la ceja para evitar el lagoftalmos. A continuación se marca una escisión elíptica de la piel, utilizando los marcajes superior e inferior que se realizaron antes. La incisión debe estrecharse en forma medial y no debe

FIGURA 11.4   Marca de incisión de blefaroplastia superior. Marcado de incisión elíptica para blefaroplastia superior estándar. La incisión inferior se hace a lo largo del pliegue supratarsal. La elipse se estrecha medialmente y no se extiende más allá del canto medial. La elipse se extiende más tiempo lateralmente y se estrecha en o justo más allá del borde orbitario lateral.

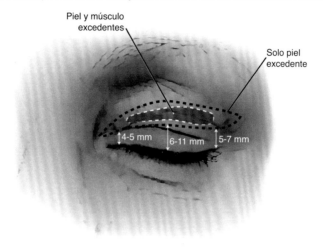

Piel y músculo excedentes

Solo piel excedente

4-5 mm   6-11 mm   5-7 mm

(Reimpresa con permiso de Larrabee WF Jr, Ridgway J, Patel S. *Master Techniques in Otolaryngology –Head and Neck Surgery: Facial Plastic Surgery.* 1st ed. Philadelphia, PA: Wolters Kluwer; 2017.)

extenderse más allá del canto medio para prevenir la formación de pliegues (*webbing*) en esta región. Lateralmente, la incisión puede extenderse al borde orbitario lateral y puede curvearse un poco hacia arriba en el pliegue de la piel si se requiere para la escisión de una "oreja de perro". Se deben evaluar los marcajes para que haya simetría. La figura 11.4 ilustra un ejemplo de marcaje adecuado de la piel.

Procedimiento

Confirmado el marcaje adecuado de la piel, se inyecta anestésico local y se realizan las incisiones en la piel. La incisión se realiza solo a través de la piel, preservando el orbicular subyacente. La resección del ocular orbicular puede causar ahuecamiento orbital en algunos pacientes y se debe procurar conservarlo. Comenzando lateralmente, la piel se disecta desde el músculo orbicular subyacente y se retira. En este punto, puede retirarse una franja del músculo orbicular de la parte media de la escisión cutánea si está indicado para reducir el abultamiento del párpado superior. La hemostasia se consigue con un electrocauterio. Si solo se realizará la resección de la piel, en este momento se cierra (figura 11.5).

Si se ha determinado que el paciente requiere remoción de grasa, se identifica el septo orbitario y se hace una incisión en la parte media, que puede extenderse lateralmente sobre la porción central del párpado. Se identifica la grasa central, que puede ser reducida si está indicado. La remoción conservadora de la grasa central disminuirá el riesgo de deformidad posoperatoria en el marco A y ahuecamiento de los párpados superiores.[8] Se puede aplicar una suave presión en el globo ocular para visualizar la grasa redundante. Antes de retirar la grasa debe inyectarse un anestésico local directamente en la grasa, y se usa un electrocauterio para la hemostasia. La retracción superior y lateral de la almohadilla adiposa central revelará la grasa media de color pálido. De nuevo se aplica una suave presión en el globo, y la grasa media se cauteriza y se escinde. En general se realiza el cierre por capas con una sutura de proleno 6-0 en forma corrida. Debe tenerse cuidado de realizar un cierre meticuloso tanto medial como lateralmente para evitar la formación de pliegues y la formación de "orejas de perro", respectivamente. Para

FIGURA 11.5 **Blefaroplastia intraoperatoria. (A) Marcaje preoperatorio de las escisiones, (B) después de la resección cutánea, con la piel removida mostrada arriba y (C) después del cierre de la piel.**

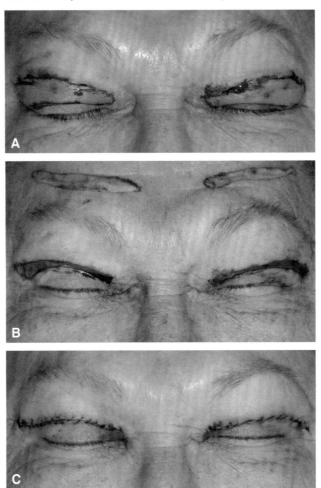

evitar la formación de una "oreja de perro" lateral, muchos cirujanos cierran primero el ángulo lateral de la incisión, ya que la estética de la porción central de la incisión puede acomodar una redundancia de piel ligera a moderada. Se aplica entonces un ungüento oftálmico antibiótico en la incisión. La figura 11.6 muestra fotos del pre y posoperatorio.

Cuidados posoperatorios

Puede darse de alta al paciente después del procedimiento. Es esencial aplicar compresas frías durante las primeras 24 horas para reducir la inflamación y la equimosis. Debe aplicarse un ungüento oftálmico antibiótico en las incisiones tres o cuatro veces diarias para reducir el riesgo de infección. El dolor debe controlarse con paracetamol, y puede requerirse una dosis baja de narcóticos. Deben evitarse los AINE por 7 días después del procedimiento. También debe evitarse el ejercicio físico por al menos 10 días. Las suturas de proleno se retiran en unos 5 días. En el momento de quitar puntos, debe prestarse atención a la incisión, porque no es poco común que ocurra una dehiscencia parcial. Debe colocarse una cinta adhesiva estéril sobre la porción lateral de la incisión después de quitar las suturas para proveer soporte adicional por 24 a 48 horas.

FIGURA 11.6   **Blefaroplastia pre y posoperatoria. Ambos pacientes se sometieron a blefaroplastia. (A y C), fotografías preoperatorias. (B y D), resultados posoperatorios. Note la mejora en el abultamiento lateral y en la plataforma tarsal.**

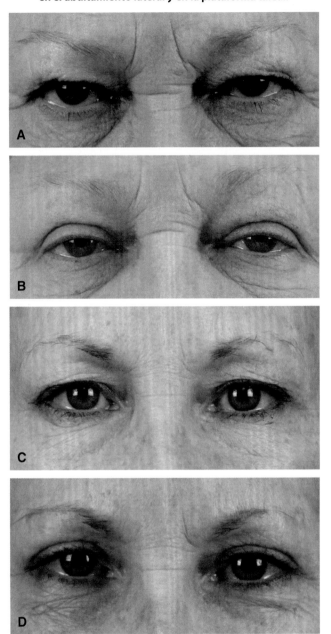

Complicaciones

La mayoría de las complicaciones puede prevenirse mediante una adecuada evaluación preoperatoria, marcaje quirúrgico y hemostasia intraoperatoria. El eritema en las incisiones, la sensación de tirantez del párpado superior, el lagrimeo y un ligero lagoftalmos suelen resolverse por sí mismos. El hematoma es raro en la blefaroplastia del párpado superior, pero puede anunciarse mediante un aumento en el dolor e inflamación justo después del procedimiento

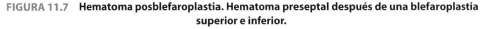

FIGURA 11.7   **Hematoma posblefaroplastia. Hematoma preseptal después de una blefaroplastia superior e inferior.**

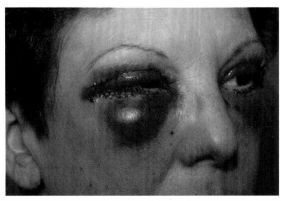

(Reimpresa con permiso de Rosen CA, Johnson JT. *Bailey's Head and Neck Surgery – Otolaryngology Review.* 1st ed. Philadelphia, PA: Wolters Kluwer; 2014.)

(figura 11.7). No es poco común la presencia de un lagoftalmos temporal después de la blefaroplastia y debe tratarse con gotas oftálmicas lubricantes y cubriendo el ojo. Puede ser necesario derivar al paciente a un oftalmólogo si se vuelve cada vez más sintomático y el lagoftalmos persistente puede requerir un injerto de piel secundario.[9] Es rara la ceguera después de una blefaroplastia del párpado superior, y suele ser secundaria a un hematoma no reconocido.[10] La resección en extremo agresiva de grasa, en específico en el compartimento central, puede conducir a un ahuecamiento en el marco dentro del párpado central. Este es un problema difícil de corregir y puede requerir cirugía de revisión, o inyección de grasa o relleno.

▌ RITIDECTOMÍA

El rejuvenecimiento de la parte media e inferior de la cara puede lograrse con técnicas no invasivas y abordaje quirúrgico. Desde que se realizaron las primeras ritidectomías a principios de los años 1900, nuestra comprensión de la anatomía y la técnica quirúrgica ha evolucionado. Las primeras técnicas involucraban la disección y resuspensión solo de la piel facial. Este abordaje limitado llevaba a una apariencia "operada" poco natural, y a una rápida recurrencia de la ptosis facial. Lambros declaró: "una cara joven no es una cara vieja con la piel estirada en las mejillas".[11] El mayor avance en la comprensión de la ritidectomía ocurrió en la década de 1970, cuando Mitz y Peyronie describieron el sistema musculoaponeurótico superficial (SMAS) en 1976.[12] Desde que se describió esta estructura tisular anatómica, las técnicas de ritidectomía se han concentrado en su disección y suspensión. Con esta evolución, la cirugía contemporánea de la ritidectomía puede producir un resultado de apariencia natural, notable y de larga duración en pacientes bien seleccionados. Se han desarrollado muchas técnicas diferentes que han contribuido a la mística y confusión que rodea a esta cirugía.[13] Es importante darse cuenta de que pueden lograrse resultados efectivos con diversas técnicas y filosofías de ritidectomía. Para el cirujano estético en ciernes, la técnica específica no es tan importante como poseer un extenso entendimiento de la anatomía, una estricta atención a los detalles y una adecuada selección de pacientes.

Evaluación del paciente

Como con todos los pacientes cosméticos, es importante entender y abordar de manera apropiada las preocupaciones cosméticas específicas del paciente. Muchos pacientes que solicitan una ritidectomía pueden ser más apropiados para un tratamiento no quirúrgico con rellenos o neuromoduladores inyectables. En contraste, otros pacientes pueden tener signos importantes de envejecimiento facial que requieren un abordaje quirúrgico abierto más agresivo para lograr un resultado estético razonable. Es importante entender las metas específicas del paciente y su tolerancia al riesgo. En contraste con muchas técnicas mínimamente invasivas, los pacientes de ritidectomía pueden esperar un significativo tiempo de inactividad y debe discutirse el riesgo de graves complicaciones.

Debe tomarse una historia médica minuciosa para cada paciente, incluyendo intervenciones previas, comorbilidades médicas que puedan ponerle en un riesgo más alto de complicaciones, y cualquier medicamento que pueda provocar un alto riesgo de sangrado. Los pacientes con trastornos médicos que puedan afectar la curación de la herida deben ser aconsejados, aunque la cirugía se realice. El fumar pone a los pacientes en alto riesgo de problemas de curación y necrosis del colgajo de piel. Muchos cirujanos no realizan la ritidectomía en pacientes que fuman, y requerirán que el paciente se abstenga de consumir cualquier producto de nicotina en el periodo preoperatorio.[14]

La exploración física debe incluir la evaluación de la apariencia facial general del paciente y la calidad de su piel. Debe prestarse atención específica al área de las mejillas y del área previa a estas, porque esta región se verá notablemente mejorada con la mayoría de las técnicas de ritidectomía. También debe examinarse el cuello para determinar si el paciente se beneficiaría de una submentoplastia concurrente o un estiramiento directo del cuello. Los tejidos blandos de la parte media de la cara son difíciles de abordar con las técnicas de ritidectomía descritas en este capítulo, y así debe informársele al paciente. Los candidatos ideales para ritidectomía tienen una anatomía ósea bien proyectada y una adecuada elasticidad de la piel. En específico, los pacientes con pómulos prominentes y una barbilla bien proyectada quizá verán los mejores resultados. Aquellos pacientes que carecen de una adecuada anatomía ósea pueden ser candidatos para un aumento con implantes malares o de mentón de silicón. Es importante reconocer a estos pacientes en el preoperatorio, porque los resultados de solo reposicionar el tejido blando pueden ser menos que óptimos.

Anatomía

Es imperativo entender los planos tisulares de la cara para realizar una ritidectomía o un estiramiento facial seguro y efectivo. Las capas de la cara en la región de la glándula parótida incluyen la piel, la grasa subcutánea, el SMAS, la fascia parotídea y la glándula parótida. En un plano más profundo del masetero están el periostio y el hueso. Atravesando estas capas y fijando el periostio directamente a la piel están los ligamentos de retención facial, que incluyen a los ligamentos orbicular, cigomático y mandibular.[15] La liberación de estos ligamentos en el plano sub-SMAS provoca un aumento en la cantidad de estiramiento logrado. Estas capas se ilustran en la figura 11.8.

Los nervios motores de la cara son profundos al plano SMAS. Viajan en forma posterior dentro de la glándula parótida y encima del músculo masetero anterior a la glándula parótida. Las ramas mandibulares temporal y marginal corren el mayor riesgo de lesión, porque estos nervios salen de la glándula parótida más atrás y no tienen tantas ramas redundantes. En su recorrido, estos nervios se encuentran profundos al SMAS. La rama temporal atraviesa por arriba del arco cigomático, cerca de 1.5 a 2.0 cm preauricular y justo profundo al SMAS. También se puede aproximar la ubicación del nervio mediante la línea de Pitanguy, que se dibuja comenzando 5 mm inferior al trago y extendiéndola hacia arriba a un punto 1.5 cm superior a la extensión lateral de la ceja.[16] Estos nervios no deberían encontrarse con las técnicas conservadoras de disección de sub-SMAS descritas en este capítulo. Con técnicas más agresivas de disección de sub-SMAS, en particular las técnicas de plano profundo, hay un mayor riesgo de que estos nervios resulten lesionados, y debe tenerse el cuidado de identificar o bien evitar estas estructuras. El gran nervio auricular es el que se lastima con más frecuencia en los procedimientos de ritidectomía.[17] Este nervio provee de sensibilidad a la piel posauricular, la aurícula y el lóbulo. Yace en el plano sub-SMAS inmediato, superficial al músculo esternocleidomastoideo en la región posauricular. Debe tenerse cuidado al levantar el colgajo posterior de la piel para evitar traumatizar este nervio.

FIGURA 11.8   **Planos tisulares faciales. Planos de tejido blando en la cara. Las ramas del nervio facial corren inmediatamente profundas al plano SMAS.**

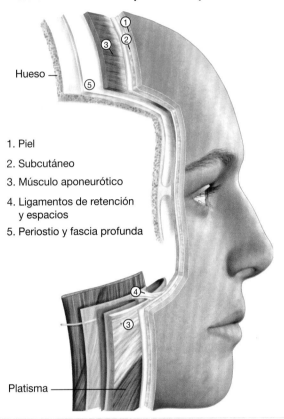

Hueso

1. Piel
2. Subcutáneo
3. Músculo aponeurótico
4. Ligamentos de retención y espacios
5. Periostio y fascia profunda

Platisma

(Reimpresa con permiso de Brown DL, Borschel GH, Levi B. *Michigan Manual of Plastic Surgery*. 2nd ed. Philadelphia, PA: Wolters Kluwer; 2014.)

Técnica quirúrgica

Instrumentación

Puede utilizarse el instrumental estándar para tejidos blandos para realizar el estiramiento facial. No puede insistirse lo suficiente en la importancia de una tijera de ritidectomía de buena calidad, porque esto eleva tanto la eficiencia como la precisión para disecar los planos tisulares. Deben utilizarse retractores de luz o una lámpara de cabeza para iluminar el campo quirúrgico a medida que se elevan los colgajos de la ritidectomía. El electrocauterio y una hemostasia juiciosa son esenciales para reducir el riesgo de hematoma y equimosis posoperatorios.

Anestesia

La ritidectomía puede realizare con una combinación de anestesia local y sedación IV. Debe monitorearse el estado cardiorrespiratorio del paciente durante el procedimiento cuando se use la sedación. Los procedimientos más pequeños y menos invasivos pueden realizarse con sedación oral y anestesia local en el paciente despierto. Dada la gran área quirúrgica y la duración del procedimiento, deben registrarse las cantidades de anestésico local para evitar la toxicidad por lidocaína. Ayuda usar una solución anestésica tumescente para hidrodisecar, anestesiar y vasocomprimir. Muchos cirujanos prefieren usar la anestesia general para comodidad del paciente. Esto debe hacerse sin usar un relajante muscular, porque la actividad del nervio facial debe ser visible en el intraoperatorio.

Marcaje de las incisiones

Se pueden evitar muchos de los estigmas de la ritidectomía mediante un diligente marcaje de las incisiones. Debe prestarse atención específica a la línea del cabello temporal, la piel preauricular y al surco posauricular.[18,19] El marcaje anterior se realiza alrededor de la línea del cabello temporal y se extiende hacia atrás a la raíz del hélix. La incisión anterior debe extenderse hacia abajo dentro del pliegue cutáneo preauricular. En las mujeres puede usarse una incisión postragal para disfrazar la incisión preauricular. En hombres que usan patillas, debe hacerse una incisión pretragal para evitar trasponer piel barbuda al canal auditivo. La incisión debe formar un bucle alrededor del lóbulo auricular. Ayuda dejar 1 a 2 mm de piel entre la inserción lobular y la incisión para preservar la fijación lobular. A continuación se marca la incisión posauricular a lo largo de la porción posterior de la oreja, arriba del surco posauricular. Por lo tanto, con la curación y la contracción de la cicatriz, la incisión quedará dentro del surco. Por último, la incisión se extiende hacia atrás a lo largo de la línea del cabello (figura 11.9).

Procedimiento

Después del marcaje quirúrgico debe inyectarse una solución anestésica local tumescente en el plano subcutáneo de la cara, en toda la región de la disección planeada. Las inyecciones libradas en esta área pueden servir para hidrodisecar de manera parcial el plano subcutáneo y para distribuir el agente vasoconstrictor en el campo quirúrgico. Se realiza la incisión cutánea completa. Esta incisión debe ser en bisel en la línea del cabello posterior para evitar el daño a los folículos pilosos.

Ahora se eleva el colgajo de piel en el plano subcutáneo. Comenzando desde atrás, se usa un escalpelo para entrar en el plano subcutáneo y comenzar a elevar el colgajo cutáneo. Con la ayuda de retracción, puede usarse una tijera de ritidectomía para elevar el colgajo de piel apartándolo del músculo esternocleidomastoideo subyacente. La piel de la región posauricular está más densamente adherida a la fascia mastoidea y por lo general requiere una disección afilada. En este

FIGURA 11.9   Variaciones comunes de incisión de ritidectomía. La variación puede ocurrir en relación con el mechón temporal del cabello, la incisión preauricular y la incisión posterior de la línea del cabello.

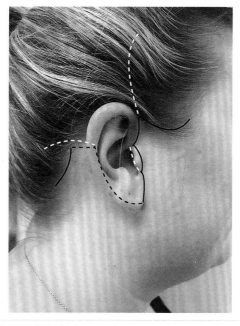

(Reimpresa con permiso de Chung KC. *Grabb and Smith's Plastic Surgery.* 8th ed. Philadelphia, PA: Wolters Kluwer; 2019.)

momento se puede visualizar el gran nervio auricular, y toda disección debe ser superficial a esta estructura. La disección debe proceder inferior y anterior dentro de este plano a la unión del lóbulo. El colgajo de piel anterior se eleva ahora del mismo modo. Una retracción adecuada y una contra-tracción asistida son esenciales para lograr esto de modo eficiente. El colgajo de piel debe elevarse en forma anterior, más allá de una línea que une el canto lateral y el ángulo de la mandíbula. En la parte inferior, esta bolsa subcutánea se conecta con la bolsa posauricular previamente disecada (figura 11.10B). Si ya se ha realizado una disección submentoniana, la disección procede en forma anterior para conectar las bolsas de disección submentoniana y posauricular. Ahora debe lograrse una hemostasia meticulosa con un electrocauterio bipolar. Cuando el colgajo de piel está levantado por completo, se visualiza el SMAS subyacente, que puede ser manipulado. Existen múltiples técnicas para manipular el SMAS.[13]

Imbricación/plicatura del sistema músculo-aponeurótico superficial

Una técnica sencilla pero efectiva de elevar y estirar el SMAS es la plicatura o imbricación. La plicatura del SMAS se realiza sujetando el SMAS anterior y elevándolo en un vector posterior-superior. El SMAS redundante se dobla sobre sí mismo y se asegura con múltiples suturas permanentes con 3-0, cerca de 1 cm anterior al trago. Se puede hacer una sutura corrida a través de la plicatura para evitar deformidades externas de contorno. Esta técnica es benéfica y no involucra cortar el SMAS o arriesgar las ramas del nervio facial. La imbricación del SMAS implica resecar la porción redundante del SMAS y unir los bordes opuestos mediante suturas en una forma similar (figura 11.10). Esto se llama también SMAS-ectomía, con escisión del SMAS redundante y reaproximación de los bordes cortados. Para aumentar el estiramiento del SMAS puede realizarse una disección del sub-SMAS anterior a la incisión del SMAS. Esto provee una mayor movilidad del colgajo del SMAS. La extensa disección anterior del SMAS puede producir el estiramiento más notable, y es necesaria para afectar el pliegue nasolabial y la parte media de la cara (figura 11.11). Este extenso estiramiento del plano profundo pone a las ramas del nervio facial en un riesgo más alto de lesión, y solo deben realizarlo cirujanos que se sientan cómodos con esta anatomía.

Suturas en bolsa de tabaco para el estiramiento

Se puede usar una técnica de suturas en bolsa de tabaco para estirar el SMAS. La primera técnica de este tipo fue descrita por Saylan en 1999, con las ventajas de una pequeña incisión preauricular y el uso de anestesia local sin sedación.[20] Esto involucra la colocación de dos suturas concéntricas en bolsa de tabaco dentro del SMAS para proporcionar estiramiento. Las suturas se anclan primero al periostio del arco cigomático posterior. Se coloca entonces la primera sutura en bolsa de tabaco en un patrón en forma de U desde el arco cigomático inferiormente para agarrar el platisma superior. La segunda sutura se coloca a través del periostio del arco cigomático en múltiples puntos del SMAS y de la fascia parotídea tomados en una forma de O. Esto se asegura para estirar el SMAS. El SMAS redundante puede escindirse directamente después. En 2004, Brandy describió modificaciones a esta técnica para incluir una disección posauricular y un estiramiento orientado en forma más vertical.[21] Estas modificaciones permitieron una mejor capacidad de abordar la línea de las mejillas y el cuello superior.

Estiramiento facial por medio de suspensión craneal con acceso mínimo

El estiramiento facial por medio de suspensión craneal con acceso mínimo (MACS, por sus siglas en inglés) con cicatriz corta fue descrito por primera vez por Tonnard en 2007.[21] Este estiramiento involucra realizar una incisión preauricular que se extiende alrededor de la línea de cabello temporal. Se levanta entonces un colgajo subcutáneo en forma similar a las otras técnicas de ritidectomía ya descritas. Se colocan tres suturas en bolsa de tabaco separadas. En contraste con el estiramiento con sutura de bolsa de tabaco, estas suturas se anclan a la fascia temporal profunda en vez de al arco cigomático. Se coloca una sutura vertical en forma de U, seguida por una sutura oblicua en forma de O. Además de estas dos suturas en bolsa de tabaco,

FIGURA 11.10   Ritidectomía del SMAS. (A) Marcaje de incisiones, (B) levantamiento del colgajo cutáneo con el marcaje de la incisión SMAS, (C) elevación del colgajo de SMAS, (D) imbricación del SMAS redundante en forma anterior, (E) avance posterior del SMAS redundante al periostio mastoideo, (F) recorte de la piel y (G) cierre final de la incisión con colocación de drenaje.

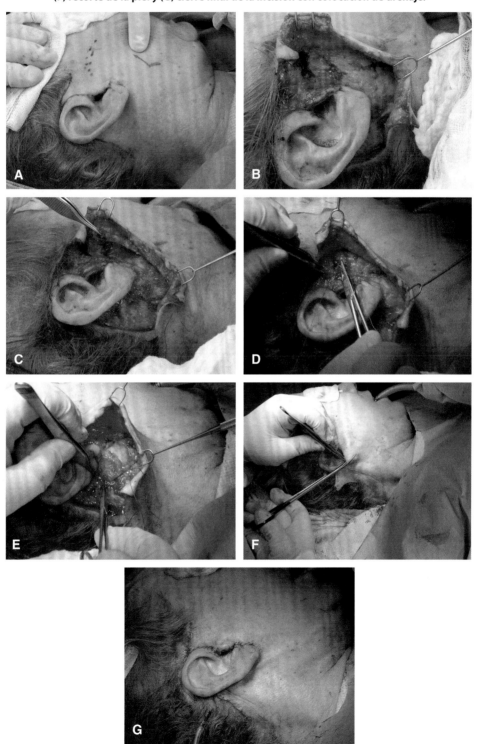

FIGURA 11.11   Ritidectomía pre y posoperatoria. Fotografías (A) preoperatorias y (B) posoperatorias de una paciente que se sometió a una ritidectomía de plano profundo, con inyección de grasa autóloga a la almohadilla adiposa malar. Note la mejoría en el volumen de la parte media de la cara además de que se suavizó el contorno del cuello.

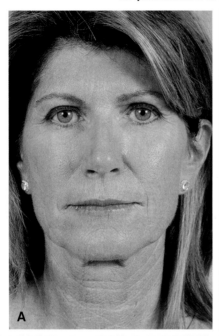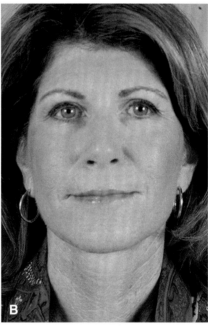

(Reimpresa con permiso de Chung KC, Thorne CH, Sinno S. *Operative Techniques in Facial Aesthetic Surgery.* 1st ed. Philadelphia, PA: Wolters Kluwer; 2020.)

el MACS emplea un tercer bucle malar, que se ancla dentro de la fascia temporal profunda justo lateral al borde orbitario lateral, y sirve para levantar la almohadilla adiposa malar. La piel se coloca en un vector vertical para evitar la necesidad de una incisión posauricular. El MACS emplea un vector más vertical que las técnicas estándar de SMAS o de bolsa de tabaco. Quienes proponen esta técnica argumentan que el vector de estiramiento vertical reduce el riesgo de estigmas del barrido lateral asociados con otras técnicas de ritidectomía. Este procedimiento puede realizarse bajo anestesia local, con una reducción en el tiempo de recuperación y morbilidad comparado con otros procedimientos de ritidectomía más agresivos.

Cierre de la piel

Sin importar la técnica SMAS utilizada, el recorte y cierre meticulosos de la piel son cruciales para un buen resultado estético. Una vez que esté asegurado el SMAS, la piel debe tenderse plana y sin tensión para recortarla. Se usa una tijera para hacer un corte en la piel redundante perpendicular a la incisión original (figura 11.10G). Esto puede hacerse en múltiples puntos, y la piel se engrapa de manera temporal. Una vez que se ha determinado la cantidad de piel redundante a ser retirada se recorta la piel y se realiza un cierre en múltiples capas. Es imperativo que la piel no sea cerrada bajo tensión. Más bien la piel debe tenderse y no ser jalada de forma apretada cuando se le reseca. Una tensión cutánea indebida puede llevar a cicatrices anchas y a una apariencia "operada". Quizás haya que escindir una "oreja de perro" en la línea de cabello temporal. La incisión puede extenderse anteriormente a lo largo de la línea del cabello para este fin si se requiere. Una resección conservadora de la piel con mínima tensión es más importante en la región del lóbulo para evitar la distorsión del mismo. Debe tenerse cuidado de imitar la apariencia preoperatoria de la unión lobular. Posteriormente, la línea del cabello debe realinearse para evitar escalones obvios.

Vendaje

Debe colocarse un vendaje compresivo circunferencial después de la ritidectomía. Esto reduce el edema posoperatorio, la equimosis y el riesgo de hematoma. Este vendaje debe ser remplazado el primer día posoperatorio para examinar si hay hematoma u otras complicaciones.

Complicaciones

El hematoma es la complicación más común, que ocurre en 1 a 15% de los pacientes, y debe ser identificado con prontitud (figura 11.12A).[23,34] El hematoma puede anunciarse con un aumento de dolor en el periodo posoperatorio, con la hinchazón concomitante. Cualquier dolor o inflamación asimétrica deben ser evaluados de cerca por la posibilidad de hematoma. Es necesario realizar una meticulosa hemostasia intraoperatoria, pero no siempre es suficiente para prevenir la formación de hematoma. La vasta mayoría de los hematomas agudos puede tratarse con aspiración con aguja y vendaje compresivo, pero puede requerir reoperación.[25]

El hematoma no reconocido y no tratado puede causar la necrosis del colgajo cutáneo, lo que retrasará la curación y dará una cicatriz de mal aspecto. El género masculino, la hipertensión, el consumo de tabaco y el uso perioperatorio de terapia antiplaquetaria pueden asociarse con un aumento en el riesgo de hematoma.[26] También es vital el control perioperatorio de la presión arterial para prevenir esta complicación.[27]

La necrosis del colgajo de piel puede ser el resultado de hematoma, tensión excesiva al cerrar la herida, colgajo demasiado delgado u otros factores relacionados con el paciente. Las técnicas de plano profundo reducen el riesgo de la necrosis del colgajo cutáneo, ya que el SMAS se deja adherido al colgajo de piel distal a la incisión de SMAS. Fumar aumenta 12 veces

FIGURA 11.12   Complicaciones de la ritidectomía. (A) Hematoma posoperatorio inmediato por ritidectomía. (B) Deformidad en "oreja de duende" con desplazamiento inferior del lóbulo e incisión preauricular visible.

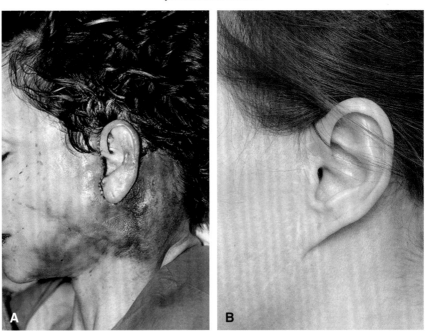

(Reimpresa con permiso de Larrabee WF Jr, Ridgway J, Patel S. *Master Techniques in Otolaryngology – Head and Neck Surgery: Facial Plastic Surgery.* 1st ed. Philadelphia, PA: Wolters Kluwer; 2017.)

el riesgo de necrosis de la piel, y por lo tanto los pacientes deben abstenerse de ingesta de nicotina en el periodo perioperatorio. Algunos cirujanos realizan una prueba de cotinina en orina el día de la cirugía antes de operar para asegurar el cumplimiento del paciente. La necrosis cutánea suele manejarse de manera conservativa con cuidado de la herida y se permite que la curación ocurra por segunda intención. Puede realizarse una revisión o retoque de la cicatriz más adelante si se requiere.

Evitar los estigmas de la ritidectomía es una consideración importante. Aunque estos pacientes pueden lograr una apariencia general mejorada, un aspecto no natural es algo indeseable. Muchos de estos estigmas pueden evitarse mediante el marcaje adecuado de las incisiones y un cierre meticuloso. Debe prestarse atención especial a la elevación de la línea de cabello temporal por encima de la raíz del hélix, porque esto tiene un aspecto antinatural e indica ritidectomía. La oreja de sátiro (deformidad tipo "oreja de duende") puede ocurrir si el lóbulo de la oreja se cierra bajo tensión (figura 11.12B). A medida que avanza la curación y la contracción, el lóbulo es jalado hacia abajo. Esta es una complicación difícil de arreglar y requerirá reoperación. La línea del cabello posterior también debe cerrarse de forma meticulosa para evitar un escalón en esta región. Los pacientes que tienen una línea de cabello posterior no natural deben modificar su estilo de peinado para hacerla menos obvia. El barrido lateral de la ritidectomía era mucho más común en los días en que solo se trabajaba la piel, y se previene en gran parte con el uso de las técnicas SMAS.[28] Sin embargo, el exceso de tensión en la piel en dirección lateral puede llevar a una apariencia de barrido lateral si no se identifica durante la cirugía.

La lesión nerviosa es rara después de una ritidectomía, pero es una de las complicaciones más temidas. El nervio más lesionado durante la cirugía de estiramiento facial es el gran nervio auricular, que provee de sensación cutánea a la oreja, el lóbulo de la oreja y la piel posauricular. La parestesia mejora con el tiempo; no obstante, puede ocurrir parestesia permanente del lóbulo si el nervio es seccionado. La lesión nerviosa motora es mucho menos común, siendo las ramas temporal y mandibular marginal las más afectadas por lo regular. Si esto se identifica durante la cirugía, debe realizarse una reparación microscópica; sin embargo, este rara vez es el caso. Si se identifica en el posoperatorio, alrededor de 85% se resolverá de manera espontánea.[29] Por lo tanto, es esencial tranquilizar a estos pacientes.

Procedimientos adicionales

El envejecimiento facial no solo involucra el descenso de los tejidos blandos de la cara, sino también pérdida del volumen facial.[1] Esto ocurre tanto en el tejido blando como en el nivel óseo. Por lo común se realiza una inyección de grasa en el momento de la ritidectomía para proveer volumen a las regiones malar, temporal y periorbitaria. Pueden colocarse implantes malares o de mentón al mismo tiempo de la ritidectomía para mejorar la proyección ósea. También puede llevarse a cabo un rejuvenecimiento de la piel con láser en forma concomitante con la ritidectomía. Este solo debe realizarse en casos donde se eleva un colgajo cutáneo mínimo (~3.0 cm) para disminuir el riesgo de necrosis de la piel.[30] Es apropiado posponer el rejuvenecimiento hasta que la ritidectomía haya sanado para preservar la integridad vascular del colgajo cutáneo.

▶ ESTIRAMIENTO DE CUELLO

Con el objetivo de lograr un resultado equilibrado de rejuvenecimiento de la cara envejecida, es imperativo realizar una evaluación y un tratamiento del cuello. De hecho, muchos pacientes se presentan solicitando en primer lugar una mejora en la apariencia y el contorno del cuello. Es importante para cualquier cirujano estético facial sentirse cómodo en el abordaje del exceso de tejido y laxitud submentonianos. Se han descrito un amplio rango de técnicas quirúrgicas y la intervención elegida debe ser producto de la patología del paciente y del nivel de confort del cirujano. Hay muchas modalidades no invasivas disponibles para tensar la piel; sin embargo, están fuera del alcance de este capítulo.

Evaluación del paciente

El cuello y la región submentoniana deben evaluarse en cada paciente que se presente con preocupaciones de envejecimiento facial. Algunos pacientes ofrecerán preocupaciones específicas sobre el aspecto de su cuello. Otros, con patología más significativa, pueden ser distraídos por otros aspectos de su envejecimiento facial. No abordar el cuello mientras se trabaja el resto de la cara puede llevar a apariencias poco naturales y resultados menos que óptimos. Debe tomarse una historia meticulosa respecto a intervenciones previas de rejuvenecimiento del cuello, así como de terapia de radiación o previa cirugía parotídea. Debe examinarse al paciente en busca de cicatrices que puedan indicar una intervención previa. Deben apreciarse las bandas del platisma, el exceso de laxitud en la piel y de grasa subcutánea. Los pacientes con una gran cantidad de piel excedente pueden ser mejores candidatos para un estiramiento directo del cuello. También deben evaluarse la calidad y el grosor de la piel para determinar la capacidad de camuflajear las incisiones. Es necesario evaluar el ángulo cervicomentoniano en una vista lateral, porque esta es la región donde la evidencia de envejecimiento es más visible. Debe notarse la ubicación del hueso hioides, ya que los pacientes con un hueso hioides relativamente bajo y anterior pueden no ser candidatos óptimos para la submentoplastia. La exploración debe incluir también la palpación de los tejidos blandos del cuello para determinar la elasticidad y flexibilidad de la piel. Deben tomarse fotografías estéticas estándar. Además de la secuencia estándar, una vista lateral de la cabeza en flexión y extensión puede ser útil si se planea una intervención en el cuello.

Anatomía

Las capas anatómicas del cuello son análogas a las que se encuentran en la ritidectomía. El músculo platisma es una extensión del SMAS facial, y está presente profundo a la grasa subcutánea; a menudo es deficiente o dehiscente en la línea media. En la mayoría de las técnicas de submentoplastia se desarrolla primero un plano subcutáneo, seguido de un plano subplatísmico. Esto es análogo a los planos desarrollados en una ritidectomía sub-SMAS. Como en la cara, todas las estructuras neurovasculares vitales están profundas a esta capa muscular, e incluyen la rama mandibular marginal del nervio facial, la yugular externa y las venas yugulares anteriores. Dentro de la región submentoniana, los músculos digástricos están presentes profundos a la capa platísmica. En la línea media entre los músculos digástricos yace la grasa submentoniana profunda.[31] Este profundo compartimento adiposo está separado de la grasa subcutánea y a menudo es necesario abordarlo. Las glándulas submandibulares también yacen profundas al músculo platisma, entre los vientres de los digástricos. Puede ser necesario el manejo de la glándula submandibular para lograr un contorno apropiado de la cara inferior y el cuello. La resección parcial de la glándula submandibular se practica en varios grados.[14]

Procedimientos

Liposucción submentoniana

Los pacientes más jóvenes con una ligera cantidad de grasa submentoniana subcutánea son excelentes candidatos para la liposucción submentoniana. El procedimiento involucra una pequeña incisión submentoniana, puede realizarse de manera cómoda bajo anestesia local, casi no tiene tiempo de inactividad y puede proporcionar resultados excelentes en el paciente correcto. La selección del paciente es muy importante, porque es la capacidad de la piel de retraerse y reagruparse después de la liposucción submentoniana lo que producirá los mejores resultados. Los pacientes de más edad con una cantidad excesiva de laxitud cutánea no son buenos candidatos para este procedimiento. Los candidatos ideales deben tener piel elástica y saludable, y una posición posterior alta del hueso hioides.

Técnica

Las áreas de grasa excedente a ser retiradas deben marcarse primero antes de la inyección del anestésico local. La solución anestésica tumescente se infiltra en todo el cuello anterior entre los músculos esternocleidomastoideos (ECM). Se marca el pliegue submentoniano y se realiza en él una pequeña incisión (4-8 mm) centrada alrededor de la línea media. El plano subcutáneo se eleva con una cánula de liposucción de 4 o 6 mm entre los músculos ECM e inferior al cricoides. La extensión de esta resección se predice según la distribución del exceso de grasa del paciente. Una vez creados los túneles, se aplica presión negativa a la cánula de liposucción y se remueve la grasa subcutánea. El lado puntiagudo de la cánula debe estar orientado lejos de la epidermis, hacia la grasa subcutánea, para evitar adelgazar la dermis suprayacente, los frunces y la formación de cicatriz. Cuando se han tratado todas las áreas de exceso de grasa, se retira la cánula y la incisión se cierra en capas. Puede colocarse un vendaje compresivo en el cuello en el posoperatorio para reducir la equimosis y el edema.

Submentoplastia/platismoplastia

Para pacientes con más exceso de grasa subcutánea y laxitud platísmica, la sola liposucción submentoniana no dará el resultado ideal. Para lograr óptimos resultados en estos pacientes, debe abordarse directamente la grasa submentoniana y del platisma. Agregar la platismoplastia a la liposucción submentoniana sirve para recrear y tensar el cabestrillo muscular que soporta el contenido profundo del cuello. Esto a menudo se realiza en conjunción con la ritidectomía, lo que permite resecar de forma lateral el exceso de piel del cuello. En pacientes con piel más elástica puede realizarse submentoplastia con platismoplastia, y se deja que la piel excedente se contraiga con la curación. Algunos pacientes pueden requerir una resección directa de la redundancia anterior del cuello. No abordar este exceso de piel puede resultar en una deformidad conocida como "moco de pavo".

Técnica

Antes de inyectar la anestesia local, deben marcarse el pliegue submentoniano y las bandas platísmicas anteriores. Debe inyectarse una solución anestésica tumescente en todo el cuello anterior, como en la liposucción submentoniana. Además, se debe inyectar un anestésico local concentrado en el pliegue submentoniano. Se marca una incisión horizontal de 3 a 4 cm en el pliegue submentoniano y la incisión se realiza a través de la dermis y la epidermis. Entonces se eleva con rapidez un plano subcutáneo, superficial al músculo platisma, en forma similar a la ritidectomía. En este momento se realiza la liposucción abierta submentoniana. Se sujeta el platisma con los fórceps, se le hace una incisión, y se desarrolla de forma abrupta un plano subplatísmico. Esto debe hacerse bajo visualización directa cuando sea posible, facilitado por la colocación de un retractor en la incisión submentoniana. Puede haber vasos sanguíneos prominentes en el plano subplatísmico inmediato, y la hemostasia se logra con cauterio bipolar. Los límites de esta resección son los bordes anteriores de los músculos ECM lateralmente y el cricoides a nivel inferior.

Una vez levantado el colgajo platísmico, se debe resecar o plegar el músculo platisma redundante en la línea media (figura 11.13). Si se va a resecar grasa submentoniana profunda, en este momento se identifican los vientres de los digástricos anteriores. La grasa cervical profunda puede resecarse entre estos músculos, abajo hasta el milohioideo. Se realiza ahora una platismoplastia en corsé vertical. Los bordes mediales del platisma se unen con una sutura corrida, que comienza superiormente en el submentón, procede hacia abajo al límite de la resección, y de nuevo hacia arriba para ser anudada. Cualquier platisma redundante se escinde en la línea media para prevenir una deformidad de contorno anterior (figura 11.14). Se cierra en capas la incisión submentoniana y se coloca un vendaje compresivo en el cuello.

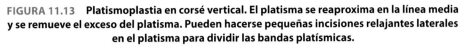

FIGURA 11.13   Platismoplastia en corsé vertical. El platisma se reaproxima en la línea media y se remueve el exceso del platisma. Pueden hacerse pequeñas incisiones relajantes laterales en el platisma para dividir las bandas platísmicas.

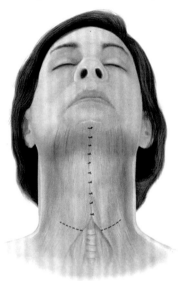

(Reimpresa con permiso de Chung KC, Thorne CH, Sinno S. *Operative Techniques in Facial Aesthetic Surgery.* 1st ed. Philadelphia, PA: Wolters Kluwer; 2020.)

Estiramiento directo del cuello

La técnica más agresiva para abordar la laxitud de la piel del cuello es el estiramiento directo, que involucra la resección directa del exceso de piel y de tejido subcutáneo mediante una incisión en la línea media del cuello anterior. La selección del paciente es de vital importancia cuando se considera este procedimiento, porque la incisión será visible, y una mala curación de la herida puede conducir a un mal resultado estético. El estiramiento directo del cuello aborda de manera específica el exceso de piel en la línea media del cuello que no se aborda con el enfoque submentoniano. Los pacientes masculinos de más edad suelen ser los mejores candidatos para este procedimiento, aunque algunas mujeres podrían beneficiarse también. Esto puede hacerse como un procedimiento de segunda etapa si una elasticidad cutánea menos que óptima causa piel redundante en el cuello anterior después de la platismoplastia.

Técnica

Antes de la inyección de un anestésico local se marca la piel redundante del cuello anterior con dos incisiones verticales en forma elíptica. Después se marcan las incisiones horizontales en el pliegue submentoniano y un pliegue en el cuello inferior justo encima de la muesca esternal (figura 11.15A). Se infiltra el anestésico local en las incisiones marcadas y en el plano subcutáneo. Se realizan incisiones de grosor completo a través de la piel y se reseca el exceso de piel (figuras 11.15B y C). Este enfoque proporciona una exposición sin paralelo a la grasa subcutánea y al platisma para la modificación descrita para la platismoplastia. Cuando el platisma se ha cerrado, se cierra también la incisión del cuello (figura 11.15D). Existen múltiples técnicas para resecar las "orejas de perro" que se desarrollan adyacentes a las incisiones horizontales.[32] Para evitar un fruncimiento posoperatorio de la incisión vertical, es bueno crear una zetaplastia en el ángulo cervicomentoniano para cerrar la piel. Esto reorienta la cicatriz a la posición horizontal, previene el fruncimiento posoperatorio y ayuda a definir al ángulo cervicomentoniano. Es necesario realizar un cierre meticuloso y sin tensión para minimizar la apariencia de la cicatriz (figura 11.16).

FIGURA 11.14   Submentoplastia con plicatura platísmica. (A) Se identifica el exceso de platisma y de grasa después de levantar el plano subcutáneo. (B) El platisma redundante se pinza en forma cruzada y se coloca una sutura corrida para aproximar el platisma remanente en la línea media. (C) Exceso de platisma resecado después de la reaproximación.

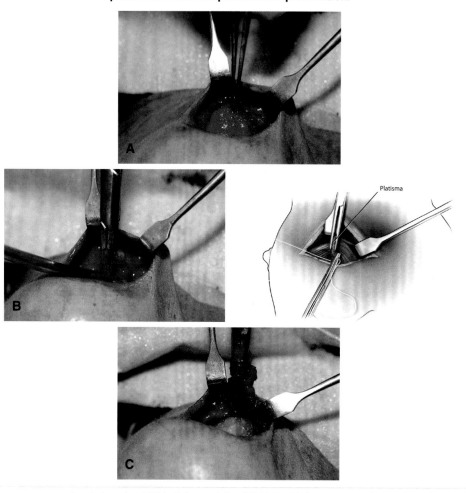

(Reimpresa con permiso de Larrabee WF Jr, Ridgway J, Patel S. *Master Techniques in Otolaryngology – Head and Neck Surgery: Facial Plastic Surgery*. 1st ed. Philadelphia, PA: Wolters Kluwer; 2017.)

Complicaciones

El hematoma es una complicación relativamente rara de la submentoplastia, con una ocurrencia de 1 a 3% de los casos.[33,34] Como en la ritidectomía, una hemostasia meticulosa, evitar los medicamentos antiplaquetarios y el manejo perioperatorio de la presión arterial son importantes para prevenir el hematoma. En contraste con la ritidectomía, es rara la necrosis cutánea secundaria al hematoma en la submentoplastia. Cuando se presenta el hematoma, puede llevar a un retraso en la curación y a un riesgo aumentado de infección. Los hematomas deben drenarse cuando se les reconoce, ya sea con aspiración con aguja o por evacuación quirúrgica con colocación de un vendaje compresivo.

Las irregularidades del contorno son más comunes después del rejuvenecimiento del cuello que en muchos otros procedimientos cosméticos faciales. Se presentarán bandas platísmicas persistentes si no se abordan en el procedimiento inicial con la platismoplastia. La remoción excesiva de la grasa subcutánea puede llevar a la deformidad de cobra, que se presenta con

FIGURA 11.15   Estiramiento directo del cuello. (A) Marcaje de las incisiones. El área a ser resecada se marca con dos incisiones verticales. Se marca otra incisión en el pliegue submentoniano y las incisiones de zetaplastia se marcan lateralmente. (B) Se realizan las incisiones en la piel y se eleva un plano subcutáneo. (C) El platisma se deja intacto profundo a la escisión y se reaproxima en la línea media. (D) Se realiza el cierre cutáneo con zetaplastia en el ángulo cervicomentoniano.

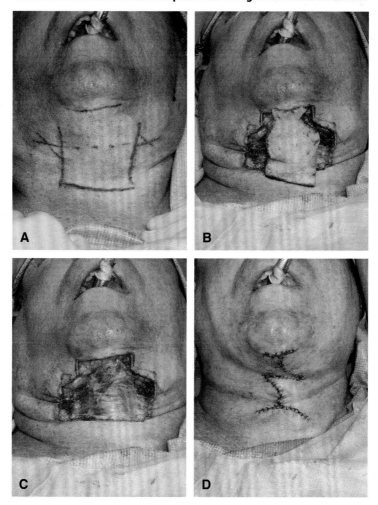

bandas plastísmicas anteriores, bilaterales y persistentes en el contexto de retirar grasa excesiva en el submentón. Esto suele requerir una cirugía de revisión con platismoplastia para corrección. El retiro disparejo de la grasa cutánea también puede conducir a irregularidades en el contorno y abultamiento de los depósitos grasos, lo que causa una apariencia poco natural. Esto puede prevenirse al usar una cánula de liposucción de pequeño calibre (4-6 mm) con atención a la homogeneidad del retiro de grasa.

▶ ESTIRAMIENTO CON HILOS TENSORES

El estiramiento con hilos tensores es una técnica económica y relativamente rápida para el estiramiento de la parte media de la cara, desarrollada a principios de la década de 1990. Esta técnica involucra la colocación de múltiples suturas de suspensión en el plano subcutáneo para rejuvenecer la cara, sobre todo elevando la parte media. En contraste con otros procedimientos de rejuvenecimiento facial, el estiramiento con hilos tensores no implica quitar el

FIGURA 11.16   **Fotos pre y posoperatorias del estiramiento de cuello. Esta paciente se sometió a submentoplastia en combinación con ritidectomía. Note la mejora en la laxitud de la piel del cuello con definición de la línea mandibular. (A) Preoperatorio, (B) imagen digital y (C) fotografía posoperatoria.**

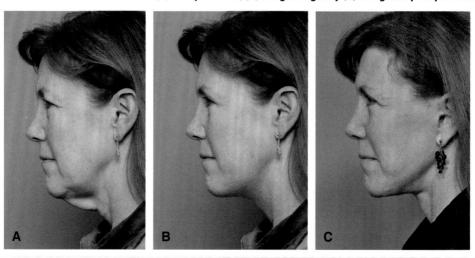

(Reimpresa con permiso de Larrabee WF Jr, Ridgway J, Patel S. *Master Techniques in Otolaryngology – Head and Neck Surgery: Facial Plastic Surgery.* 1st ed. Philadelphia, PA: Wolters Kluwer; 2017.)

tejido redundante. El estiramiento se realiza solo en el plano subcutáneo sin estirar el SMAS subyacente o la musculatura facial. Se han descrito múltiples técnicas para realizar este procedimiento, con la mayoría de las variaciones y el desarrollo concernientes a los distintos materiales de sutura utilizados para el procedimiento.[14] También están disponibles muchos materiales de sutura distintos. Los más usados en este momento son las suturas permanentes con púas; sin embargo, también se utilizan suturas temporales. Estas suturas con púas atrapan los tejidos subcutáneos a lo largo de múltiples púas unidireccionales o bidireccionales para distribuir la tensión de estiramiento en todo el largo de la sutura. Ocurre entonces una fibrosis circundante mínima alrededor de la sutura, que según se ha postulado lleva a resultados de larga duración, incluso si las suturas ya no están presentes.[35]

Evaluación del paciente

Como con cualquier otra evaluación para rejuvenecimiento facial, debe realizarse un análisis facial completo y entender las expectativas del paciente. Debe elucidarse cualquier historia previa de procedimientos faciales, ya que el tejido cicatricial subdérmico puede causar dificultades al pasar los hilos. Dado que esta técnica no provee un resultado tan dramático como una ritidectomía, los buenos candidatos tendrán una ptosis de tejido blando leve a moderada y en una etapa temprana. Los pacientes menores a los 50 años obtendrán los mejores resultados.[36] Una cantidad excesiva de tejido blando redundante no se corregirá bien con los hilos tensores, porque no se retira el exceso de tejido subcutáneo. La técnica sirve sobre todo para abordar los pliegues melolabial y labiomandibular, y los pacientes con quejas principales en esta área serán los mejores candidatos. También deben discutirse alguna reactividad al material de sutura o los antecedentes de fibrosis excesiva.

Técnica

El mayor beneficio de los hilos tensores es una mínima incomodidad para el paciente, mínimo tiempo de inactividad y la eficiencia con la cual se realiza el procedimiento. Por lo general, el procedimiento puede completarse en 1 hora, y el paciente puede volver al trabajo el mismo día. La colocación de las suturas y el ángulo de suspensión son específicos para cada paciente, y deben decidirse antes del procedimiento. Los pacientes con una ptosis mandibular facial predominantemente baja requerirán una dirección de suspensión más superior. Se inyecta un pequeño frasco de anestésico local en la piel facial, 1 a 2 cm anterior al trago. Entonces se hace una punción en esta región con una aguja grande (calibre 18-21). Por ahí se inserta una cánula larga que lleva el hilo, y se forma un túnel en el plano subdérmico a un área aproximadamente 1 cm más allá del pliegue a corregir. La cánula se retira despacio, dejando el hilo colocado. El exceso de hilo puede jalarse con suavidad para visualizar el vector de estiramiento logrado. Se coloca presión a lo largo del curso del hilo para fijar las púas. Se corta ahora el hilo alineado con la piel para retirar el exceso de largo.

Complicaciones

Las complicaciones del estiramiento con hilos tensores pueden estar relacionadas con la técnica quirúrgica y la reacción a cuerpo extraño a los hilos implantados. Las complicaciones justo después del procedimiento incluyen equimosis y edema a lo largo de los trayectos de los hilos. Esto suele ser autolimitado y se resuelve por sí mismo. También puede haber un fruncimiento de la piel como resultado de hilos colocados de manera superficial.[37] Dada la naturaleza dinámica de la musculatura facial, puede ocurrir un relajamiento o rotura de los hilos con el tiempo, lo que puede causar asimetría y la necesidad potencial de procedimientos de revisión. Un problema mayor de esta técnica es que el retiro de las púas es muy difícil, y puede requerir un procedimiento mucho más extenso o desfigurante.

Resultados

El estiramiento con hilos tensores está limitado tanto por el grado del efecto que puede lograrse como por la extensión de tiempo en que se observa dicho efecto. Aunque se ha postulado que la fibrosis mínima y la remodelación de colágeno que ocurren alrededor de los hilos aumentan la longevidad de los resultados más allá del estiramiento del hilo, la duración del efecto es motivo de debate. Los pocos estudios que evalúan la permanencia del estiramiento con hilos han arrojado resultados mixtos. En uno de esos estudios, publicado por Sulamanidze y cols.,[38] que evaluó a 186 pacientes que se sometieron a estiramiento con hilos con suturas permanentes, se concluyó que la mejora era persistente en la mayoría de los pacientes con un seguimiento de 2 a 30 meses. Sin embargo, no se presentaron criterios objetivos de evaluación ni datos definitivos. En contraste, un estudio por Bertossi y cols.[39] sobre 160 pacientes tratados con esta técnica demostró que aunque era evidente un efecto instantáneo del estiramiento con hilos, la mejora en la ptosis facial ya no era aparente después de 1 año. Hoy día esta es un área de cierta controversia, y hay pocos datos disponibles. El consenso general en este momento es que el estiramiento con hilos tensores provee un beneficio a corto plazo; sin embargo, la permanencia de los resultados no se compara con la de la ritidectomía.

▶ CONCLUSIÓN

Para los pacientes que tienen una cantidad significativa de piel redundante y ptosis de tejidos blandos, pueden ser necesarios abordajes quirúrgicos abiertos para proporcionar la corrección deseada. La blefaroplastia, la ritidectomía y el estiramiento de cuello abordan distintas regiones de la cara y pueden producir una notable mejora. El estiramiento con hilos tensores es otra modalidad que puede utilizarse; sin embargo, la permanencia del estiramiento y las complicaciones potenciales han dificultado la adopción en gran escala de esta técnica como una alternativa a la ritidectomía. Se requiere una apropiada evaluación del paciente, conocimiento anatómico y habilidad técnica para proporcionar a los pacientes el resultado ideal.

REFERENCIAS

1. Chi JJ. Periorbital surgery – forehead, brow and midface. *Facial Plast Surg Clin North Am.* 2016;24:107-117.
2. Hartstein ME, Don K. How to avoid blepharoplasty complications. *Oral Maxillofacial Surg Clin North Am.* 2009;21(1):31-41.
3. Shadfar S, Perkins SW. Surgical treatment of the brow and upper eyelid. *Facial Plast Surg Clin North Am.* 2015;23(2):167-183.
4. Hahn S, Holds JB, Couch SM. Upper lid blepharoplasty. *Facial Plast Surg Clin N Am.* 2016;24:119-127.
5. Burke AJC, Wang T. Should formal ophthalmologic evaluation be a preoperative requirement prior to blepharoplasty? *Arch Otolaryngology Head Neck Surg.* 2001;127(6):719-722.
6. Henderson JL, Larrabee WF, Krieger BD. Photographic standards for facial plastic surgery. *Arch Facial Plast Surg.* 2005;7(5):331-333.
7. Whipple KM, Korn BS, Don OK. Recognizing and managing complications in blepharoplasty. *Facial Plast Surg Clin North Am.* 2013;21(4):625-637.
8. Zoumalan CI, Roostaeian J. Simplifying blepharoplasty. *Plast Reconstr Surg.* 2016;137(1):196e-213e.
9. Shorr N, Goldberg RA, McCann JD, Hoenig JA, Li TG. Upper eyelid skin grafting: an effective treatment for lagophthalmos following blepharoplasty. *Plast Reconstr Surg.* 2003;112(5):1444-1448.
10. Callahan MA. Prevention of blindness after blepharoplasty. *Ophthalmology.* 1983;90(9):1047-1051.
11. Lambros V. Models of facial aging and implications for treatment. *Clin Plast Surg.* 2008;35:319-327;discussion 317.
12. Mitz V, Peyronie M. The superficial musculo-aponeurotic system (SMAS) in the parotid and cheek area. *Plast Reconstr Surg.* 1976;58(1):80-88.
13. Derby BM, Codner MA. Evidence-based medicine: face lift. *Plast Reconstr Surg.* 2017;139(1):151e-167e.
14. Stacey D, Warner JP, Duggal A, et al. International interdisciplinary rhytidectomy survey. *Ann Plast Surg.* 2010;64(4):370-375.
15. Alghoul M, Codner MA. Retaining ligaments of the face:review of anatomy and clinical applications. *Aesthet Surg J.* 2013;33(6):769-782.
16. Pitanguy I, Ramos AS. The frontal branch of the facial nerve: the importance of its variations in face lifting. *Plast Reconstr Surg.* 1966;38:352-356.
17. Lefkowitz T, Hazani R, Chowdhry S, Elston J, Yaremchuk MJ, Wilhelmi BJ. Anatomical landmarks to avoid injury to the great auricular nerve during rhytidectomy. *Aesthet Surg J.* 2013;33(1):19-23.
18. Webster RC, Nabil F, Smith RC. Male and female face-lift incisions. *Arch Otolaryngol.* 1982;108:299-302.
19. Johnson CM, Adamson PA, Anderson JR. The face-lift incision. *Arch Otolaryngol.* 1984;110:371-373.
20. Saylan Z. The S-lift: less is more. *Aesthet Surg J.* 1999;19(5):406-409.
21. Brandy DA. The QuickLift: a modification of the S-lift. *Cosmet Dermatol.* 2004;17:351-360.
22. Tonnard P, Verpaele A. The MACS-lift short scar rhytidectomy. *Aesthet Surg J.* 2007;27(2):188-198.
23. Zoumalan R, Rizk S. Hematoma rates in drainless deep-plane face-lift surgery with and without the use of fibrin glue. *Arch Otolaryngol.* 2008;10(2):103-107.
24. Perkins SW, Williams JD, Macdonald K, et al. Prevention of seromas and hematomas after face-lift surgery with the use of postoperative vacuum drains. *Arch Otolaryngol.* 1997;123:743-745.
25. Chaffoo RAK. Complications in facelift surgery: avoidance and management. *Facial Plast Surg Clin North Am.* 2013;21(4):551-558.
26. Gupta V, Winocour J, Shi H, Shack RB, Grotting JC, Higdon KK. Preoperative risk factors and complication rates in facelift: analysis of 11,300 patients. *Aesthet Surg J.* 2015;36(1):1-13.
27. Ramanadham SR, Mapula S, Costa C, et al. Evolution of hypertension management in face lifting in 1089 patients: optimizing safety and outcomes. *Plast Reconstr Surg.* 2015;135:1037-1043.
28. Miller TR, Eisbach KJ. SMAS facelift techniques to minimize stigmata of surgery. *Otolaryngologic Clin North Am.* 2007;40(2):391-408.
29. Kamer FM. One hundred consecutive deep plane face-lifts. *Arch Otolaryngol Head Neck Surg.* 1996;122(1):17-22.
30. Achauer BM, Adair SR, VanderKam VM. Combined rhytidectomy and full-face laser resurfacing. *Plast Reconstr Surg.* 2000;106(7):1608-1611.
31. Hatef DA, Koshy JC, Sandoval SE, Echo AP, Izaddoost SA, Hollier LH. The submental fat compartment of the neck. *Semin Plast Surg.* 2009;23(4):288-291. © Thieme Medical Publishers.
32. Bitner JB, Friedman O, Farrior RT, Cook TA. Direct submentoplasty for neck rejuvenation. *Arch Facial Plast Surg.* 2007;9(3):194-200.
33. Koehler J. Complications of neck liposuction and submentoplasty. *Oral Maxillofacial Surg Clin North Am.* 2009;21(1):43-52.
34. Jasin ME. Submentoplasty as an isolated rejuvenative procedure for the neck. *Arch Facial Plast Surg.* 2003;5(2):180-183.
35. de Pinho Tavares J, Oliveira CACP, Torres RP, Bahmad F Jr. Facial thread lifting with suture suspension. *Braz J Otorhinolaryngol.* 2017;83(6):712-719.
36. Kalra R. Use of barbed threads in facial rejuvenation. *Indian J Plast Surg.* 2008;41(suppl):S93-S100.
37. Sardesai MG, Zakhary K, Ellis DAF. Thread-lifts: the good, the bad, and the ugly. *Arch Facial Plast Surg.* 2008;10(4):284-285.
38. Sulamanidze MA, Fournier PF, Paikidze TG, Sulamanidze GM. Removal of facial soft tissue ptosis with special threads. *Dermatol Surg.* 2002;28(5):367-371.
39. Bertossi D, Botti G, Gualdi A, et al. Effectiveness, longevity, and complications of facelift by barbed suture insertion. *Aesthet Surg J.* 2018;39(3):241-247.

Índice

Nota: los números de página seguidos por "f" indican figuras, y por "t" indican tablas.